LUCÍA ETXEBARRIA

AF599468

MANUAL PRÁCTICO DE ESCRITURA EXPRESIVA PARA PROFESIONALES

BIBLIOTECA DE PSICOLOGÍA
Desclée De Brouwer

© Lucía Etxebarria, 2025

© EDITORIAL DESCLÉE DE BROUWER S. A., 2025
Henao, 6 - 48009 Bilbao
www.edesclee.com
info@edesclee.com

Cualquier forma de reproducción, distribución, comunicación pública y transformación de esta obra solo puede ser realizada con la autorización de sus titulares, salvo excepción prevista por la ley.
Diríjase a CEDRO (Centro Español de Derechos Reprográficos –www.cedro.org–), si necesita fotocopiar o escanear algún fragmento de esta obra.

Impreso en España – Printed in Spain
ISBN: 978-84-330-3964-4
Depósito Legal: BI-973-2025
Impresión: Grafo S. A. - Basauri

MANUAL PRÁCTICO DE ESCRITURA EXPRESIVA PARA PROFESIONALES

Para Ms. Allegra Robson.

Todo mi agradecimiento a Pedro Sanz Correcher, por la ayuda que me ofreció en la inestimable corrección del manuscrito. Y a Joseba Landa, por la confianza que me ha brindado.

Índice

Prólogo

Un artículo reciente del New York Times, con el provocativo título "Cómo ser feliz", enumeraba una serie de pasos para conseguir alcanzar la siempre esquiva felicidad. Esa que a la mayoría de los mortales nos parece una especie de zanahoria simbólica que nos colocan al final de un palo para que vayamos avanzando por el camino de la vida (Parker Pope, 2020). Entre las sugerencias que el articulista nos ofrecía para ser más felices, estaban minimizar el pensamiento negativo, hacer ejercicio, usar la respiración controlada, practicar el optimismo y… "reescribir tu historia".

El New York Times es quizá el medio más prestigioso de Estados Unidos, y el hecho de que el articulista mencionara la terapia de Escritura expresiva indica algo que yo ya sabía: esta terapia se ha puesto de moda (Véase el gráfico 1).

Decidí estudiar psicología cuando cumplí cincuenta años, después de media vida dedicada al campo de la escritura y la edición, y tras haber ganado varios premios literarios de renombre (Nadal, Planeta, Primavera, *Il Lazio*...). Y mi propósito al hacerlo era especializarme en terapias de escritura, tras varios años investigando sobre el tema, desde que hace más de veinte asistiera a una charla sobre el tema en el departamento de Escritura Creativa en la Universidad de McGill, en Canadá.

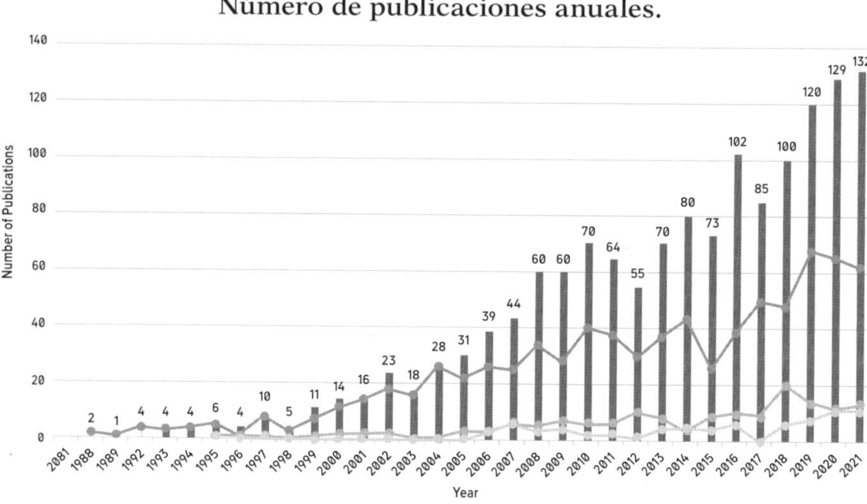

Nota: Número de publicaciones anuales y curvas de crecimiento en los tres principales países en los estudios de Escritura expresiva durante el periodo 1981–2021. La barra representa el número anual de publicaciones totales en todo el mundo. Estados Unidos, el Reino Unido y Canadá son los tres países más productivos y su desempeño se muestra en las tres líneas curvas superpuestas en los gráficos. Fuente: Xiaojuan Gao, *Research on Expressive Writing in Psychology.*

En España, este es un campo que prácticamente no se ha tocado, pese a que en el año 2004 el propio James Pennebaker (considerado el máximo exponente de la Escritura expresiva en EEUU) realizó una intervención en Escritura expresiva con supervivientes del 11M (Fernández, Páez & Pennebaker, 2009).

Cuando acabé la carrera de psicología, a la hora de hacer el TFG (Trabajo de fin de Grado), nos indicaban que por favor nos abstuviéramos de hacer trabajos sobre *mindfulness* porque, aunque era el tema preferido de los estudiantes, parecía que los profesores se estaban saturando de leer siempre sobre lo mismo. El segundo tema más elegido era el EMDR. En ambos casos se trata de técnicas que han adquirido mucha relevancia en los últimos años y de las que se está investigando para demostrar su eficacia en distintos trastornos.

En el caso de la Escritura expresiva, esta eficacia ya ha sido demostrada, con un creciente número de informes que indican que esta técnica puede ser beneficiosa en distintos ámbitos, como mejorar el rendimiento durante el estrés (DiMenichi, 2018), beneficiar los síntomas depresivos en el TEPT infantil o la vivencia afectiva del dolor en la artritis reumatoide (Mugewa y Holden, 2012), reducir la sensación de trauma y mejorar la "salud psicológica general" en los cuidadores de personas dependientes (Riddle, Smyth y Jones, 2016), por citar algunas.

Aunque claramente no se trata de una panacea ni de la purga de Benito, (la escritura terapéutica ha demostrado poco beneficio en la depresión, entre los sobrevivientes de cáncer de mama, en la calidad de vida en pacientes con EPOC o en los síntomas de migraña), sí que es cierto que la escritura terapéutica está desplazando con fuerza en Estados Unidos al *mindfulness* y al EMDR. Y, si bien aún no se ha puesto de moda en España, estoy segura de que acabará por hacerlo.

Es triste y probablemente frívolo hablar de "modas terapéuticas" pero, como diría mi admirado Sandro Giacobbe, lo siento mucho, la vida es así, no la he inventado yo. Vivimos en una sociedad hiperconsumista y, desgraciadamente, a veces tratamos a las herramientas terapéuticas como objetos de consumo. Pero ese sería tema para otro libro, y no me voy a extender más sobre esta cuestión.

Hace casi veinticinco años me invitaron a impartir una conferencia en la Universidad McGill en Montreal, y a pasar una mini estancia en aquella ciudad. Una de las posibilidades más atractivas de la oferta era que se me permitía asistir como oyente, sin pagar, a cualquiera de los seminarios que allí se impartían. McGill es una de las instituciones más reconocidas en el campo de la escritura creativa, de forma que me apunté a un seminario creyendo que iba a aprender sobre técnicas de escritura narrativa. Por casualidad aterricé en un seminario de Escritura expresiva, que nada tiene que ver con la escritura narrativa.

Evidentemente, cada persona nos sentimos atraídos por algo desde el momento en que ese algo puede ser beneficioso para nosotros. Nadie querrá aprender a montar a caballo si no le gustan los animales, ni aprender a navegar si no le gusta el mar. Y si una persona se fascina con la ingeniería será porque le gustan las matemáticas. Si yo me enamoré de la Escritura expresiva fue porque ya estaba enamorada de la escritura en primer lugar.

Pero también porque la necesitaba.

Obviamente, este libro no va a hablar de mi vida ni de mi propio itinerario personal, pero sí que le puedo garantizar al lector o lectora que escribir me ha salvado la vida. La literatura me salvó la vida en primer lugar cuando yo era una adolescente con muchísimos problemas que no sabía cómo gestionar. Me salvó la vida cuando era una mujer joven a punto de naufragar en un mar de relaciones tóxicas y de sustancias no menos tóxicas. Y siguió salvándomela cuando era una mujer adulta y madura, pero solo madura en el exterior, pues seguía tan confusa y perdida como cuando tenía veinte años.

Pero la literatura, aun siendo como una lancha de salvamento en medio de un naufragio, no puede ofrecerlo todo. Si uno no se quiere quedar perdido en el mar de sus problemas, no le basta con haber logrado abandonar el barco que se hunde: necesita también una brújula, y suficientes víveres y agua como para poder llegar a tierra sin desfallecer. Y eso es lo que creo que me ha proporcionado la Escritura expresiva.

La Escritura expresiva también me ha proporcionado durante años la oportunidad de salir del solipsismo que implica la escritura literaria. Escribir es una tarea solitaria en la que una se relaciona básicamente consigo misma. Compartir tareas de escritura con otras personas implica un intercambio de ideas, de emociones, de experiencias y de puntos de vista. En los talleres de escritura que he organizado a lo largo de los años, he presenciado cómo las asistentes se sentían bien, cómo iban creciendo y abriéndose, cómo se las veía felices y entusiasmadas. Cómo se creaba un vínculo especial entre todas las participantes.

En muchas ocasiones, cuando leemos un libro nos quedamos enganchadas en una frase que nos llama. La subrayamos, la memorizamos y la hacemos nuestra. Y eso nunca nos habría podido suceder en una conversación en la que alguien puede decir una frase igualmente brillante, pero en la que no se nos da la ocasión de escribirla y memorizarla. Por eso creo que tantas veces escribir puede suponer un efecto mucho más duradero que el de una simple conversación.

No me hubiera tomado el trabajo de estudiar la carrera de psicología y de organizar tantísimos talleres si realmente no partiera tanto de una necesidad como de una vocación. Por eso espero que cualquier profesional que lea este libro se contagie de mi entusiasmo, puesto que es sincero. Y profundo. Y porque se trata de un empeño macerado durante años y años en el caldo de los problemas y las experiencias vitales más o menos superadas.

Dice la escritora Marta Solís que la literatura nace, quizá, del viaje. Del relato desmesurado y en parte ficcionalizado que el viajero comparte con sus familiares y amigos cuando regresa a casa. Y puede que el viajero olvide detalles no relevantes y que a su vez invente otros que simbolizan lo que ese viaje le ha aportado. El mío ha sido un viaje de muchos años y me siento como el viajero que intenta transmitir a los que se quedaron en casa las maravillas de lo que vio. Espero poder compartir mi pasión con ustedes, para que a su vez ustedes lo compartan con otros. Y así, como la famosa mariposa que aletea sus alas en una parte del mundo y provoca una tormenta en otra parte del globo, vayamos creando una onda expansiva que se extienda y pueda tocar cada vez a más gente. Tocar en el sentido más místico de la palabra. En el de la imposición de manos. En el de la curación.

Introducción

Permítame el lector o la lectora que empiece este libro contando cuatro casos. Es decir, que pase de lo particular a lo general. Lo hago porque, cuando acabo de escribir este libro, estoy estudiando el máster en neurociencia y me doy cuenta de que he aprendido mucho más de los libros de Oliver Sacks que de los manuales. A Oliver Sacks no se le recuerda como un gran neurólogo y sí se le reconoce como un gran escritor. No hizo grandes descubrimientos en el campo de la neurociencia, pero creo que cualquier persona más o menos leída podría citarte a Oliver Sacks, porque habría leído un libro, o habría visto una película... o al menos el nombre le sonaría. Y eso es porque Sacks ilustraba siempre con casos, con historias con las que podíamos empatizar, en lugar de ofrecernos áridas y extensas descripciones sobre territorios vasculares, áreas cerebrales y sinapsis neuronales.

Las experiencias traumáticas suelen ser casi por definición las vivencias que las personas guardan en secreto. Siempre hemos sabido que los traumas son nefastos para la salud física, eso es un axioma en psicología. También sabemos que el secreto aumenta la toxicidad del trauma. En otras palabras, los secretos en sí mismos son tóxicos. A veces es extremadamente complejo hablar sobre determinadas cosas, pero... no es tan difícil escribir sobre ellas. Y ese fue el nacimiento de la Escritura expresiva.

El arte, todo tipo de arte, consiste en traducir una experiencia emocional al lenguaje, sea este lenguaje visual, escrito, o musical.

Escribir consiste en convertir las emociones en palabras. Y al hacerlo, cambiar la forma en que se organiza esa experiencia en el cerebro y ralentizar el proceso de pensamiento. Y también obliga a estructurar una historia. En otras palabras: cuando escribes, tienes que usar una oración completa. Y si escribes una oración completa, la siguiente oración tiene que estar relacionada con la oración que acabas de terminar. Así que todo es parte de armar temas emocionales complejos, como un niño que acaba por hacer un gran edificio a base de pequeñas piezas de plástico.

En principio, este libro estaba estructurado de manera que primero se hablase de la teoría y finalmente cerrásemos el libro con cuatro casos particulares. Pero cuando lo estaba revisando, me di cuenta de que siempre es más fácil explicar cualquier teoría si introducimos primero una historia. Una historia humana con la cual el lector pueda empatizar, porque de alguna manera le recuerde a algo que también le ha sucedido a él o a ella. En este caso, cuatro historias.

Las experiencias humanas siempre tienen algo en común con otras experiencias humanas, porque todos nos basamos en las mismas emociones. Amor, odio; atracción, rechazo; seguridad, miedo; deseo de pertenencia, pánico a la intrusión; un deseo profundo de vivir y a la vez un miedo cerval a las experiencias negativas que la vida nos trae. Todos podemos entender lo que es el miedo a la muerte, la pasión por la vida, el amor no correspondido, la culpabilidad cuando sientes que no puedes corresponder al amor con el que te habías comprometido, el duelo ante la pérdida de un ser querido, o el apego a una persona que no solo no puede devolverte el amor que le entregas, sino que lo va transformando en una experiencia tóxica e irrespirable. Todas estas emociones y muchas otras están narradas en estas cuatro historias.

Las cuatro intervenciones que se describen en este libro se refieren a casos que ya estaban siendo tratados por otro profesional (tres de ellos en el mismo centro y un cuarto en otro diferente). En los casos aquí expuestos, las intervenciones se propusieron como coadyuvante a la terapia principal. En los cuatro casos se les explicó a los clientes en qué consistía una intervención con Escritura expresiva y accedieron voluntariamente a participar. (No utilizo el término "paciente" porque prefiero adoptar una visión humanista en estos casos).

Además del cambio en detalles de los casos como nombres, lugares de residencia y otros detalles menores para hacerlos irreconocibles, también se han corregido, sobre todo en los escritos de Judit y de Angustias, la ortografía, la puntuación y la sintaxis, desde el máximo respeto y sin afectar al estilo, a fin de hacer más legibles los textos.

Tras haber narrado las cuatro historias, los cuatro casos clínicos, el resto del libro entrará en las cuestiones teóricas que subyacen tras los procesos de la terapia de Escritura expresiva y de su increíble efectividad.

Nota: Basándonos en la Ley Orgánica de Protección de Datos vigente (LOPDGDD, 3/2018), he cambiado el nombre a todas las personas a las que menciono en el caso, empezando por el cliente. También he cambiado datos que pudieran facilitar su reconocimiento.

1 Cuatro ejemplos de intervenciones individuales con Escritura expresiva

Quizás al profesional le sorprenda advertir que voy a hablar de cuatro casos que fueron tratados desde perspectivas epistemológicas diferentes.

Y esto debo explicarlo.

Como ya he contado en el prólogo, decidí estudiar psicología para poder implantar la Escritura expresiva en España, pero antes de decidirme a iniciar la carrera yo ya contaba con una amplia trayectoria muy conocida como escritora. Ya había ganado el Premio Nadal, el Premio Planeta y el Premio Primavera entre otros premios. No necesariamente el profesional me debe conocer, pero el gran público sí que me conocía.

Cuando hice las prácticas en un gabinete psicológico, propuse ofrecer a los clientes de dicho gabinete intervenciones en Escritura expresiva complementarias al tratamiento que ellos seguían. Las cuatro personas cuyas historias va usted a leer a continuación, estaban siguiendo una terapia psicológica con cuatro profesionales diferentes, y cada uno de ellos venía de una escuela diferente.

En los cuatro casos, estas personas habían sido elegidas por su terapeuta porque habían manifestado que les gustaba leer y escribir. El terapeuta les ofreció la oportunidad de hacer una intervención de Escritura expresiva, complementaria a su terapia, sin coste alguno y con el atractivo de que iban a trabajar con una Premio Planeta.

Estas cuatro personas hicieron la intervención porque querían hacerla y porque incluso se habían mostrado entusiasmadas de trabajar conmigo. Y repito que habían sido seleccionadas.

Mi centro tenía un acuerdo con una universidad, y la primera mujer a la que traté (y a quien he dado el nombre de Angustias) trabajaba y trabaja en dicha universidad, cuyo nombre no doy para evitar que reconozcan a Angustias. Estaba siendo tratada por un profesional que trabajaba en el servicio de atención psicológica de dicho centro, y ese profesional me la derivó a mí.

Respecto al caso de Dani y Ángel, ambos seguían en terapia con dos respectivos terapeutas humanistas. Se trataba de dos terapeutas distintos con una orientación similar, pero no exacta.

En cuanto a Judith, había sido evaluada previamente en otro centro cuya orientación era básicamente cognitiva conductual. En aquel centro había recibido un diagnóstico de trastorno límite de personalidad, con el cual sus padres no estaban de acuerdo. Por lo tanto, acudieron al centro en el que yo hacía prácticas para pedir una segunda opinión.

Es por ello por lo que el profesional verá que las anamnesis y los antecedentes de cada caso son diferentes. Y esto es porque cada caso venía derivado desde un terapeuta distinto. La intervención con Escritura expresiva siempre era complementaria y subordinada a la terapia que cada persona seguía. Esto es importante aclararlo, porque la intervención con Escritura expresiva puede ser una intervención por sí misma, pero en muchos casos se trata de una intervención complementaria, tal y como lo fueron estas cuatro.

Es muy interesante el caso de Angustias, porque se trataba de una mujer en principio de clase baja y que apenas tenía formación. Y su caso nos ilustra respecto a los prejuicios que tenemos muchas veces sobre que la gente no formada no puede escribir. Bien es cierto que la forma les puede fallar y que para escribir de forma literaria obviamente necesitas una educación en gramática, ortografía y demás. Pero no la necesitas para plasmar tus sentimientos o para saber observar. Para hacer de la escritura una herramienta terapéutica no se necesita haber estudiado filología o haber cursado una enseñanza superior. Se necesita creatividad, curiosidad, atención al detalle, constancia, paciencia, capacidad de análisis... pero, sobre todo, deseo. Deseo en el sentido más lacaniano de la palabra.

"El deseo no es el apetito de satisfacción, ni la demanda de amor, sino la diferencia que resulta de sustraer el primero de la segunda", decía Lacan*. El deseo es el estado en que quedamos cuando hemos perdido algo. En el caso de Judith, había perdido a su novia, a su grupo de amigos, y al modelo de familia en el que vivía. En el caso de Ángel, había perdido la vida que había soñado cuando era joven y el amor que sentía por su mujer. En el de Dani, había perdido su novio, su casa y su trabajo. En el de Angustias su propia cordura, y temía perder a su hija.

Pero lo más importante es que, de alguna manera, en los cuatro casos que vas a leer, los clientes se habían perdido a sí mismos. Habían dejado de confiar en su propio criterio, y en su propia fuerza, y en su propia resistencia. Y deseaban, con toda su voluntad, escribir. Porque realmente deseaban reencontrarse y volver a sentirse uno consigo mismos.

No siendo yo lacaniana, sí que comparto con Lacan la idea de que la escritura es un desciframiento. Un trabajo mediante el cual traemos a lo visible y a lo consciente un revoltijo de ideas, fantasías, deseos y miedos que escondemos en lo invisible.

Freud venía a decir (voy recordando en la memoria) que el término análisis implica desintegración y descomposición, y que sugiere una analogía con el trabajo que hace el químico, que va descifrando y trabajando con las sustancias que hay en la naturaleza y que se lleva a su laboratorio. Lo que una persona siente y exterioriza es un compuesto. Como si fuera un compuesto químico. En su fundamento último, los elementos de ese compuesto están constituidos por motivos, mociones pulsionales. Pero a veces los humanos sabemos poco sobre esos motivos elementales, y ese poco que sabemos no podemos interpretarlo sin ayuda. Y la escritura es esa guía para poder interpretar.

Aclarado este punto y aclarado el porqué de que cada presentación de la historia clínica de estos cuatro pacientes sea diferente, dejo al lector o lectora con estas cuatro historias y espero que disfrute tanto leyéndolas como yo disfruté trabajando en ellas.

* Lacan, Improvisación: deseo de muerte, sueño y despertar. 1981, p. 287. Citado en *El Ultimísimo Lacan*, de Jacques Alain Miller.

EL CASO DE ANGUSTIAS

Angustias llegó derivada desde un servicio gratuito de atención, a un centro que mantenía un convenio con una universidad, en el cual se ofrecía, tanto a trabajadores como alumnos de esta, la posibilidad de acudir a un asesoramiento psicológico gratuito. En dicho servicio trabajaban mujeres muy jóvenes, y se nos olvida que muchas veces hace falta que el terapeuta provenga de un entorno y unas experiencias similares a las del cliente para que se establezca una verdadera alianza terapéutica. Quizá fuera por eso que Angustias no parecía avanzar en su tratamiento.

En las reuniones posteriores a las sesiones de terapia que mantenían las terapeutas con un coordinador, se observó un detalle que refería la terapeuta. Durante los años que Angustias estuvo casada, había tenido que acudir cada domingo a casa de sus suegros para comer. En esas ocasiones su marido bebía abundante vino y remataba la comida con un "chupito digestivo". Se emborrachaba y luego cogía el coche, con ella en el asiento del copiloto y las niñas pequeñas en el trasero. Angustias había experimentado cada domingo la sensación de que podía ocurrir un accidente que pusiera en peligro su vida y la de sus hijas. Combinada esta experiencia con las sensaciones que Angustias narraba, parecía evidente que sufría de estrés postraumático.

La Escritura expresiva está particularmente aconsejada para tratar el estrés postraumático (Gidron, Peri y Connolly, 1996). Así fue para Angustias. Angustias no era una inmensa lectora y nunca había escrito hasta entonces, a diferencia de los otros tres casos que voy a exponer. Sin embargo, presentó unos textos muy bien redactados y se manifestó muy satisfecha con la intervención, lo que demuestra que no es estrictamente necesario que un (a) cliente sea amante de la lectura o que le guste escribir para que la intervención funcione.

Se escogió a Angustias para proponerle una intervención con escritura terapéutica por dos razones. La primera, porque tenía un diagnóstico de estrés postraumático y, como se ha dicho, la Escritura expresiva ha demostrado ser altamente eficaz en pacientes con ese problema (Gidron, Peri y Connolly, 1996). De acuerdo con las teorías de cambio cognitivo, las memorias traumáticas pueden almacenarse como percepciones sensoriales, rumiaciones obsesivas, síntomas somáticos o recreaciones conductuales, tal y como sucede en el Trastorno de estrés postraumático. Por eso, la Escritura expresiva, al permitir una estructuración narrativa del trauma, elimina muchos de esos síntomas (Smyth, True y Souto, 2001).

La segunda fue el hecho de que, cuando se le sugirió una intervención con Escritura expresiva, se mostró entusiasmada con la idea, y las intervenciones con escritura no funcionan con clientes no colaboradores (Ruini, 2017). Se le propuso la idea dejando claro que sería una intervención complementaria al tratamiento que ya estaba siguiendo, un tratamiento de terapia cognitiva-conductual que ayudaba a Angustias a reconocer las formas de pensar (patrones cognitivos) y que también involucraba técnicas de exposición. En el caso de Angustias, la terapia de exposición pudo ser específicamente útil para las reviviscencias, los recuerdos ingresivos y las pesadillas. Estas sesiones de terapia de exposición se realizaban a puerta cerrada.

Angustias había sido evaluada por una doctora psiquiatra y, por prescripción de esta doctora, se le recetó un tratamiento farmacológico combinado de sertralina y benzodiacepinas.

Angustias era una mujer de cincuenta y cinco años, agradable, dulce, amable y comunicativa, que había acudido a consulta por problemas de ansiedad, pesadillas y desregulación emocional. Refería unos accesos de ira de los que ser avergonzaba profundamente. Sobre todo, porque estos arranques le sobrevenían en el hogar, con su hija, y le hacían sentirse muy culpable porque pensaba "que pago mis problemas con quien menos lo merece, porque mi hija es la persona que más me ayuda".

Angustias provenía de un entorno invalidante. Sus padres (figuras vinculares primarias) no representaban referentes de seguridad y protección. El padre era colérico ("me han caído bofetadas muchas veces") y la madre nunca se enfrentó a él ("mi madre ha sido muy sumisa, nunca le discutía ni le llevaba la contraria"). Resultaban por lo tanto figuras ambivalentes, lo que daba como resultado un patrón dependiente ansioso. Angustias había creado una representación del mundo a partir de esquemas de abandono y de inseguridad. No tenía antecedentes psicológicos-psiquiátricos diagnosticados, aunque narraba ideaciones suicidas desde el nacimiento de su segunda hija. Contaba que residía en un sexto piso y que evitaba salir a la terraza, porque a veces le entraban tentaciones de tirarse. Decía que las resistía por su hija, puesto que creía que "bastante había aguantado ella como para hacerle una faena así". Angustias había acudido a revisión a su médico de cabecera, que descartó problemas fisiológicos.

Angustias se había divorciado tras casi tres décadas de matrimonio altamente conflictivo. Sus patrones de relación eran disfuncionales, puesto que había repetido en su matrimonio el mismo patrón relacional de sumisión que había interiorizado en su infancia, y no había aprendido a gestionar aspectos como la gratificación inmediata, la frustración y la regulación emocional. Esta desregulación derivó, en su adolescencia y juventud, en estrategias de afrontamiento equivocadas que la abocaron a conductas externalizantes para huir del sufrimiento emocional interno.

Angustias relataba cómo consumía alcohol y porros, y cómo dicho consumo la acercó al que acabó por ser su marido: "para mí era como una bocanada de aire fresco, salíamos, bebíamos, fumábamos, me sentía a gusto con él". Y con diecisiete años estableció una relación sentimental asimétrica basada en el desequilibrio de poder, que tenía como base la dependencia y el miedo al abandono, sometida a un patrón de control, abuso psicológico y dominación.

El conflicto y su resolución conectaban con sus necesidades de seguridad, ya que los asociaba con sus esquemas de abandono. De la misma manera que había vivido sometida a un padre tiránico, de la misma manera que había visto cómo su madre había bailado al son de los caprichos de ese *padre-patrone*, Angustias se sometía a una victimización en el contexto relacional.

Esta relación agudizaba aún más los sentimientos de vacío y soledad que Angustias ya experimentaba antes de iniciar la relación. El patrón en escalada intensificaba la percepción de vulnerabilidad. Así se cristalizaban esquemas cognitivos de miedo, indefensión y desesperanza, creados desde la infancia. La visión ambivalente y su patrón afectivo dependiente hacía que ella minimizara las primeras señales de violencia psicológica (adaptación paradójica), e interiorizaba un esquema de autopunición ("me lo merezco, no merezco amor ni respeto").

La historia de Angustias es como la de la proverbial rana que está en un tanque de agua a temperatura ambiente. Si muy, muy lentamente, se va calentando el agua hasta que empiece a hervir, la rana no se da cuenta del aumento de temperatura y acaba hervida. De la misma manera, el maltrato en la relación va subiendo de grado de forma imperceptible para Angustias, quien, para evitar los sentimientos de abandono, mantiene la relación y se niega a sí misma que exista maltrato. En el momento en que encuentra un trabajo, la escalada de violencia aumenta, pero Angustias sigue negando la evidencia, insistiendo en que “nunca me pegó, solo me empujó”, restando importancia a la agresividad verbal (amenazas de “matarla” en numerosas ocasiones) y a la sexual, que su marido también mostraba.

Cuando se realiza la intervención, cinco años después del divorcio, su exmarido se ha separado de su nueva pareja y se ha trasladado a vivir cerca de Angustias, lo que reactiva la sintomatología postraumática, y los miedos y preocupaciones. Angustias, que había mejorado mucho tras el divorcio, revive los peores momentos de su relación. Tiene pesadillas, arranques de llanto, no se atreve a salir de casa por temor a encontrárselo y, sobre todo, le invaden unos ataques de rabia que ella no entiende y de los que se arrepiente profundamente.

Pero es que Angustias es una mujer profundamente dañada. Entre los factores de riesgo pretraumáticos destacan la ansiedad, los problemas de externalización durante la infancia, la familia invalidante. Y entre los peritraumáticos, quince años de violencia psicológica, control, amenazas, violencia ambiental y algunos episodios de violencia física que ella minimiza.

A Angustias se le realizaron diversas pruebas diagnósticas de evaluación, incluso entrevistas estructuradas, que son de especial utilidad en el TEPT. La interpretación de las mismas y el establecimiento del diagnóstico final se realizó conjuntamente entre el equipo de psicología y el de psiquiatría.

Los resultados fueron los siguientes:

MMPI-2 (Butcher, J. N.; Atlis, M. M., y Hahn, J., 2004). Valores promedio en Alteración del pensamiento (THD, T=62) y Alteración del comportamiento o externalización (BXD, T=63). Puntúa sobre la media n en Alteración emocional o internalización (EID, T=71), indicando que existe un significativo malestar emocional. Alta puntuación asimismo en Desmoralización (RCd=70), Escasez de respuestas emocionales positivas (RC2=86), e Ideas persecutorias (RC6=743). Baja experimentación de emociones positivas (INTR-r: 87)

PAI (Morey, 2004). Arroja valores significativos en: Ansiedad (70), Depresión (83), Paranoia (73) Ideaciones suicidas (93) y Estrés (72).

Es especialmente relevante la puntuación en la subescala ligada al estrés postraumático (TRA-E:78).

NEO-PI-R. Valores significativos en Neuroticismo (T=69) y Responsabilidad (T=27). Las bajas puntuaciones en las facetas amabilidad y extroversión son compatibles con un paulatino retraimiento social desde una experiencia del maltrato.

Escala de Trauma de Davidson (*The Davidson Trauma Scale* – DTS). Frecuencia 59, Gravedad 60, Severidad 62. Puntuación total 120. Alta probabilidad de Trastorno de Estrés Postraumático (Davidson *et al.*, 1997).

Escala de Gravedad de Síntomas Revisada del trastorno de estrés postraumático (EGS-F) (Echeburúa *et al.*, 2017). Puntuación: 40 (>20). Las escalas de intrusión, evitación y alteraciones cognitivas/estado de ánimo negativo puntúan alto.

Análisis funcional idiográfico. (Haynes y O´Brien, 1990)

ANTECEDENTES
RESPUESTA
CONSECUENCIAS
Autoestima baja. Miedo al abandono. Victimización previa (acoso psicológico padre colérico). Estrategias de afrontamiento equivocadas (alcohol y porros)
Me van a dañar, me van a abandonar. Soy una inútil, no sirvo para nada, necesito a alguien.
Evitación/ huida
Respuesta negativa Decremento de la ansiedad
Aislamiento
Libera tensiones
Estímulos discriminativos internos: Tristeza, ansiedad, hipervigilancia
Patrones aversivos y desregulación emocional
Atención social. Afecto
Discusión, conflicto
Estímulos discriminativos externos. Encuentros casuales con su exmarido, llamadas de su exmarido a casa, cualquier estímulo relacionado con su exmarido
Ansiedad, miedo, vergüenza, autoculpabilización
Consecuencias a largo plazo: Cristalización emociones negativas. Dependencia ansiosa. Aislamiento., Reacciones somáticas. Depresión y ansiedad

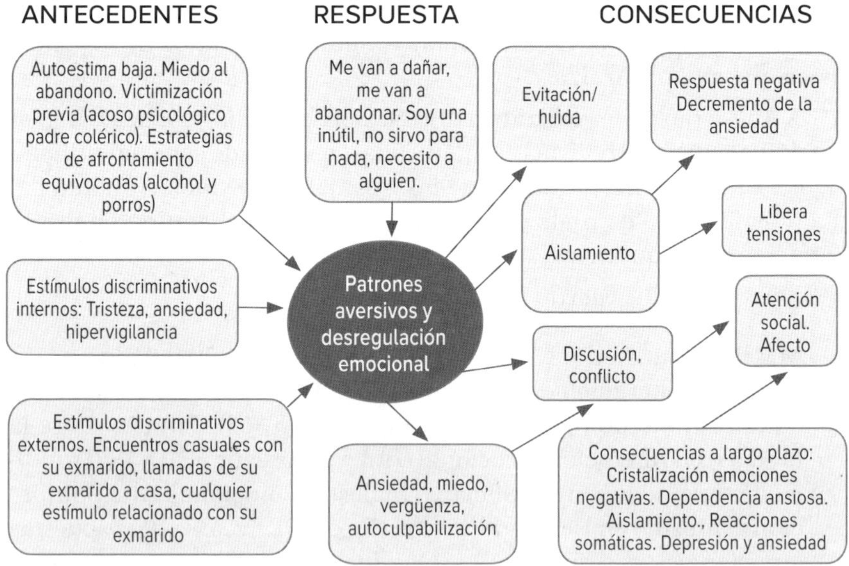

Nota: Análisis funcional ideográfico en el que se pretende entender el comportamiento a través del análisis de las relaciones entre las variables funcionales más importantes, bien sean correlacionales o causales, controlables o modificables (Haynes y O´Brien, 1990).

Anamnesis

A nivel cognitivo, Angustias no está en control de su vida. Su locus de control es externo. No se ve capaz de hacer nada para sentirse mejor, y atribuye su malestar, tanto interno como externo, a los demás: a su marido, a sus padres e incluso a su trabajo. Trabajo del que no se queja demasiado, pero que siente que ya no puede realizar.

Esta percepción completamente subjetiva de indefensión deriva en una profunda insatisfacción personal, que acaba interfiriendo en su desempeño social y familiar, aunque no tanto en el laboral, porque si bien Angustias dice que ya no disfruta con su empleo, lo cierto es que nadie en su trabajo se ha quejado.

Angustias interioriza esquemas cognitivos de devaluación y autopunición ("me merezco lo que me pasa, yo me lo he buscado") y presenta temores suicidas desde el momento en que habla de que evita salir a la terraza "no sea que me entren tentaciones". Presenta un déficit relacional, dependiente, con patrones adictivos de apego patológico: por eso soportó todos los desprecios y vejaciones de su marido, que fue finalmente el que rompió la relación. Por eso le tiene tanto pánico.

Y por eso acaba esclavizada a su propia sensación subjetiva de que no puede estar sola. Porque una mujer no puede avanzar cuando, en lugar de aprender de su pasado, se aferra desesperadamente a él.

Angustias muestra errores cognitivos de diversos tipos: Pensamiento Todo o Nada (*a mí me pasa siempre lo peor*). **Personalización** (*yo es que le hacía enfadar*). **Sobregeneralización** (*algo le habré hecho*). **Razonamiento emocional** (*me siento fatal, esta situación es muy injusta*). **Debeísmo** (*debería tratar mejor a mis hijas*). **Lectura de pensamiento** (*sé que se va a venir a por mí*). **Catastrofización** (*yo misma me busqué el problema, así que ya no tiene solución*). **Etiquetado** (*soy una inútil*). **Abstracción selectiva** (*es terrible... no puedo resistirlo... no puedo más*). Y **descalificación de lo positivo** (*sí, tú me dices que soy inteligente y eso, pero yo me veo tonta*).

Su problema se manifiesta también a nivel psicofisiológico, y presenta dificultades somáticas intermitentes reactivas: insomnio mixto de conciliación, dolores articulares, trastornos digestivos. vómitos ansiosos, parestesia, cansancio. No duerme, se despierta con pesadillas en mitad de la noche, está siempre cansada, llorosa.

Y también se manifiesta a **nivel conductual,** puesto que evita salir de casa en lo posible, no sea que se encuentre a su marido, y se aísla. Por último, se manifiesta en comportamientos desproporcionados e impulsivos que indican una desregulación emocional. Como ya he dicho, Angustias sufre ataques de ira en casa, en los que vuelca su enfado y su rabia contra su hija, por cualquier nimiedad, como que la cocina no esté bien recogida. Es algo de lo que a posteriori se arrepiente profundamente, pues ella ama a su hija. Angustias no entiende por qué "de pronto pierdo la cabeza", según ella. Se siente muy culpable cuando los enfados no cesan, cuando permanece casi todo el tiempo con el ceño fruncido, los ojos entreabiertos y a la caza de alguna pelea por cualquier motivo: porque la mesa está mal puesta, porque su hija no ha llegado a la hora prevista, porque el grifo gotea... Y ella misma se da cuenta de que detrás de su permanente mal humor hay mucho más que una depresión pasajera.

Análisis de la demanda

Su demanda es manifiesta, explicita: Angustias transmite y declara en un primer encuentro todo aquello que tiene que ver con su motivo de consulta. La demanda es suya, pero reconoce que es su hija la que la ha alentado a pedir ayuda. Angustias es consciente de que no se encuentra bien ("es que no es normal lo que me pasa") y de que, según ella, necesita auxilio. Manifiesta su deseo de ser escuchada y tratada para suprimir los síntomas. Insiste en que quiere acabar con la ira "que la hunde".

Angustias se muestra colaboradora, y establece buen *rapport*. Bien orientada en espacio y tiempo, se expresa con corrección y propiedad, y articula un discurso coherente. Aparece bien vestida, aunque no de manera excesivamente elegante, pero las ojeras violáceas y excavadas delatan lo hondo de su preocupación. Es una mujer madura, tan delgada que parece consumida, que aparenta incluso más edad de la que tiene, con un rostro ajado por el tiempo y por las experiencias que ha vivido.

No aparece alteración del contenido ni curso del pensamiento. En su discurso hay sentimientos de vergüenza, culpa, tristeza, miedo al abandono y percepción de indefensión.

Angustias se siente sola, pero también lo está porque no presenta una red social de apoyos extensa. Su principal apoyo es su hija mayor. Actualmente convive con sus dos hijas, aunque prácticamente solo hable de la mayor, que es su sostén emocional, porque a la pequeña intenta ocultarle lo que le pasa.

Su exmarido la abandonó en su momento porque había iniciado una relación con otra mujer, con la que se trasladó a vivir. Angustias hace una comparación muy triste: "Ella fue más lista que yo y le dejó en cuanto vivieron juntos, que es cuando te das cuenta de cómo es de verdad un hombre". Tras el divorcio, el cambio de contexto y su trabajo habían facilitado la reconstrucción de su tejido emocional, pero este frágil equilibrio que había conseguido amenaza con desmoronarse a partir de la reaparición de su exmarido en su vida. Cuando la nueva pareja de su exmarido se rompió, él, que vivía en casa de ella, retornó a su antiguo barrio, al domicilio de sus padres, que está muy cerca de la casa en la que ella vive. Angustias se ha cruzado con él en varias ocasiones, lo que ha reactivado su sintomatología.

Expectativas

Angustias presenta muchas cualidades que favorecerían la adherencia a y el éxito de una terapia. Muestra buen *insight*: es introspectiva, reflexiva y analítica. Manifiesta entusiasmo y voluntad de adherencia al tratamiento. Y revela una motivación alta. Sobre todo, porque no quiere perder ni su trabajo, en el que se siente respetada, ni el cariño de su hija mayor. A lo largo de la entrevista sorprende cómo casi siempre habla de su hija mayor y muy poco de la pequeña. En algún momento menciona de pasada que se siente resentida con la pequeña, porque "se pasa el día en casa de los exsuegros", con los que Angustias ha cortado toda relación y a los que culpa de gran parte de sus males.

Los síntomas se han cristalizado, puesto que duran más de dos años. Angustias presenta un locus de control externo que debemos cambiar. Cifra toda la razón de sus problemas en el exterior y se siente sin potestad para cambiarlos.

Cuando una persona ha atravesado el itinerario vital de Angustias, puede sentirse impotente y emocionalmente desnuda, y se va buscando muletas (alcohol, porros, relaciones tóxicas) que pueden ayudarla al principio, pero que solo le hacen sentirse, con el tiempo, aún más vulnerable, aún más expuesta. Después de errar y desviarse, necesita finalmente Angustias descubrirse a sí misma sin ningún retoque, para encontrarse con su verdadero *self*, y colocar allí, en el mismo centro, su locus de control.

A Angustias se le diagnostica un Trastorno de estrés postraumático 309.81 (F43.10) (DSM-5; APA, 2013), cuya prevalencia es mayor entre las mujeres que entre los hombres, y que aumenta con la exposición a múltiples eventos traumáticos (Kilpatrick *et al.*, 2013).

Se descarta el Trastorno adaptativo mixto (que había sido el primer diagnóstico provisional) porque, si bien tanto el Trastorno de estrés postraumático como el Trastorno adaptativo coinciden con la necesidad de un estresor externo para su aparición, en el caso de Angustias la intensidad de la sintomatología y el impacto funcional son más marcados. Y, además, aparecen las características propias del TEPT según Criterios del DSM-5, como son: Exposición a la muerte, lesión grave o violencia sexual, ya sea real o amenaza. *(Su marido amenazó con matarla en numerosas ocasiones, y la forzaba, aunque ella no interpreta estos episodios como agresión sexual. Su marido condujo borracho con ella como copiloto en numerosas ocasiones).* Recuerdos angustiosos recurrentes, involuntarios e intrusivos del suceso traumático. (*Afirma que piensa constantemente en su ex*). Sueños angustiosos recurrentes. (*Dice que tiene pesadillas constantes y que se han intensificado en frecuencia e intensidad desde que se encontró a su exmarido en el supermercado).* Malestar psicológico intenso o prolongado: reacciones fisiológicas intensas al exponerse a factores internos o externos que simbolizan o se parecen a un aspecto del suceso traumático. (*Cuenta que recientemente coincidió con su exmarido en el supermercado y que "sentía que se iba a morir", que empezó a sudar y a hiperventilar, y que "sentía que el corazón se le salía del pecho" y se puso a llorar).* Evitación persistente de estímulos asociados al suceso de recuerdos, pensamientos o sentimientos angustiosos traumáticos. (*Dice que cada vez que le viene la imagen de su marido a la cabeza se pone a rezar el rosario para quitárselo de la mente*). Evitación o esfuerzos para evitar recordatorios externos que despiertan recuerdos, pensamientos o sentimientos angustiosos acerca o estrechamente asociados al suceso traumático. (*Dejó de ir a ese supermercado desde que encontró allí a su exmarido, dejó de frecuentar amistades porque aún hablaban con su exmarido.)* Alteraciones negativas cognitivas y del estado de ánimo asociadas al suceso traumático, que comienzan o empeoran después del suceso traumático. Incapacidad de recordar un aspecto importante del suceso traumático. *(Angustias no padece amnesia, pero sí me dice que le cuesta recordar muchas cosas).* Creencias o expectativas negativas persistentes y exageradas sobre uno mismo, los demás o el mundo (*"No se puede confiar en nadie", "El mundo es muy peligroso," "Tengo los nervios destrozados"*). Percepción distorsionada persistente de la causa o las consecuencias de la experiencia traumática, que hace que Angustias se acuse a sí misma o a los demás. (*A lo largo de la entrevista dice que "el problema era cosa de los dos, que fue ella la que insistió en casarse y no habría debido hacerlo"*). Estado emocional negativo persistente (*miedo, culpa o vergüenza, ataques de ira*). Disminución importante del interés o la participación en actividades significativas. *(Inhibición conductual, casi no sale).* Sentimiento de desapego o extrañamiento de los demás. Incapacidad persistente de experimentar emociones positivas. *(No ha tenido ninguna relación amorosa o sexual desde que se divorció, dice que no quiere salir de casa, pasa el tiempo libre en casa viendo series*). Alteración importante de la alerta y reactividad asociada al suceso traumático, que comienza o empeora después del suceso traumático. *(Cuando baja a la calle va siempre alerta por si se encuentra a su ex).* Comportamiento irritable y arrebatos de furia (*con poca o ninguna provocación*) que se expresan típicamente como agresión verbal o física contra personas u objetos (*Grita a su hija y rompe cosas*). Comportamiento imprudente o autodestructivo. (*Bebe en casa*). Hipervigilancia. (*Dice que por la calle va siempre mirando hacia atrás por si él la sigue).* Problemas de concentración (*"antes leía, pero ahora me cuesta leer"*). Alteración del sueño (*Insomnio mixto, pesadillas*).

El DSM-5 indica que la duración de la alteración debe ser superior a un mes. Angustias lleva varios meses viviendo así.

Intervención con Escritura expresiva de Angustias

Se realizó en formato de cinco sesiones, de lunes a viernes.

Primera sesión

En esta sesión se hizo un primer encuentro para valorar a Angustias y para establecer una alianza terapéutica. Angustias habló sobre el tratamiento que estaba siguiendo, y sobre los motivos que la habían llevado a solicitar terapia. Narró una historia en la que básicamente había muchas situaciones de acoso psicológico, desvalorización, humillación, luz de gas, gritos, insultos y amenazas. Angustias insistía en que nunca había habido violencia física.

La terapeuta hubo de explicarle que una persona puede haber sido una mujer maltratada sin necesidad de que haya existido violencia física. Que su marido la había amenazado, gritado, humillado, que le había mentido constantemente, que le había hecho pensar que ella estaba loca (porque le negaba constantemente sus infidelidades y le hacía luz de gas), que había cogido el coche borracho con ella y las niñas dentro, y que había cometido violencia económica para con ella, puesto que no le pagaba la pensión alimenticia.

Después, la terapeuta le requirió que pensara en un cuento de hadas de los de toda la vida, de los que nos contaban las mamás al ir a dormir, uno que la terapeuta pudiera conocer también. Y que la terapeuta iba a escribir en un papel el que ella creía que Angustias iba a escoger.

Angustias escogió a Caperucita y se sorprendió mucho al descubrir que la terapeuta había escrito "Caperucita" en el papel. La terapeuta le explicó que no se trataba de magia ni de poderes de clarividencia, pero que lo había deducido porque se trata del cuento más elegido y también porque es el cuento que suelen escoger la supervivientes de una agresión sexual o de una relación de maltrato. Después le pidió que escribiera el cuento tal y como ella lo recordaba (Reescritura del cuento de hadas; Ruini, 2014; Ruini y Ottolini, 2014).

Angustias insistía en que hacía mucho tiempo que no contaba ese cuento y que no lo iba a recordar, pero la terapeuta le requirió amablemente que escribiera lo que fuera, lo poco que le viniera a la cabeza.

Angustias rememoró gran parte del cuento, pero cambió el final. En el final original del cuento un cazador escucha los gritos de la abuela y de Caperucita, que están dentro del vientre del lobo. En el cuento que Angustias había escrito, todo se acababa cuando el lobo se comía a Caperucita tras devorar a la abuela.

Se le emplazó a una segunda sesión.

Este es el cuento que Angustias escribió:

Caperucita

Caperucita era una niña que vivía con su mamá. La llamaban Caperucita Roja porque le habían regalado una capa con una capucha roja. Un día su mamá le dijo que debía ir a llevar una cesta de comida a la abuelita. La mamá le recordó que no debía ir por el camino largo, que debía coger el camino corto.

En el bosque, Caperucita se encontró con el lobo.

Él le dijo: Hola, Caperucita, dónde vas tú tan bonita.

Ella: Voy a casa de mi abuelita a llevarle esta cestita.

Lobo: ¿Y por qué camino irás?

Caperucita: Por el que me guste más.

Caperucita se fue por el camino largo porque quería coger flores.

El lobo cogió el camino corto, llegó a casa de la abuelita y se la comió. Luego se metió en la cama y se vistió con las ropas de la abuelita. Cuando la niña llegó, llamó a la puerta.

Lobo: ¿Quién es?

Soy yo, dijo Caperucita.

Pasa, pasa, nietecita, dijo el lobo.

Abuelita, qué ojos más grandes tienes, dijo la niña sorprendida.

Son para verte mejor, respondió el lobo.

Abuelita, abuelita, qué orejas tan grandes tienes, pregunto Caperucita.

Lobo: Son para oírte mejor.

Caperucita: Y qué nariz tan grande tienes.

Es para olerte mejor, añadió el lobo.

Y qué boca tan grande tienes, dijo Caperucita.

¡Es para comerte mejor!, respondió el lobo.

Caperucita empezó a correr por toda la habitación y el lobo tras ella. Y finalmente se la comió.

Segunda sesión

Angustias insistía en que había cambiado el final de Caperucita porque no podía recordar bien el cuento original. La terapeuta le explicó que el olvido, las ausencias, lo que no decimos, a veces es muy elocuente, que el silencio también habla (Lacan, 1966). Y le hizo notar que, sin embargo, había recordado bien la historia: el encargo de la mamá, el regalo de la caperuza, el encuentro con el lobo, la desobediencia, la elección del camino largo para recoger flores. Es decir, Angustias recordaba que Caperucita había desobedecido a su madre y que había elegido el placer (camino largo, recoger flores) por encima del deber (camino corto y aburrido), (Bettelheim, 1976).

Angustias contó entonces que ella también sentía que había desobedecido a sus padres porque se había casado embarazada. La terapeuta le preguntó qué significaban las flores. ¿Qué creía ella, Angustias, que en el cuento significaban las flores y la caperuza roja de la niña? Angustias dijo que no lo sabía y la terapeuta le pidió que improvisara. Dijo que ella creía que el rojo significaba la pasión y que las flores significaban la alegría de vivir. Le explicó la terapeuta que, efectivamente, la capa significa que la niña ya se ha hecho adulta (la capa es una prenda de persona mayor), y que el color rojo se asocia a la pasión y también a la menstruación, al hecho de que es adulta (Bettelheim, 1976). Le preguntó que tenía que ver una niña que recogía flores con respecto a lo que ella había vivido. Angustias tardó un rato en responder y luego dijo que sus padres eran personas muy rectas. En su casa existía la regla de que ella debía volver a casa a las diez de la noche, mientras que sus amigas podían salir hasta la madrugada. Contó que ella se quedó embarazada precisamente una noche en la que se inventó la excusa de que se quedaba dormir en casa de una amiga para estudiar, pero se fue con su novio.

La terapeuta le preguntó entonces si creía que, de alguna manera y sin darse cuenta, había hablado de su vida al contar el cuento y que ella había caído en las garras de un lobo que la había devorado. Angustias dijo que se sentía exactamente así.

La terapeuta le propuso entonces que escribiera otra versión del cuento en la que Caperucita fuera la que conseguía vencer al lobo (Reescritura del cuento de hadas; Masoni, 2019; Ruini y Ottolini 2014; Vachkov, 2016). Tenía que ser una versión del cuento que no se pareciera a la historia del cazador que la rescata. Angustias escribió un nuevo final del cuento en el que Caperucita sacaba un cuchillo de la cesta de comida y mataba al lobo.

Final alternativo:

Caperucita empezó a correr por toda la habitación y el lobo tras ella. Pero de pronto Caperucita se paró en el piso, y sacó de la cestita un cuchillo de cortar pan. El lobo iba tan embalado que no le dio tiempo a retirarse y Caperucita le clavó el cuchillo en la tripa y lo mató.

La terapeuta le preguntó si no iba a sacar a la abuelita del vientre del lobo y Angustias dijo que pensaba que el lobo ya se había comido a la abuela. Le preguntó si eso significaba algo para ella y respondió que ella no había tenido abuelos, ni paternos ni maternos. Los abuelos paternos ya habían fallecido cuando ella nació. Y, en cuanto a los maternos, su madre apenas los veía. Le preguntó la terapeuta si alguna vez se había sentido distinta por no tener abuelos y ella dijo que de pequeña nunca había pensado en eso, pero que en la adolescencia sí se dio cuenta de "era diferente". La terapeuta afirmó que, si en el cuento Caperucita había vencido al lobo y en realidad ambas, terapeuta y cliente, se habían dado cuenta de que Angustias se identificaba con Caperucita, eso significaba que ella podía vencer a su exmarido. Matándole simbólicamente, quitándole el poder simbólico que tenía sobre ella. Que Caperucita tenía un cuchillo y que Angustias probablemente podía tener armas.

La terapeuta le sugirió que escribiera una lista de todas las armas con la que ella contaba para enfrentarse al lobo. Respondió que no se le ocurría ninguna y la terapeuta le explicó que ella era una persona que evidentemente escribía bien, y a la que le gustaba leer, de forma que parecía que su primera arma podría ser la escritura y la lectura, porque así tenía algo que le daba placer y que la ayudaba a dejar de pensar en su pasado. Otras armas podían ser la confianza en una misma, la autoestima, la fuerza interior...

Angustias respondió que ella no contaba con nada de eso, la terapeuta le dijo que seguramente lo tenía que poseer, puesto que para llegar a ser bedel de la universidad había pasado una oposición, y que se necesitaba fuerza de voluntad y fuerza interior para conseguir superar una oposición después de muchos años siendo ama de casa.

La terapeuta le propuso a Angustias que pensara en una persona a la que quisiera mucho. Angustias dijo que la persona que más la quería a ella era su hija.

Le planteó la terapeuta hacer el ejercicio del epitafio, que imaginara que su hija era la encargada de leer el epitafio en su funeral. Le insistió a Angustias en que debía pensar en que tendría una muerte feliz, tranquila, después de un día bonito (Ejercicio del epitafio; Ruini 2022).

Se le emplazó a una tercera sesión en la cual debería traer el epitafio escrito, que podía incluso pedirle a su hija que la ayudara.

Tercera sesión

Angustias se presentó con una redacción muy cuidada, que había pasado a limpio en un folio, con muy buena caligrafía. Se notaba que se había esforzado. Explicó muy orgullosa que había juntado las frases que le había dicho su hija y que su hija había estado muy contenta de colaborar en la redacción.

La terapeuta le dijo que, si su hija la quería tanto, eso significaba que ella, Angustias, era una persona querible. Le preguntó si se sentía capaz de contar la historia que había vivido con su exmarido –con principio, nudo y desenlace– o si le parecía que todavía no estaba preparada para ello. Angustias dijo que sí se sentía preparada.

Escribieron juntas el principio de la historia y la terapeuta le propuso que en una cuarta sesión acudiera con la historia acabada pero que le diera un final feliz, esperanzador, y que narrara la historia en tercera persona, como si lo estuviera contando otra persona (Ejercicio de autobiografía guiada; McAdams *et al.*, 2006).

La terapeuta le preguntó si había una persona que conociera bien la historia que había vivido. Angustias dijo que en realidad solo les había contado trozos de la historia a la psicóloga que la había tratado en el SAP y a la terapeuta, pero que nunca había contado la historia entera.

Se le propuso que escribiera la historia de su vida en tercera persona, como si fuera la terapeuta la que estaba hablando, y como si la terapeuta supiera todos los detalles de la historia de Angustias.

Epitafio (escrito por Angustias en colaboración con su hija).

Hoy vamos a recordar a Angustias, que vivió una vida complicada, pero que al final de su vida fue muy feliz, cuando por fin aprendió a caminar por sí sola. Mi madre, Angustias, era una mujer muy fuerte que se desvivió por nosotras y gracias a ella nunca perdimos un día de colegio, siempre llegamos las primeras a clase, siempre presentamos los deberes acabados y los trabajos entregados, porque ella nos ayudaba a hacerlos incluso si llegaba agotada de trabajar. Mi madre trabajó siempre. Incluso cuanto mi padre no le hacía llegar la pensión alimenticia, ella se esforzaba para que nosotras no nos enteráramos, y muchas veces se quedó sin cenar para que nosotras pudiéramos cenar algo, aunque fuera solo una tortilla de un huevo. Mi madre fue mi apoyo incondicional. Incluso ahora siento que con mi madre puedo contar en todo momento y sé que nunca me va a fallar, como no lo hizo nunca. Siento que mi madre, esté donde esté, sigue apoyándome. Que, allá donde esté, me valora por mí misma y no por lo que consiga, me quiere tal y como soy, y no por lo que haya sido o prometa ser, sino por cómo soy ahora. Me quiere, aunque conoce bien mis defectos, pero los pasa por alto y nunca los utilizará en mi contra. Siento que mi madre está con nosotros, que valora mis virtudes y se siente orgullosa de ellas, que me lo da todo sin esperar nada a cambio. Mi madre es el espejo en el que me miro, porque me dejó un ejemplo de vida. Me enseñó que nunca hay que tirar la toalla, y que más vale tarde que nunca.

Cuarta sesión

Angustias se presentó con la autobiografía (Ejercicio de autobiografía guiada/Defusión del pensamiento). La terapeuta propuso que pintaran juntas un camino con flores, en el que señalarían los momentos difíciles con puntos rojos (*hot spots*) y los bonitos con flores. Angustias dijo que solo se le ocurrían tres flores: el nacimiento de sus hijas y el día que aprobó la oposición. Poco a poco fueron añadiendo más (las funciones escolares de sus hijas, las comuniones, sus propios cumpleaños junto a sus hijas, el día en que su hija acabó el grado...).

Por último, la terapeuta le pidió que escribiera una carta de perdón a su marido. Le explicó que perdonar no significa olvidar, sino desvincularse, porque el odio es un vínculo. Mantuvieron una conversación sobre el significado del perdón, en la que Angustias entendió que perdonar supone deshacerse de actitudes o emociones negativas, como la ira y la venganza, para dejar paso a actitudes como la compasión y la tolerancia, y que además el perdón resulta especialmente necesario en situaciones como la suya, de estrés postraumático tras una relación conyugal abusiva (Reed y Enright, 2006).

Autobiografía guiada

A. conoció a P. a los dieciséis años. Desde el principio de la relación la cosa nunca fue bien. Cuando eran novios, a A. su marido le hacía sentir culpable y responsable de cualquier cosa que a él le hiciera daño. Cuando él se enfadaba, dejaba de hablarle durante una semana y ni cogía el teléfono y luego decía que le perdonaba y A. no entendía nada, porque ni siquiera sabía qué era lo que le había hecho o qué era lo que él estaba perdonando.

Una noche él le propuso que se fueran juntos al hotel. A. era virgen, mintió a sus padres y les dijo que se iba a estudiar a casa de una amiga. Ni siquiera fue agradable para A. pero él parecía muy contento por haber sido el primero. Lo hicieron más veces, pero no muchas, en el coche y en casa de unos amigos y A. se quedó embarazada... Se casaron cuando eran muy jóvenes, él se puso a trabajar en el taller de su padre y A. tuvo que dejar la Universidad.

Entonces empezaron los insultos y el insulto que él más repetía era puta. Puta, puta, puta... Un día en la calle, A. iba con el carrito. A. no recuerda por qué discutían, pero se acuerda de que él le agarró la cara con las dos manos para que ella le mirara a los ojos y le hizo mucho daño. Él gritaba en la calle, pero nadie se paró a ayudar a A. A. se lo contó a una amiga. La amiga le dijo que eso no lo podía y no lo debía permitir. A. sintió tanta vergüenza que nunca volvió a hablar con la amiga sobre lo que pasaba en su casa y hacía ver que todo iba bien. También ante sus padres. A. disculpaba a P. porque pensaba que él trabajaba mucho para cuidar de ella y de las niñas y A. se sentía culpable porque pensaba que ella le había obligado a casarse porque se había quedado embarazada. Después A. volvió a quedarse embarazada y nació una segunda niña y su suegra pareció muy decepcionada porque no era un niño.

Cuando nació la segunda niña, él prohibió a la familia de A., entrar al hospital, porque le había sentado mal algo que había dicho la madre de A. La suya, la familia de P., ésa sí que entraba y salía, y P. justificaba ese trato injusto porque los padres de él les pasaban dinero y los de ella no pasaban nada. A. se iba aislando cada vez más con las dos niñas, casi sin salir de casa. Él decía: Si quieres quedar con tus amigas, las niñas se quedan aquí. Y luego le reprochaba a A. que era una amargada, que no tenía vida. Si alguna vez ella salía con las amigas él se quedaba con las niñas, pero a la vuelta a casa nunca estaba. Y se presentaba muchas horas más tarde, cuando ya había pasado la hora de la cena y del baño. Hasta que ella aprendió a no salir con sus amigas. Y las pocas veces que ella le plantaba cara, él se reía. Le decía: No tienes dinero, no tienes trabajo, no tienes nada. Dónde vas a ir.

Después de que nació la segunda niña, P. empezó a llegar muy tarde del trabajo, decía que salía muy cansado del trabajo y que se merecía poder beber con los amigos. A. empezó a sospechar. Una vecina le contó que le habían visto a P. en la calle, que iba por la acera abrazado a una mujer. Esa fue la primera vez. Hubo muchas mujeres. Él llegaba a casa muchas noches borracho. Ella nunca se atrevía a preguntarle nada ni a confrontarle, porque cuando él se enfadaba rompía muchísimas cosas y gritaba muchísimo y eso a ella le daba mucho miedo

Pero cuando él estaba de buenas, le hacía sentirse afortunada. "¿Quién te va a querer como te quiero yo?". Le decía que ella era maravillosa y que la quería más que a nadie. Y ella se lo creía. Por eso ella siempre lo justificó y le perdonó. Igual que le creyó cuando le dijo lo mucho que se arrepentía, que la quería, que nunca más volvería a hacerlo. Aunque siempre volvía a hacerlo.

En casa P. gritaba muchísimo, gritaba por todo. Gritaba si la comida no le gustaba, gritaba porque A. había encendido una vela y la había dejado en la cocina, gritaba porque se había roto la mampara del baño, gritaba por cualquier cosa. Las hijas de A. han visto muchas cosas que no tendrían que haber visto. Cuando P. gritaba, la hija mayor se tapaba los oídos. La pequeñita se quedaba muy quieta y no lloraba, porque sabía que cuando lloraba P. decía "que se calle la hija de puta esa". La niña había aprendido a no llorar.

Cuando los padres de A. se pasaban por su casa siempre había malas caras, él preguntaba que para qué venían. Que se metían en la vida de ellos dos y que su madre era una metomentodo. Los padres de A. notaban la tensión y al final dejaron de ir. Un día fueron a comer a casa de sus suegros con las dos niñas y en la comida él bebió mucho vino. A. disimuladamente le hacía notar que luego tenía que conducir, pero él le decía "déjame en paz". Cuando volvían a casa él estaba borracho y A. pensó que se iban a matar todos ellos en la carretera. Pensó que si sobrevivía se separarían, pero cuando llegaron a casa no encontró el valor.

Cuando las niñas fueron más mayores, A. preparó una oposición y consiguió un trabajo. Ella sabía que tenía que dejar a su marido, pero no tenía el coraje para hacerlo. Al final fue su marido el que se fue con otra.

Su marido nunca le puso una mano encima, pero la destrozó por dentro. A. lloró mucho, pero casi se lo agradeció a la otra. Pero allí empezaron más problemas, porque su marido no le pasaba dinero. A veces le pasaba la pensión de un mes, luego no pasaba nada en seis meses.

A pesar de todo, A. salió adelante y ahora tiene dos hijas que son felices. A. no quiere ser como P., siempre llena de odio y de rabia. A. se esfuerza mucho en no echar de menos a P. y en no sentir pena por él. Porque durante muchos años se mantuvo a su lado llevada por la pena. Pena porque pensaba que él bebía tanto porque se había tenido que casar muy joven y cargar con responsabilidades. A. se culpaba a sí misma de todo.

A. le perdona porque sabe que tiene que volver a ser libre y que si no le perdona seguirá atada a él por la ira y por el odio. A. es consciente de que le queda mucho trabajo por hacer, pero también sabe que es una mujer fuerte y que va a salir adelante y eso le hace sentirse feliz.

Quinta sesión

Angustias trajo la carta que había escrito. A partir de dicha carta se hizo la valoración final y conjunta de la intervención.

Se concluyó que Angustias había aprendido a través de la intervención:

- Que le merece la pena olvidarse de P., porque ella sabe que merece ser feliz (es decir, se habían neutralizado sus esquemas de autopunición).
- Que si tenía accesos de rabia era porque efectivamente estaba furiosa y rabiosa.
- Que tiene derecho a sentirse así, pero no a pagarlo con sus hijas, y que puede encontrar otros canales para expresar sus sentimientos.
- Que había interiorizado esquemas de vergüenza tóxica y culpa, pero que la culpa de lo que había pasado no era suya y que no debía sentir vergüenza por ello. (Es decir, se sustituyen esquemas de personalización por esquemas de responsabilidad).
- Que perdonar no significa olvidar, que el daño está ahí y no se puede olvidar, pero que se puede sanarlo. (Es decir, se sustituyen esquemas de todo o nada por flexibilidad cognitiva).

- Que Angustias había sido una buena madre, aunque las circunstancias no le permitieran que lo hiciera mejor, y que el hecho de haberse podido separar es un buen ejemplo para sus hijas.

En definitiva, Angustias ha aprendido a sustituir esquemas de debeísmo y catastrofización por esquemas de esperanza (Snyder, 2002).

Carta de perdón

P., hace muy poco pensaba que yo nunca te perdonaría porque no quiero perdonarte. Pero voy a perdonarte. No lo hago por ti, sino que lo hago por mí, porque quiero vivir con alegría, con paz, porque quiero librarme de los malos recuerdos que me dan vueltas en la cabeza como una lavadora y me envenenan la moral, porque quiero que mi vida cambie y quiero salir del hoyo en el que me dejaste, porque no quiero vivir enfadada y frustrada y porque valoro más el futuro que me espera que el horrible pasado que me diste. Yo le gritaba al móvil, a nuestra hija, a todo el mundo, pero en realidad te quería gritar a ti, sentía que mi cuerpo se invadía de ira, coraje y rencor, te odiaba a ti y odiaba la idea de que ni siquiera pudiera decírtelo... pero no puedo ni quiero seguir viviendo así. Me estaba consumiendo, me quemaba, me ahogaba, me debilitaba, me hundía, el rencor me absorbía; me mantenía inestable, fuera de mí, impaciente, irascible, llorosa. Así fue que decidí trabajar en el perdón, aunque no sé si lo mereces ni me importa ya, pero yo tengo que dártelo para poder vivir en paz. Me destruiste, pero estoy reconstruyéndome. Yo también me perdono, me perdono por haberme dejado destruir tanto. Porque al perdonarte a ti también me perdono a mí, y cuando me perdono soy capaz de dejar de hacerme daño a mí misma. Voy a preocuparme por mí, empecé a ver por mí, voy a mimarme a mí. Y te voy a dejar ir, a tu recuerdo y a todo lo que significas. Dejo ir todo lo que me une a ti, y dejo ir el odio porque ahora sé que el odio une más que el amor. Sé que no puedo olvidar el daño, pero sé que puedo sanar. Sé que la cicatriz queda para recordarme lo que pasó, pero que la herida se cierra, y está en mi mano recuperarme, sé que puedo vivir feliz. Por eso decido perdonarte, porque quiero vivir feliz, y porque nuestras hijas no merecen una madre que llore y esté enfadada todo el santo día. Ya no me da rabia ni coraje acordarme de lo que me hiciste, al contrario, me lo tomo como una gran lección que me va a ayudar a quererme más a mí misma.

Textos escritos por Angustias en el contexto de una intervención de Escritura expresiva. He corregido la ortografía y la sintáctica para facilitar la legibilidad. El contenido, no obstante, está intacto.

EL CASO DE JUDIT

Judit, una chica de diecisiete años, llegó al centro tras haber recibido un diagnóstico de trastorno límite de la personalidad en otro despacho. Su madre no quedó convencida. Y con razón. Y por eso decidió pedir una segunda opinión.

Hay que tener mucho cuidado con los diagnósticos hechos a vuela pluma. Un diagnóstico no es como un examen de la Universidad, en la que te presentan un caso teórico, tienes que ir anotando *checks,* y sí saltan más de seis ítems ya puedes diagnosticar. Ese precisamente es uno de los sesgos cognitivos que debemos evitar: El pensamiento en blanco y negro. Porque la vida no se hace en blanco y negro, sino que tiene muchos matices de gris. Sí, Judit había interiorizado un profundo sentimiento de abandono y no sabía regular sus impulsos. Pero también había atravesado una experiencia profundamente traumática.

En demasiadas ocasiones no le damos al acoso escolar toda la importancia que tiene y consideramos equivocadamente, por ejemplo, que un maltrato o un abuso sexual deja más secuelas que un acoso escolar. Y también en demasiadas ocasiones pensamos que el acoso escolar debe incluir necesariamente golpes, insultos y amenazas, y no reparamos en que un aislamiento sostenido en el tiempo por parte de un grupo es un tipo de acoso. Y es un tipo de acoso tanto más violento y dañino cuando hablamos de una edad en la que el apoyo de los iguales y los pares es fundamental.

Un diagnóstico no se puede realizar simplemente después de una hora de evaluación. Y a veces hay que tener cuidado, porque los diagnósticos son etiquetas que se adhieren sobre el cliente y de los que luego el cliente va a tener muy difícil despegarse. Y, además, los diagnósticos estigmatizan, porque la traducción al lenguaje vulgar de un trastorno límite va a ser el de una "loca", una "histérica", una persona inestable. Y, en realidad, a cualquier adolescente sometida a presión la van a ver desde fuera así.

El abordaje del caso de Judit desde la mediación, el *approach* sistémico y la Escritura expresiva fue mucho más enriquecedor y desestigmatizador que la simple evaluación clínica fría y distanciada.

Antecedentes

Judit no tiene antecedentes psicológicos-psiquiátricos diagnosticados, y no narra ideaciones suicidas. Ha acudido a revisión a su médico de cabecera, que confirma que no hay problemas fisiológicos.

Antecedentes familiares

Judit parte de un entorno invalidante. Los padres (figuras vinculares primarias) no suponen para ella referentes de seguridad y protección. El padre presenta una personalidad evasiva, y no se involucra en los problemas familiares; y la madre, al contrario, es hiperprotectora e intrusiva. Ambos encarnan figuras ambivalentes. Junto a ello, Judit exhibe un patrón de apego dependiente ansioso, a partir del cual conceptúa una representación del mundo basada en esquemas de incertidumbre y de inseguridad.

Antecedentes externos

Su madre dejó a su padre porque mantenía una relación con otro hombre. Judit confiesa que para ella fue algo muy duro, puesto que durante dos años sus padres vivían en la misma casa, incluso si todo el barrio sabía que su madre ya estaba con otra persona, lo cual le hacía sentir a Judit "muchísima vergüenza".

La situación facilitó un episodio de acoso escolar, ya que sus compañeros hacían bromas crueles sobre su situación familiar. Judit cuenta que sufría mucho pensando que sus padres iban a separarse hasta que finalmente lo hicieron. Durante aquellos dos años. Judit refiere constantes altercados y discusiones entre sus padres, que en algún momento llegaron al enfrenamiento físico.

Judit refiere que se siente una "niña pegamento" desde el momento en que los padres decían que no se separaban por ella. Incluso hoy, cuando los padres viven en diferentes domicilios (la madre vive con el que fuera su amante, ya convertido en pareja oficial), Judit alberga la impresión de que ella es el adhesivo que une a los padres, la excusa para que mantengan una relación. (Sus padres se llaman por teléfono casi a diario).

Judit cree que su padre sigue siendo una persona muy dependiente de su madre. Manifiesta compasión por él. Piensa que su padre estaba enamorado de su madre, y que su madre "le hizo una putada muy grande".

Antecedentes recientes externos

Judit mantenía una relación con otra chica, Adriana, relación que se rompió hace unos meses cuando esta la dejó por un chico. Ni la familia ni los amigos de Judit conocían esta historia, que se mantenía en la clandestinidad, porque su novia no quería reconocer que mantenía un idilio homosexual. Esta ruptura coincidió con una enorme discusión de Judit con su madre, en la que incluso hubo un enfrentamiento físico. La razón fue que Judit le comunicó a su madre que no tenía intención de presentarse a la EVAU, puesto que no quería iniciar una carrera universitaria. Tras dicho altercado, Judit se fue a vivir con su padre.

Judit dice que "no aguantaba" al nuevo novio de su madre, no porque le haya hecho nada malo (reconoce que es amable y educado), sino porque le culpa de la separación de sus padres.

Estímulos consecuentes a corto plazo

Las situaciones sociales le generan a Judit mucha ansiedad, pues teme reencontrarse con su exnovia, dado que comparten el mismo círculo de amigos. Esta ansiedad está mediada por la presencia de diversos tipos de distorsión cognitiva.

Por otro lado, cuando Judit verbaliza sus pensamientos recurrentes de inutilidad y baja autoestima, atrae la atención de su padre, lo que funciona como refuerzo positivo. Es decir: Judit solo consigue la atención de su padre si se muestra triste y vulnerable, de manera que no encuentra ningún tipo de motivación para salir de ese pantano de abatimiento en el que se está hundiendo.

Antecedentes internos

Judit ha comunicado a sus padres la decisión de dedicarse profesionalmente a la música. Su padre y su madre le han dicho que ella "es muy inteligente y que debe aspirar a más". Judit siente que sus padres no respetan su vocación y también que "deben de pensar que es tonta, si creen que ella no va a llegar a nada con la música". Judit argumenta que mucha gente se gana la vida con la música, no solo como intérprete popular, sino también como profesores de música o como productores, y que no entiende por qué sus padres no confían en ella. Siente que sus padres son muy intrusivos y que interfieren demasiado en su vida y sus decisiones. Refiere que "a mi madre le parece mal todo lo que yo hago" y que "mi padre no entiende de música, y ni siquiera intenta entender".

A lo largo de la primera sesión de evaluación con su terapeuta, Judit expresa claros sentimientos de rabia hacia su madre. Lo describe exactamente así: "cuando la veo lo que siento es rabia". Y también de desprecio hacia su padre, al que llama "calzonazos".

Estímulos consecuentes a medio y largo plazo

Labilidad, estado de ánimo deprimido, aumento del nivel de ansiedad. También los conflictos con su madre y el aislamiento, así como los problemas con sus amigos, que están evitando el contacto con ella tras la ruptura con la que creían la mejor amiga de Judit, ya que ninguno estaba al tanto de la verdadera naturaleza de su relación. Judit se siente sola, y está sola. No puede contar con su hermana, que sigue viviendo en casa de su madre, no tiene amigos y no se siente comprendida por sus padres.

Análisis funcional ideográfico

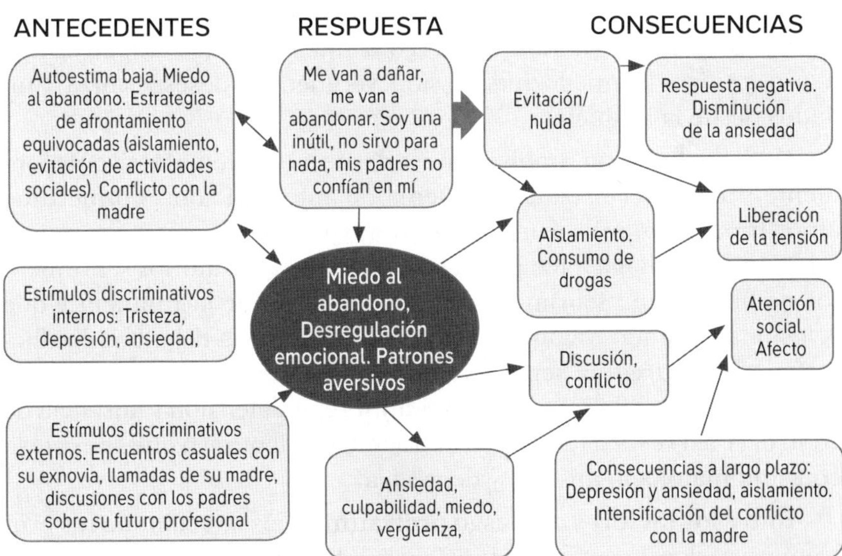

Nota: Análisis Funcional Ideográfico. Se intenta comprender el comportamiento por medio del análisis de las relaciones entre las variables funcionales más importantes, sean correlacionales o causales, controlables o modificables (Haynes y O´Brien, 1990).

Análisis funcional de la conducta problema

En la infancia y primera adolescencia, y debido a la mala relación entre sus padres, y a la tensión que se vive en su hogar, Judit no aprende a encargarse de aspectos como la gratificación inmediata, la frustración y la regulación emocional.

Esta desregulación la aboca a estrategias de afrontamiento erróneas que se traducen en conductas externalizantes (consumo de alcohol, porros y MDMA) para escapar del intenso sufrimiento emocional interno que Judit lleva viviendo desde la infancia. El consumo la acerca a su novia y, así, establece una relación sentimental asimétrica, cimentada sobre un desequilibrio de poder, que tiene como base la dependencia y el miedo al abandono. Es su amiga la que impone el secreto, y la que insiste en no contar la relación real que mantienen, algo que a Judit "le come por dentro", en sus propias palabras, porque siente que su novia se avergüenza de ella.

Es decir, su relación es como un edificio mal construido en el que fallan los cimientos. Se trata de una relación que sume a Judit en la inseguridad, desde el momento en que su pareja no quiere reconocer la relación y la interpreta como vergonzante. Así se cristalizan esquemas cognitivos de miedo, indefensión, vergüenza y desesperanza, fundados desde la infancia.

Desde esta visión ambivalente y desde su patrón afectivo dependiente, Judit interioriza un esquema de autopunición: "no merezco amor ni respeto, mi sexualidad es motivo de vergüenza". No es una relación que la haga feliz, pero la mantiene para evitar los sentimientos de abandono. Sentimientos que vienen desde la infancia y que eclosionan cuando finalmente su novia es la que la deja. Los conflictos con la madre y la separación de su novia han confluido en una situación que Judit vive con incertidumbre, indefensión y ausencia de control. Y así se ha dado origen al trastorno adaptativo que se expresa con sintomatología ansiosa y depresiva.

Entre los factores de riesgo pretraumáticos se acentúan los problemas vividos durante la infancia y la adolescencia, muy en particular las constantes discusiones entre los padres y la familia invalidante.

Entre los factores de riesgo peritraumáticos, el acoso escolar *y* los episodios de violencia física y psicológica vividos entre los padres, y entre Judit y su madre. Episodios que Judit minimiza, porque empieza a normalizar y legitimar la violencia. Y también el maltrato psicológico que ha vivido en una relación con una novia que la oculta, que la niega, que le impone una situación que resulta dolorosa para Judit. Una novia que minimiza los logros de Judit (critica constantemente las canciones que Judit compone, por ejemplo) y que descalifica sus gustos, su criterio, su forma de vestir (demasiado masculina, según Adriana), su corte de pelo (demasiado corto), las series que ve (demasiado *indies*) o los libros que lee (demasiado largos). Como bien dice Judit, no se entiende qué veía Adriana en ella o por qué estaba con ella, como no fuera para sentirse superior haciendo sentir a su novia pequeña e insignificante.

Anamnesis

Análisis de los problemas

A nivel fisiológico, Judit muestra una serie de alteraciones que dificultan enormemente su vida diaria y su desempeño académico. Refiere problemas para conciliar y mantener el sueño. Apenas duerme de noche, y luego cabecea en clase. Muestra una gran irritabilidad, que se manifiesta en ataques de ira y cambios frecuentes de humor, así como en constantes peleas tanto con su madre como con su padre. Llora a menudo y alberga sentimientos de tristeza y desesperanza. Dice que ya no le divierte ni le interesa nada. Consume alcohol y porros, aunque ya no prueba el MDMA.

En cuestiones de funcionalidad, Judit ha desarrollado conductas de evitación de situaciones sociales. Se ha aislado, ha dejado de salir con sus amigas, (las pocas que le quedaban), y se limita a ir al instituto y a volver a casa. Va al centro obligada por los padres, pero nos confiesa que no presta atención y que incluso a veces se queda dormida en clase.

A nivel conductual, Judit muestra una desregulación emocional, que se manifiesta en arranques de ira con actuaciones desproporcionadas e impulsivas. Peleas a gritos con sus padres y con su hermana. Presenta una muy baja tolerancia a la frustración, cuenta que "se enfada y salta por cualquier cosa".

A nivel cognitivo, a Judit le asaltan pensamientos de inutilidad porque se muestra incapaz de estudiar; si bien, según ella, cuando era pequeña se le daba muy bien. Actualmente muestra un muy bajo rendimiento académico, aunque es muy buena en música (acude a una academia privada). Se aprecia una habituación en la dificultad para comunicar sus sentimientos y necesidades, hay una pauta de pensamiento catastrofista, y un muy bajo nivel de autoestima, con interpretación autorreferencial y hostil. (*Soy tonta, soy una inútil, no sirvo para nada, me odio...*). Judit refiere sentimientos de vulnerabilidad, tendencias catastrofistas e ideas autodenigratorias, con presencia de distorsiones cognitivas y pensamientos negativos, además de esquemas cognitivos de devaluación y autopunición (*me merezco lo que me pasa, yo me lo he buscado*). Muestra un déficit relacional, dependiente, y le asaltan pensamientos intrusivos constantes sobre Adriana. Judit se encuentra sola, perdida, no se quiere a sí misma, idealiza a una exnovia que no la ha tratado bien, y se siente ahogada por un sentimiento atroz de soledad no deseada.

A nivel cognitivo, se presentan **distorsiones cognitivas** como las siguientes: **Pensamiento a Todo o Nada**: *Es que a mí me sucede siempre lo peor.* **Personalización:** *Yo soy la que une a mis padres.* **Sobregeneralización**: *Mi madre siempre está insoportable.* **Razonamiento emocional**: *Me siento insignificante, todo esto es muy injusto.* **Debeísmo**: *Debería estudiar más, no debería sentirme tan mal, no tendría que llorar aquí, debería ser más alegre, me da vergüenza ser como soy.* **Lectura de pensamiento**: *Sé que mi madre nunca va a respetarme.* **Catastrofización**: *Yo misma elegí a mi novia, la cagué, y no me voy a enamorar nunca más, no tiene solución.* **Etiquetado.** *Soy una inútil.* **Abstracción selectiva**: *Todo esto es insoportable, la situación entre mis padres ya no hay quien la aguante, no puedo más.* **Descalificación de lo positivo**: *Sí, en mi instituto me dicen que soy inteligente y todo eso, pero yo no lo creo.* **Frustración selectiva o filtraje:** *No soporto hablar con mi madre.* **Personalización.** *Yo soy muy poco importante, menos importante que mis amigos. Mis amigos ya no quieren salir conmigo.* **Pensamiento polarizado o dicotómico.** *Todas mis amigas son guapas menos yo.* **Falacia de cambio**: *Si mi madre no me estuviera llamando todo el día, seguro que yo me portaría mejor.* **Culpabilidad.** *Mis padres se separaron por mi culpa, si no hubiera estado llorando todo el día* *habrían seguido juntos.* **Etiquetación:** *No soy interesante, no tengo nada que decir, estoy gorda.* **Maximización**: *Yo no sirvo para estudiar, pero mis amigos sí.*

Estos efectos en el triple sistema de respuesta conllevan un incremento de los síntomas depresivos y ansiosos y un descenso en la autoestima.

Y así se realimenta el cuadro de incertidumbre, indefensión y baja autoestima.

Análisis de la demanda

Los motivos que llevan a Judit a pedir ayuda son el aislamiento, los ataques de rabia, de llanto, el descenso en el rendimiento académico... y un río de tristeza en el que siente que se ahoga y que no entiende muy bien de dónde fluye, porque ella misma sabe que la ruptura con su novia era inevitable, y la acepta.

La demanda es de Judit, pero son sus padres los que han elegido el centro y es el seguro pagado por los padres el que se hace cargo del tratamiento. Es muy importante subrayar que Judit viene porque ella quiere, porque es ella la que se ha dado cuenta de que necesita ayuda. Y esto es importante, porque muy a menudo los adolescentes aparecen en consulta porque sus padres los han traído de la oreja (metafóricamente hablando) y no por propia voluntad, y cuando ese es el caso, cuando el chico o la chica no quiere acudir al centro, va a ser muy difícil establecer una buena alianza terapéutica.

Pero Judit sabe que necesita asistencia y, es más, la agradece. Transmite y declara en la primera sesión de evaluación todo aquello que tiene que ver con su motivo de consulta, y expresa claramente su deseo de recibir ayuda para suprimir los síntomas.

Judit ha estado en Atención Primaria. Desde allí le han aconsejado que busque tratamiento psicológico. Su padre elige el centro, tras haber pasado por otro, por proximidad con sus domicilios, y porque su seguro se hace cargo de las ocho primeras sesiones.

Judit se muestra colaboradora. Establece buen *rapport.* Se expresa con jerga propia de su edad, pero comprensible, y aparte de la jerga hace gala de un vocabulario amplio y de un discurso muy coherente, que denota una madurez que parece que sus padres no saben apreciar. Viste con sencillez (*jeans*, zapatillas de deporte, sudadera). No se aprecian problemas de higiene ni deterioro del cuidado personal. Tampoco se aprecia alteración del contenido ni del curso del pensamiento. Refiere que experimenta sentimientos de vergüenza, tristeza, culpa, miedo al abandono y percepción de indefensión. No presenta una red social de apoyos extensa, puesto que tras la ruptura con su novia ha perdido también a la mayor parte de sus amigos, y porque no se esfuerza en mantener el contacto con los pocos que le quedan, y tampoco mantiene buena relación con sus padres. Verbaliza hábitos tóxicos: consumo de alcohol, porros (en casa) y MDMA (que actualmente no consume, pues se trataba de consumo social). Convive con su padre. Convivía con su madre y el novio de la madre, pero abandonó la casa tras una discusión. Tampoco es que la situación con su padre sea precisamente un lecho de rosas. También discute con él a menudo.

Expectativas

A favor contamos con que Judit muestra buen *insight*: es introspectiva, muy inteligente, madura para su edad. Exterioriza interés y voluntad de adherencia al tratamiento, y una motivación alta. Además, los síntomas no están cronificados, no llevan presentes más de dos años. En nuestra contra tenemos su aislamiento y la falta de red de apoyo. Y un locus de control externo que debemos cambiar. Judit no se ve como una persona capaz de gestionar sus problemas y su situación. Culpa a su padre, a su madre, al novio de su madre, a sus compañeros de instituto, a su exnovia e incluso a su hermana, pero no es capaz de identificar la propia responsabilidad en su situación.

Evaluación

Se le administra el Cuestionario de Ansiedad Estado Rasgo (STAI) y el inventario de depresión de Beck (BDI-II). El STAI arroja una puntuación directa de ansiedad estado de 45. Judit se sitúa en el centil 95. En la versión española del BDI la puntuación directa en ansiedad rasgo es de 48. Centil 99. En la versión española del BDI-II Judit obtiene una puntuación de 28, justo en la línea divisoria entre la depresión moderada y grave.

Diagnóstico

Judit es una chica de 17 años que cumple los criterios diagnósticos para un Trastorno adaptativo mixto con ansiedad y estado de ánimo depresivo. F (43.23) DSM V. Es agudo, de duración menor a seis meses. El Trastorno depresivo mayor se descarta porque en Judit no encontramos pérdida de peso clínicamente significativa o aumento o disminución en el apetito, capacidad disminuida para pensar o concentrarse (es cierto que su rendimiento académico ha decrecido, pero sigue pudiendo componer canciones), pensamientos recurrentes de muerte o ideación suicida.

El Trastorno de estrés agudo se descarta porque el factor estresante no es el del de tipo requerido para este diagnóstico (ocurre en los primeros tres días y un mes de la exposición).

El Trastorno de estrés postraumático (TEPT) se descarta porque no aparece la constelación característica de síntomas, pues no hay fenómenos intrusivos ni respuesta de sobresalto exagerada, ni problemas cognitivos o de concentración.

Reunión con los padres de Judit

Antecedentes

Judit no es un caso raro. Ni poco visto en este centro. Los trastornos de depresión y ansiedad son los que más contribuyen a la carga de morbilidad en los jóvenes de todo el mundo (Whiteford *et al.*, 2010; Sánchez y Cohen, 2020). La evidencia de la investigación destaca que los padres tienen un papel importante en la reducción del riesgo y el impacto de estos trastornos en sus hijos e hijas adolescentes, por eso es importante que convenzamos a los padres de Judit de que colaboren en el tratamiento de su hija.

Diversos estudios muestran que alrededor de la mitad de los trastornos mentales de la edad adulta han tenido su inicio entre los doce y los dieciocho años de edad (Solmi *et al.*, 2022). Por esta razón la población adolescente integra una población diana para las políticas preventivas y asistenciales de salud mental. El estigma y la falta de conocimientos de salud mental se asocia a un retraso en la identificación de los trastornos mentales y en la búsqueda de ayuda para afrontarlos. Solo una minoría de jóvenes que sufre un trastorno mental diagnosticable accede a ayuda profesional (Casañas y Laulucat, 2018). De hecho, la propia Judit nos cuenta que fue ella la que pidió ayuda, pero que su madre era reacia a que acudiera a un psicólogo, escudándose en que "eran cosas de las hormonas y no era para tanto".

La depresión y los trastornos de ansiedad en los jóvenes constituyen un problema de salud mundial. En jóvenes de entre trece y diecisiete años, las tasas de prevalencia de la depresión y los trastornos de ansiedad a lo largo de la vida son del 18% y 38%, respectivamente (Kessler *et al.*, 2012). Los trastornos de inicio temprano, especialmente si no se tratan, tienden a volverse crónicos o recidivantes, aumentan el riesgo de suicidio y pronostican una amplia gama de deficiencias psicosociales y vocacionales (Woodwar, 2001, Dekker 2007; Organización Panamericana de la Salud, 2018).

Aunque los esfuerzos de intervención para estos trastornos continúan progresando y las tasas de búsqueda de ayuda profesional han aumentado (Lawrence 2005; Olivari y Mellado, 2019), una gran proporción de la carga de la enfermedad sigue siendo inevitable, incluso con un tratamiento óptimo (Andrewam 2004; Sosa Ortiz, Astudillo y Castrillo, 2017). Por lo tanto, existe una gran necesidad de un enfoque eficaz e integrado para reducir la prevalencia y el impacto de estos trastornos, muy especialmente para los más jóvenes.

Evolución de la prevalencia de ansiedad y depresión en la población de 15 a 29 años, según sexo (%)

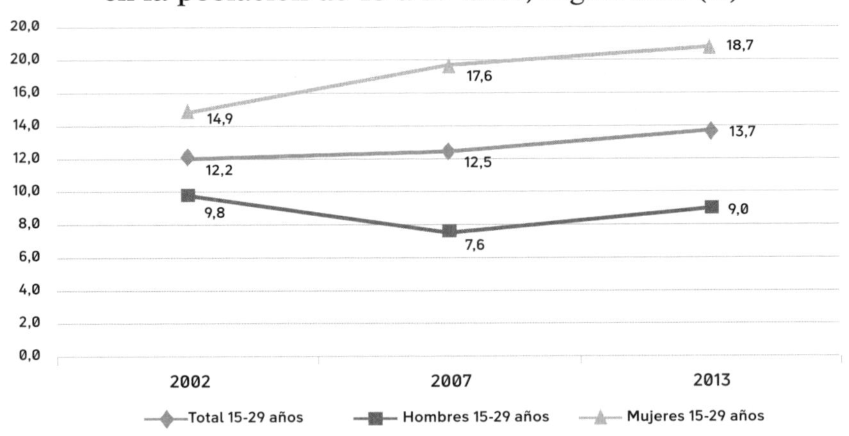

Fuente: Encuesta de Salud del País Vasco (Departamento de Salud del Gobierno Vasco)

Dado que la incidencia de estos trastornos alcanza su punto máximo durante la adolescencia (Kessler 2007; Thapar 2012), esta es un momento particularmente oportuno para enfocarse en la prevención y la intervención temprana, en lo que se refiere al tratamiento y mantenimiento temprano en el curso del trastorno. Judit ha tenido mucha suerte, y sabemos que con un tratamiento adecuado sus posibilidades de mejora son muy altas.

Los padres tienen un papel importante en la prevención y la intervención temprana. Hay varias razones por las que la familia, en particular los padres, supone un escenario estratégico para orientar la prevención y la intervención temprana de la depresión y los trastornos de ansiedad (trastornos internalizantes) en los más jóvenes.

Primero, los adolescentes ven a su familia, especialmente a sus padres, como algo importante en sus vidas, especialmente cuando se trata de su propia salud mental. Varias encuestas han encontrado que los padres son la fuente de ayuda más comúnmente mencionada a la que los jóvenes acudirían si tuvieran dificultades de salud mental (Yap, Reavley, Jorm, 2013; Jorm, Wright, Morgan 2007).

En segundo lugar, los padres están intrínsecamente motivados para tomar medidas por el bienestar de sus hijos y pueden poseer la sabiduría y la experiencia de vida para ayudarlos a apreciar el valor de la prevención y la intervención temprana (Yap, Fowler, Reavley, Jorm 2015; OMS, 2020).

En tercer lugar, la mayoría de los adolescentes viven con sus padres (o al menos con uno de ellos, como es el caso de Judit), y esta proximidad brinda a los padres la oportunidad de advertir cambios significativos en la salud mental y el comportamiento de sus hijos. Como argumentan los defensores de los modelos de proceso familiar (Restifo y Bögels; 2017) y terapia familiar sistémica (Ortiz Granja, 2008; Restifo y Bögels, 2009), esta proximidad subraya la importancia de los padres en el desarrollo y mantenimiento de los problemas de depresión y ansiedad de los jóvenes.

En cuarto lugar, las políticas y planes de acción relacionados con la salud mental han reconocido la importancia de capacitar a los padres para el objetivo de prevención y promoción del bienestar mental y emocional de niños y jóvenes (National Prevention Council, 2011; Comisión Europea, 2014).

Finalmente, ahora hay evidencia sólida que delinea los factores de riesgo y protección para los trastornos depresivos y de ansiedad en adolescentes (Beesdo, Knappe, Pine; 2009; Sandler, 2011; Cairns 2014, Murphy *et al.*, 2022). Es importante destacar que algunos de estos factores están bajo el control o la influencia de los padres y son potencialmente modificables (Yap *et al.*, 2014; Fernández y Ardanz, 1989; Mellado y otros, 2021).

Estos incluyen factores que involucran el sistema familiar. Como, por ejemplo, el conflicto entre padres, (Schwartz *et al.*, 2012, Serrano, 2009), un factor que aparece en el caso de Judit. O factores que pueden ser detectados tempranamente por los padres, como el temperamento conductualmente inhibido (Beesdo, Knappe, Pine 2009), factor que también aparece en su caso. O factores que son directamente socializados o modelados por los padres, como las respuestas de estos a las emociones del niño (Yap y Jorm, 2012).

En el caso de Judit, la reacción de la madre a sus problemas crea un modelo circular en el que las emociones negativas se retroalimentan. Es decir, la madre se alarma, sobrerreacciona e intenta entrometerse en la vida de Judit, lo que crea un rechazo por parte de esta, rechazo ambivalente porque Judit también ama y necesita a su madre, una reacción que a su vez incrementa la alarma de su madre... en una espiral autorreferente que parece no tener fin.

Además, un cuerpo sustancial de investigación ha demostrado las diversas formas en que los comportamientos de los padres pueden mantener o exacerbar inadvertidamente la depresión y los trastornos de ansiedad en los jóvenes (Restifo, Bögels 2017: Restifo, Bögels, Sheeber, 2001: Rapee 2012: Yap, Allen, Sheeber, 2007; Esteve Musito y Herrero, 2005).

Por ejemplo, tal y como proponen los modelos de relación recíproca, la ansiedad adolescente puede provocar respuestas sobreprotectoras de los padres, lo que a su vez refuerza y mantiene la ansiedad adolescente (Yap, Allen, Sheeber 2007: Lewis *et al.*, 2013 Acosta Quintero *et al.*, 2017). Este es el caso de Judit: su padre la apoya y le presta atención cuando la ve triste y ansiosa, actitud que, en una adolescente tan desesperada por obtener afecto y validación, está funcionando como reforzador.

El modelado parental de la ansiedad (Restifo, Bögels 2017) o las estrategias desadaptativas para manejar las propias emociones (Rose, 1992) también pueden contribuir al mantenimiento de los problemas de internalización de los adolescentes.

En el caso de los adolescentes, existe una necesidad de implicar a los padres en todo el desarrollo de la intervención de salud mental. La evidencia de investigación existente demuestra el valor de involucrar a los padres en todo el proceso, que incluye prevención (universal, selectiva e indicada), tratamiento (identificación de casos y tratamiento estándar para trastornos conocidos) y mantenimiento (estrategias para reducir la recaída y la recurrencia, y la discapacidad asociada con el trastorno) (Mrazek, 1994).

Las intervenciones de parentalidad preventiva pueden ser universales (es decir, proporcionadas a todos los padres independientemente del riesgo), selectivas (dirigidas a padres cuyos hijos tienen factores de riesgo conocidos) o indicadas (dirigidas a padres cuyos hijos muestran signos o síntomas de trastornos emergentes) (Mrazek P 1994; Valero de Vicente *et al.*, 2019).

Aunque los programas universales tienden a tener efectos menores que los programas selectivos o indicados a nivel individual, pueden tener un gran impacto en la salud pública, porque llegan a una mayor proporción de la población y tienen el potencial de cambiar los niveles medios de depresión y ansiedad de la población (Yap *et al.*, 2016).

En una revisión sistemática y de metaanálisis de las intervenciones de parentalidad preventiva (donde la mayor parte de la intervención fue dirigida a los padres en lugar de dirigirse principalmente al niño o involucrar a toda la familia), no hubo evidencia de que el tipo de prevención (universal, selectivo o indicado) tuviera efectos destacables por encima de otro tipo de intervención (Koerting *et al.*, 2013).

Cuando se trata de involucrar a los padres en la prevención de los problemas de salud mental de los jóvenes, hay que minimizar el estigma percibido. Algunos padres temen que dicho estigma se les atribuirá a ellos mismos, como, por ejemplo, que se les percibirá como un "mal" padre o una "mala" madre, o que se percibirá a su hijo/hija como "loco" por tener problemas que necesitan intervención (Janz, Becker,1984). Este fue el caso de Judit, en el que encontrábamos una reacción defensiva de la madre, que repetía continuamente a lo largo de las sesiones que ella no tenía la culpa de nada.

Los padres tienen un papel importante para facilitar la identificación de casos y la búsqueda de ayuda profesional para los adolescentes. Suelen ser los primeros en detectar cambios en la salud mental de sus hijos y sirven como un conducto importante para que los adolescentes reciban el tratamiento adecuado (Rickwood *et al.*, 2007).

Es evidente que el rol de los padres es enormemente significativo. Los estilos parentales redundan en la salud mental de los hijos. Esta influencia puede ser más notoria en la adolescencia, pues en esta etapa el adolescente demostrará más activamente su nivel de adaptación a las pautas sociales (Huamán Chura, 2016).

Dada la evidencia de los factores de riesgo, protección y mantenimiento relacionados con la parentalidad en los trastornos de internalización de los adolescentes (Schleider y Weisz, 2017; OMS, 2020), los padres también tienen un papel importante en el componente de mantenimiento del continuo de intervención de salud mental, es decir: no solo son cruciales para abordar el problema, sino también para mantener el tratamiento.

Las intervenciones basadas en la familia pueden resultar efectivas para los adolescentes deprimidos, al mejorar la participación de los jóvenes, enfocarse en las interacciones entre los miembros de la familia y resolver conflictos, aumentar el apoyo y la cohesión familiar, reducir la exposición a factores estresantes dentro de la familia, y mantener a los adolescentes dentro de entornos familiares protectores por un período más prolongado.

Existe evidencia que sugiere que los jóvenes deprimidos que mantienen relaciones conflictivas con sus padres responden menos a los tratamientos individuales (Feeny *et al.*, 2009) y que los conflictos familiares influyen notablemente en la depresión adolescente (Basantes-Moscoso 2021), lo cual se nos hace obvio en el caso de Judit, pues ella misma lo expresa en consulta.

También hay evidencias de que uno de los factores de riesgo predictivos para los síntomas depresivos y de ansiedad son las malas relaciones entre padres e hijos (algo que existe entre Judit y su madre), el alto conflicto familiar (existente en el caso de Judit, no solo cuando sus padres vivían juntos, sino en la actualidad), los vínculos familiares deficientes y el desapego de las actividades familiares (Fletcher *et al.*, 2009, Fletcher, 2009).

Judit, obviamente, mantiene unos vínculos familiares mejorables y prácticamente no realiza actividades conjuntas con sus padres, ni siquiera come o cena con su padre, aunque vive con él. Son "como extraños que comparten un piso", en palabras de la propia Judit.

Teniendo en cuenta lo crucial que puede llegar a ser la influencia familiar, destaca la importancia para la salud mental de un entorno familiar cálido y de apoyo, una supervisión adecuada de los padres y el uso de enfoques parentales adecuados (Jacka *et al.*, 2013, Bisquerra y Mateo, 2019).

Evolución de las sesiones de mediación

Se propone a los padres una reunión sin la presencia de Judit, pero con su autorización. Es importante que Judit haya autorizado a hablar con sus padres sin que ella se encuentre en la sala, pues no queremos ahondar en la ya grande desconfianza y recelo que mantiene con respecto a ellos.

En la entrevista se explica a los padres el diagnóstico de su hija y se insiste en que no se trata de un caso aislado, sino de algo relativamente común en la adolescencia. Se intenta desestigmatizar el trastorno y no culpabilizarles. Se trata también de hacerles entender que Judit es una adolescente madura y que quizás la sobreprotección y los comportamientos intrusivos de la madre resultan contraproducentes. Se deja claro que entendemos el alto grado de preocupación de la madre, pero intentamos transmitir que lo está expresando de una manera inadecuada.

En la entrevista con la madre aparece la propia frustración de la madre, una mujer que estudió teatro, pero que nunca llegó a ser actriz, y que hoy trabaja como encargada en una tienda de decoración. Por eso, dice la madre, ella insiste tanto en que Judit estudie una carrera "seria", pues cree que Judit podría "repetir su error" al volcar su esfuerzo en una carrera artística interesante, pero sin futuro laboral.

Se le pregunta si le ha explicado y ha compartido con su hija la preocupación y el sufrimiento que tiene. Ella dice que le cuesta hablar de estas cosas y que carece de habilidades para explicarse. Concede sin embargo que su hija ya no es una niña y que debería poder elegir la carrera que ella quiera seguir. En el transcurso de la sesión se intenta convencer a la madre de que puede hablar con su hija de manera adecuada y que su hija le agradecerá su nueva actitud desde el momento en que pueda verla de manera más cercana y real. Previamente habíamos hablado con Judit para que fuera capaz de explicarle a su madre la profundidad de su vocación y la irrevocabilidad de su decisión de estudiar música.

En una segunda sesión se reúne a Judit con sus padres para que discutan el conflicto que les concierne. Los tres prefirieron verse inicialmente en presencia del psicólogo. A todos se les ha invitado a ponerse en el lugar del otro. Después de unos momentos iniciales de enorme tensión, tanto Judit como su madre exponen sus respectivas razones. Se crea una realidad narrativa en la que no hay una sola culpable, en la que las dos tienen su parte de razón. La madre explica su propia frustración y el duelo que tiene por no haber podido trabajar como actriz. Su hija reconoce que es lógico que la madre se preocupe, pero le explica que no puede volcar su frustración en ella.

Llama la atención el hecho de que durante las dos sesiones todo el conflicto se centró en Judit y su madre. El padre se mantuvo en silencio y apenas aceptó las invitaciones del psicólogo para que se uniera a la conversación. Evidentemente, la postura evasiva del padre era un tema que se debía tratar, pero que quedó para una tercera sesión. Se planteo para una tercera sesión la posibilidad de una sesión a solas entre Judit y su padre.

En el caso de Judit y sus padres, hemos utilizado la mediación como instrumento tras valorar correctamente las características concretas que presentan Judit, su familia y su entorno. Pero debemos recordar que es fundamental encontrar la manera de diversificar y ajustar nuestra intervención a la realidad de cada situación concreta. El criterio siempre es clínico y se opta por la estrategia que más favorezca al tratamiento.

Se plantea que a Judit le puede ayudar la Escritura expresiva porque se trata de una adolescente a la que le gusta leer y escribir, y que incluso lleva un diario. Le gusta la poesía, es una admiradora de Elvira Sastre, una joven poeta española, y ha escrito ya algunos poemas.

Intervención con Escritura expresiva

Es importante hacer constar que siempre que se le ofrecía a un cliente la posibilidad de una intervención con Escritura expresiva se insistía en que se trataba de una intervención complementaria a su tratamiento, y que era importante que quisiera hacerla, que mostrara un claro interés, para poder establecer una buena alianza terapéutica. Esto es siempre sustancial, pero más en el caso de una adolescente cuyo tratamiento está pagado por el seguro de su padre, pues ella puede pensar que está siendo presionada o que "la cosa no va del todo con ella".

Judit llega reticente, con cara triste, vestida de forma muy neutra (camiseta *oversize*, vaqueros amplios, zapatillas), como intentando esconder su cuerpo, y con el pelo recogido. Parece triste y apática.

Se comienza con el ejercicio del cuento de hadas. La terapeuta le pide que escoja un cuento del acervo popular, un cuento que la terapeuta también conozca, y que lo escriba.

Este es el cuento que escribe Judit:

La sirenita.

Érase una vez una sirena que era un poco rara, porque solo le gustaba acumular cosas y no tenía amigas. Vivía con su padre en el fondo del mar. Un día vio pasar un barco por la superficie del mar y en el barco iba un príncipe y la sirena se enamoró de él. Y se fue a ver a una bruja y la bruja le dijo que le podía dar piernas para que fuera humana, pero que a cambio ella le tenía que dar la voz. La sirena hizo el trato y se quedó sin voz. Y se fue a la superficie y pudo conocer al príncipe como si fuera humana, pero como era muda al príncipe no le gustaba. El príncipe se lió con otra princesa que sí que hablaba. Se casó con ella. La sirena se murió de pena y se convirtió en espuma de mar.

La terapeuta y Judit conversan sobre el cuento. Lo de que a la sirena solo le gustaba acumular cosas lo ha sacado Judit de la película de Disney, pero lo de que "no tiene amigas" es de cosecha propia. Ni en el cuento de Andersen ni en la película de Disney la Sirenita está sola. En el cuento tiene cinco hermanas y además "los caballitos de mar le hacían compañía y los delfines se le acercaban para jugar con ella". En la película, que la terapeuta apenas recuerda pero Judit sí, tiene unos amigos peces y otro amigo cangrejo.

En el cuento de Hans Christian Andersen, las hermanas de la Sirena le dicen que si mata al Príncipe se liberará del hechizo, y la Sirena se dirige al camarote donde él duerme, puñal en mano, con la intención de matarlo:

> Como en un sueño, la Sirenita, sujetando el puñal, se dirigió hacia el camarote de los esposos. Mas cuando vio el semblante del príncipe durmiendo, le dio un beso furtivo y subió de nuevo a cubierta. Cuando ya amanecía, arrojó el arma al mar, dirigió una última mirada al mundo que dejaba y se lanzó entre las olas, dispuesta a desaparecer y volverse espuma. Cuando el sol despuntaba en el horizonte, lanzó un rayo amarillento sobre el mar y la Sirenita, desde las aguas heladas, se volvió para ver la luz por última vez. Pero de improviso, como por encanto, una fuerza misteriosa la arrancó del agua y la transportó hacia lo más alto del cielo. Las nubes se teñían de rosa y el mar rugía con la primera brisa de la mañana, cuando la pequeña sirena oyó cuchichear en medio de un sonido de campanillas: ¡Sirenita! ¡Sirenita! ¡Ven con nosotras! ¿Quiénes sois? –murmuró la muchacha, dándose cuenta de que había recobrado la voz– ¿Dónde estáis? Estás con nosotras en el cielo, le respondieron. Somos las hadas del viento. No tenemos alma como los hombres, pero es nuestro deber ayudar a quienes hayan demostrado buena voluntad hacia ellos.
>
> Hans Christian Andersen. *Cuentos Completos*. Ediciones Cátedra. Madrid, (2012).

En la película, que la terapeuta no recuerda pero Judit sí, la Sirena se casa con el Príncipe.

En la versión de Judit, la sirena "se muere de pena".

Establecer el paralelismo del cuento que Judit ha escrito con su propia situación es muy fácil. Ella ha entregado su voz desde el momento en el que no ha podido contar la verdad de su relación con su novia. Al igual que el Príncipe de su cuento, "se lió con otra princesa que sí hablaba", la princesa de su vida se ha liado con un chico, una relación que sí que tiene voz, que sí que se puede reconocer en público. Como la Sirena, Judit está sola, sin amigos. Como la Sirena, Judit siente que se muere de pena.

Judit y la terapeuta conversan sobre lo que esta ve en el cuento. La terapeuta dice que entiende perfectamente su situación. Le pone nombre: se trata de un acoso. Cuando los compañeros te aíslan también es acoso, aunque no te peguen, ni te insulten, ni te amenacen. También le explica que siempre es duro, muy duro, el abandono por parte de una persona a la que amas, máxime si esa persona no ha tenido la valentía de reconocer públicamente la relación.

La emplaza a la segunda sesión.

Segunda sesión

En la segunda sesión, la terapeuta sugiere un ejercicio de revelación emocional, en el que Judit escriba todos los sentimientos, todas las sensaciones que le vengan a la cabeza sobre su madre y sobre Adriana, su exnovia. Le dice que no se autocensure, puesto que la terapeuta no va a leerlo si ella no quiere, pero que lo importante es que, durante veinte minutos, escriba lo que le venga a la cabeza, sin filtros ni autocensura.

Una vez lo ha escrito, la terapeuta le pregunta si le permitiría leerlo.

Judit duda al principio y finalmente accede.

Odio a mi madre. Sé que esto no debería ni escribirlo, pero es que la odio. O no la odio, pero me saca de quicio. Me parece que es una rata, tóxica, desagradecida, aprovechada, sin amor por su familia, por sus hijas, por su marido. Hipócrita, siempre intentando dar pena. Solo le importa ella, ser feliz ella. Y encima se fue para ser feliz y ni siquiera ahora es feliz y destrozó su casa para nada. Lo peor es que también siento pena por ella y precisamente por eso la odio. Asco. Me pone de los nervios que para todo esté triste. Me da pena y a la vez odio, No tengo conversación con ella porque así me ahorro malos ratos y enfados y discusiones y malas caras. Cuando voy a su casa intento no hablar con ella y entonces me sienta mal. Tengo diecisiete años y me revuelve el estómago que tenga que pasar por esto tan joven, que me haga sentir tan mal, me agota muchísimo tener que soportarla y con solo verla pasar por delante de mí siento que se me va la energía, que se me agotan las pilas. Luego habla de mí a mis espaldas, se va al baño la muy imbécil con el teléfono pensando que no la escucho y le cuenta a mi familia cosas mías malas que no sé de dónde las saca si no tengo contacto con ella y por lo tanto ni tiene cosas buenas, ni malas, ni regulares que contar. Pero también siento mucha pena por ella. Desde que hablo con el psicólogo la veo de otra manera, como humana. Sobre todo desde que la escuché en la sesión de mediación.

Adriana. Ella es muy egoísta y nos metimos en una relación muy, muy tóxica, de esas que te da hasta ascazo hasta mirar a la otra persona a la cara... La cuestión es que yo me creía muy fuerte y que lo había superado

> y estaba bien. Pero luego acabé en terapia. Y veo que no sirve. Creo que estoy bien... Hasta que me hablan de Adriana, me encuentro a Adriana o incluso cuando me encuentro a alguien de su grupito de mierda. Estas cosas provocan que me venga a la cabeza tanto lo bueno como lo malo, y hay veces que mi cabeza es tan zorra que me pone a Adriana como si fuera una diosa y como si fuera la mejor del mundo y me tengo que recordar las mierdas que me hizo vivir... Dependiendo de mi estado anímico, si estoy de buenas pasa sin más, pero si estoy de malas... a veces me pongo de mala hostia y lo pago con todo el mundo, y creo que por eso pegué a mi madre. Cosa que no entiendo en la cabeza, porque la vida me va mejor sin Adriana... Me entran ganas de hacer cualquier locura y que le pasen un montón de cosas malas. A veces creo que soy muy mala persona, porque las burradas que me hizo sentir me han dejado tocada. Pero una parte de mi cabeza quiere pensar que no es para tanto y que ella en el fondo es buena persona.

En la sesión, Judit y la terapeuta intercambian impresiones sobre los textos. En ambos casos, cuando Judit escribe sobre su madre o sobre Adriana, se aprecia que le sale un sentimiento de rabia y frustración que ella califica como odio y asco, pero que más bien tiene que ver con el hecho de que está enfadada. En ambos casos, el texto acaba contradiciendo ese odio que al principio declara. Hablan sobre la tendencia de Judit a ver las cosas en blanco y negro, a dejarse llevar por lo sentimientos.

La terapeuta explica que es normal que ella esté enfadada y rabiosa, puesto que ha pasado por una experiencia muy dura (el aislamiento de su grupo), pero que quizá debería buscar otros canales de salida de esa rabia. También hablan de que alguien no es mala persona porque haya hecho algo malo alguna vez. De nuevo, es su tendencia a ver las cosas en blanco y negro en lugar de ver la gama de gris que puede haber entre un polo y otro del espectro, la que le lleva a sentir también de manera extrema. Ella no es mala persona porque pegara a su madre o porque "se ponga de mala hostia". Simplemente, está experimentando emociones legítimas, como la rabia y el enfado. Hablan de lo que su madre dijo en mediación. Si Judit se para a pensar en las cosas desde el punto de vista de su madre y la ve "como más humana", su rabia decrece.

¿Cómo cree que serían las cosas desde el punto de vista de Adriana? ¿Cuál cree que fue la razón por la que Adriana se empeñó en esconder la relación, en pleno 2022, en un momento en el que se supone que nadie debería estar en el armario? ¿Por qué Adriana no podía hacer pública su relación con una chica y sí con un chico? Judit explica que la familia de Adriana es venezolana y que en Venezuela "no son abiertos como aquí". Y que, Adriana "se lo han metido eso desde pequeñita". La terapeuta le explica a su vez que eso de absorber las creencias como si fueran propias se llama introyección. Y le propone hacer un ejercicio de cambio de perspectiva, para contar las cosas desde el punto de vista de Adriana. Le propone a Judit que escriba la historia como cree que la escribiría Adriana.

Ejercicio de cambio de perspectiva:

> Yo estaba al principio del proceso y Judit está al final. Yo tenía que esconder la información al exterior porque mi amor lo sentía como algo por lo que me podían atacar, rechazar, castigar... Judit siempre hablaba sin pensarlo, decía lo que es y lo que siente. Yo no podía hacer gestos de cariño por la calle por el qué dirán... Judit siempre quería besarme por la calle. Yo le decía «hazte pasar por mi amiga con mi familia»... y Judit me decía «muestra que eres mi novia, por favor, y no me escondas, no me ocultes». Eran dos niveles. De persona a persona, de chica a chica, de Adriana a Judit, yo no me asustaba porque me conectaba con los sentimientos, con la esencia de la persona. Y por eso yo decía «soy hetero, pero estoy enamorada de Judit» o «solo somos Judit y Adriana, para qué etiquetarnos». Entonces no había miedos, sino personas. No había vergüenzas ni culpas. Era el mundo interior, un mundo seguro. Pero en el mundo exterior, la vocecita cabrona me cabrea, no la puedo controlar, me dice que eso está mal, que mi madre no lo verá bien. Que a mi madre le he escuchado mil veces decir cosas muy feas de las lesbianas, que cuando a mi madre no le gusta cómo visto me dice que no salga así a la calle porque parezco una lesbiana. Y siento vergüenza y miedo y culpa. Y en esas situaciones en las que tendría que definirme se me dispara la ansiedad y las evito. Y tengo un follón en la cabeza, y al final la ansiedad que siento está por encima del amor que siento.

La terapeuta afirma que después de leer lo que Judit ha escrito, ella siente pena por Adriana, por la libertad que pierde y por la vida que se niega. Le pregunta a Judit si después de haber escrito esta carta sigue sintiendo "ascazo", como escribió en el primer texto. Judit responde que no, que ya no. La terapeuta le pregunta si puede escribir una carta de perdón a Adriana.

Carta de perdón a Adriana:

Te perdono, Adriana, porque no supiste y porque no pudiste hacerlo de otra manera. Porque tienes la cabeza tan jodida que era imposible que vieras las cosas de otro modo. Porque tú también lo pasas mal. Porque tu madre juega con tu cabeza. Por las mentiras con las que infectabas nuestra relación, porque sé que sobre todo te mientes a ti misma. Por fallarme, aunque yo lo diera todo por ti, porque te fallas a ti misma. Te perdono porque yo no necesito estar constantemente llena de emociones negativas, no soy como tú, y no voy a pasar el tiempo de mi vida enfadada contigo. Te perdono porque sé que eres una persona débil y no quiero despreciarte por ello, solo siento pena. Te perdono, Adriana, porque me has dado cosas muy bonitas que no quiero olvidar. Porque sé que en el corazón eres una buena persona, porque no quiero gastar más tiempo estando cabreada contigo.

La terapeuta le pregunta a Judit que, si ha sido capaz de entender que Adriana se está haciendo daño porque no es capaz de sobreponerse a su educación y acaba haciendo aquello que le han enseñado a hacer, ¿cómo es que se enfadó tanto con su madre, que precisamente hizo lo que Adriana no pudo hacer? Si su madre fue capaz de irse con la persona que amaba, incluso si eso iba en contra de lo que le dictaba la sociedad en la que vivía. Judit aquí llora. Dice que se acaba de dar cuenta de que quizá estaba tan enfadada con su madre porque se había atrevido a hacer lo que Adriana no pudo hacer, y eso le daba rabia. Como aquí se acaba la sesión, la terapeuta le pide que, en la próxima sesión, Judit traiga una carta de autoperdón.

Tercera sesión

Esta fue la carta que Judit trajo en la siguiente sesión:

Me perdono a mí misma porque soy joven y estoy confundida. Y porque soy tonta. También me perdono por ser tonta. Me perdono porque entiendo que no soy lo suficientemente madura para poder tomar siempre la decisión correcta. Me perdono porque estoy aún en el proceso de madurar. Madurar es tener experiencias constantes y estas pueden ser negativas o positivas, la vida es aprender. Y me perdono porque nunca voy a repetirlo y voy a intentar mejorar como persona después de lo que sé. Los psicólogos dicen que el cerebro termina de madurar a los veinticinco años y obviamente no tengo veinticinco y hasta la gente que tiene más de veinticinco años puede hacer cosas muy jodidas, no hay que ser perfecta, pero hay que aprender de los errores y seguir con la vida, porque obviamente no puedo solo centrarme en esta equivocación hasta que me muera, porque eso no es productivo. Me perdono porque soy persona y si otra persona me hubiera hecho esto a mí y se disculpara en serio, yo creo que la perdonaría.

La terapeuta le pregunta si ahora se siente capaz de redactar una carta pidiendo perdón a su madre. Sale de la sala y le permite que la escriba. Judit tarda media hora y este es el resultado.

Mamá, tenía mucha rabia dentro de mí. Y la rabia me venía por cosas que me hacía otra gente. Y en vez de expresarme responsablemente, o culpar a la gente que me estaba en serio causando dolor, lo tiré todo hacia ti. Y ahora, cada día me arrepiento de ello porque, aunque ahora entiendo que lo que hice no fue correcto, yo no puedo cambiar el pasado. No puedo ir hacia atrás y no haberte pegado y de eso me arrepentiré hasta el día que me muera. No sé cómo podré intentar reparar esta relación y aunque tú quieras repararla no sé cómo me vas a perdonar. Si me perdonas me sentiré aún peor, porque eso significa que eres mejor persona que yo. Pero aun así, y aunque me duela y yo me sienta mal y muy culpable, quiero arreglar esta relación. Y espero que algún día podamos sentarnos en una terraza y hablar sin pelearnos y sin sentirnos mal. Te quiero mucho, aunque haya tardado en darme cuenta y aunque creo que no me mereces como hija, yo sí que quiero tenerte como madre.

La terapeuta propone hacer un Ejercicio de esperanza (Gwinn y Hellman, 2019). Este ejercicio proviene del libro, *Hope Rising: How the Science of Hope can Change Your Life*. De Casey Gwinn y Chan Hellman. Y su propósito es el de infundir energía positiva inspirada en la esperanza. Enseñar y aumentar la familiaridad con el lenguaje de la esperanza puede ayudar, sobre todo a los más jóvenes, a reconocer y usar el lenguaje, lo que fomenta un cambio de pensamiento (Gwinn y Hellman, 2019).

Este es el ejercicio:

- Primero, piensa en un objetivo vital que te estés marcando ahora. El que ahora sea importante para ti (dejar a mi pareja tóxica definitivamente, encontrar un trabajo mejor, salir de la depresión, superar mi duelo, enfrentarme con calma a mi enfermedad, establecer contacto cero con mi familia tóxica, establecer no contacto cero pero sí límites claros con mi familia tóxica... escribe el que quieras). Recuerda que cuanto más concreto sea el objetivo, más fácil te va a resultar el ejercicio.

- Después, siéntate y responde a estas preguntas:

1. Describe tu objetivo con el mayor detalle posible.
2. ¿Cuánto deseas esta meta?
3. Describe por qué quieres lograr el objetivo. Haz una lista de lo que te está motivando.
4. Imagina que acabas de lograr tu objetivo. Describe cómo crees que te sentirás en este recuerdo futuro.
5. Enumera los caminos (acciones/estrategias) que puedes utilizar para lograr tu objetivo.
6. Describe las barreras potenciales para cada camino que has enumerado.
7. Describe un momento en el que lograste una meta superando barreras. ¿Cuáles fueron las barreras y cómo las superaste?
8. Elige el mejor camino de entre los que has descrito en el punto 5 y describe cómo superarás la barrera.
9. ¿Cuáles son las dos o tres cosas que se deben lograr para que alcances tu meta?
10. Identifica a personas y/o recursos en tu entorno en quienes puedas confiar como fuente de apoyo para lograr tu objetivo.
11. Describe algo que lo motive (p. ej., una música, una película, una persona). Piensa en cómo puedes usar esta inspiración para ayudarte a alcanzar tu meta.

Estas fueron las respuestas de Judit:

1. Quiero estudiar música y quiero dedicarme a la música. No me importa si no me vuelvo súperfamosa y súperreconocida con tal de no vivir debajo de un puente. Quiero mudarme de la casa de mi padre y quiero poder vivir de mi trabajo
2. Muchísimo. Es la única cosa que quiero, es la única cosa que quiero. En realidad, no es la única cosa que quiero en mi vida, pero es una de las principales.

3. Quiero vivir de mi música, porque es mi pasión y yo personalmente creo que se me da bien y quiero independizarme. Quiero mudarme de la casa de mi padre, porque ahora estoy viendo que me estaba manipulando, y quiero reparar la relación con mi madre, porque la quiero.
4. Ya no sé si estaría feliz, FELIZ, pero estaría tranquila y más feliz de lo que estoy ahora. Obviamente habría problemas, quiero decir que siempre habría otros problemas, pero creo que tendría un nivel de comodidad más alto. Me sentiría Orgullosa. Principalmente orgullosa. Orgullosa nada más que por poder independizarme yo misma y poder haber salido de mi situación. Orgullosa y tranquila, mucho más tranquila que ahora.
5. Voy a encontrar un trabajo, probablemente de camarera o de dependienta en alguna tienda. Cumplo los dieciocho este mes y ya puedo trabajar. Soy guapa y soy simpática, hablo inglés y un poco de francés, no me va a ser difícil. Viviré de eso e intentaré mudarme con una amiga o con varios amigos. A la muy desesperada creo que mi madre me podría dejar dinero. Voy a empezar a buscar ya plazas para escuelas de música. No sé si voy a poder entrar en una de las cuatro escuelas públicas que he escogido. Como son públicas son gratuitas, pero eso hace más difícil entrar. Pero yo creo en mí misma y sé que, aunque sea en el turno de tarde, lo podría hacer. Ya me han ofrecido trabajo en un bar, no sé si es lo que quiero, porque no me gusta trabajar de noche, pero si no encuentro nada mejor, lo cogeré, así que tendría que encontrar alguna manera de equilibrar el trabajo y el estudio, pero sé que puedo.
6. Que no me acepten en ninguna de las cuatro. Es decir, que no me acepten en ninguna de las cuatro escuelas, que no encuentre trabajo y no me pueda independizar y que mi madre no me deje dinero.
7. Cuando era pequeña, mi abuela me regaló por mi cumpleaños un teclado *casiotone*, que ella creía que era un juguete, pero no lo era, era un teclado de adulto, Yo quería aprender a tocar el teclado, pero mi padre me decía que no teníamos dinero suficiente para clases. Empecé a buscar tutoriales en YouTube y en cuatro o cinco meses conseguí llegar a un nivel de destreza bastante alto y creé un grupo y, aunque ya nos hemos desmantelado, fue un momento del que me siento muy orgullosa de mí misma.
8. Si me rechazan en las cuatro escuelas puedo esperar un año más hasta que se vuelvan a abrir las plazas o a la muy desesperada

intentar entrar en una privada, y si no encuentro trabajo seguir buscando. Seguiré buscando porque, vamos a ver, siempre puede haber trabajo. Si mi madre no me deja dinero trabajaré hasta que me pueda independizar por mí misma.

9. El mejor camino es que me acepten en una de las escuelas y que encuentre trabajo. Estaría bien si fuera bien remunerado, pero sabemos que en España es difícil y no creo que necesite nada más. Porque no necesitaré desesperadamente el dinero de mi madre si puedo trabajar.
10. Creo que mi madre, aunque nos hemos peleado siempre me va a apoyar. Al final creo que mi amiga Penélope me dejará, aunque sea, dormir en el sofá de su piso, un par de meses hasta que pueda encontrar trabajo. Creo que Chus me podrá ayudar para estudiar el examen de música de ingreso en la escuela y creo que Rosa me puede conseguir enchufe para su trabajo para conseguir trabajo, en su bar del barrio.
11. Alguien que me motive: Nivek Ogre porque, aunque tuvo problemas con varias compañías productores y siempre le estaban puteando las discográficas, consiguió hacer más de cuatro grupos, uno superimportante para el rock. Y también, aunque tuvo muchos problemas personales, sigue vivo, que eso es bastante impresionante en el mundo del rock a esta edad. Tiene cuarenta y tantos o cincuenta y tantos y no ha muerto de una sobredosis.

Llama la atención que en todo este texto no habla del amor, y entre sus objetivos no se encontraba tener una nueva pareja. Para Judit era muy importante dejar atrás el entorno tóxico de Adriana y su grupo de amigos, pero tenía la suerte de contar con otro pequeño grupo (Chus, Penélope y Rosa) a los que había conocido en un concierto. Judit es una chica que demostró tener una increíble resiliencia y, además, un enorme sentido del humor en su interacción con la terapeuta.

Mantuvo con su terapeuta ocho sesiones de terapia cognitiva conductual y después dejo el centro. A Judit la admitieron en tres (¡tres!) de las escuelas en las que había solicitado admisión y, tal y como se había propuesto, encontró un trabajo en un bar y se fue a vivir con dos amigas, compartiendo habitación con una de ellas. Su padre y su madre le ayudaban, cada uno por su lado, con una pequeña asignación. Judit tiene la ambición de acabar el grado en la escuela y prepararse para estudiar música en Londres.

El CASO DE DANI

Daniel llegó al centro por recomendación de su hermana. Ella también es psicóloga, pero finalmente "se vendió al lado oscuro de la fuerza", como decía el propio Dani en un chiste privado, y acabó especializándose en psicología de las organizaciones y trabajando en selección de personal para grandes empresas. Sin embargo, mantenía una muy buena relación de amistad con el director del centro y por eso le aconsejó a su hermano que iniciara una terapia. En este caso el diagnóstico no era tan importante y, además, Dani prefirió elegir a un terapeuta especializado en terapia integrativa relacional, aconsejado precisamente por su hermana.

Dani estaba atravesando un duelo, pero nadie podría decir que se trataba de un duelo complicado persistente. También es cierto que Dani había abandonado sus relaciones sociales y que apenas salía de casa, puesto que teletrabajaba, pero la cosa no había llegado a un punto en el que se pudiera hablar de fobia social o de un trastorno afectivo. De hecho, Dani no tenía ningún problema en llegar hasta el centro con su moto y se llevaba bien con su terapeuta y con las secretarias, a las que tenía encandiladas porque era y es un hombre muy guapo. Estaba muy claro que su funcionamiento social estaba más que preservado.

No era fácil ponerle una etiqueta diagnóstica. Lo que sí teníamos claro es que era un caso que se podía abordar desde una perspectiva humanista.

Duelo

El duelo se define, según el Manual Diagnóstico de los Trastornos Mentales DSM-5 (APA, 2013), como un "estado que surge con la pérdida, por causa de muerte, de alguien con quien uno ha tenido una estrecha relación". El duelo es la respuesta psicobiológica a la muerte de seres queridos, manifestada por tristeza, añoranza, emociones ambivalentes y cambios en los patrones de apetito y sueño (Leblanc *et al.*, 2019). El duelo es un síntoma normal en un individuo que pierde a alguien o algo que ama (Stroebe, 2010).

El duelo puede clasificarse en dos variantes: duelo típico y duelo atípico. Un duelo típico se caracteriza por la protesta y la desesperación, incluida la aparición de los síntomas de trastornos físicos, como el letargo y la sensación de no poder escapar del pasado. Con el tiempo, puede remitir y ser aceptado (Bonanno *et al.*, 2002). Un duelo atípico es aquel cuyos síntomas no remiten tras un año. También se le denomina trastorno de duelo prolongado, duelo complicado, duelo conflictivo o trastorno de duelo complejo persistente (Lundorff *et al.*, 2018; Prigerson *et al.*, 2009).

Los signos de un duelo complejo persistente incluyen, entre otros, una sensación de pérdida prolongada no atenuada por el tiempo, la impresión de sentir siempre al difunto cerca, o la obsesión por organizar elementos y bienes del difunto, o de negarse a cambiar su espacio y su habitación, como si estuviera vivo (Bowlby, 2008).

El duelo constituye, en principio, un proceso psicológico normal (Echeburúa y Boix, 2007). Y, por lo tanto, en la mayoría de los casos no necesita de una intervención psicoterapéutica, puesto que las estrategias de afrontamiento, la resiliencia, el apoyo social, el apoyo de familiares y amigos, el regreso a la actividad cotidiana normal o el simple paso del tiempo van a ir atenuándolo. En el duelo normal no aparece disfuncionalidad en la vida diaria (León y Huarcaya, 2019).

El proceso de duelo normal pasa a ser complicado cuando la persona en duelo sufre un dolor desproporcionado y alargado en el tiempo, o cuando no cuenta con las estrategias de afrontamiento necesarias y/o adecuadas para enfrentar la pérdida y adaptarse a la nueva realidad. Es común que las personas con duelo patológico pidan ayuda debido a un problema médico o psiquiátrico (como somatizaciones) y que desde atención primaria o, como en nuestro caso, desde la consulta del psiquiatra, se haga la derivación.

León y Huruaya (2019) han propuesto cuatro tipos de duelo patológico. Uno, el crónico, cuando el duelo supera un año y no se consigue recuperar la funcionalidad previa al evento traumático. Dos, el retardado, cuando la reacción inicial a la pérdida es inexistente o muy leve y el duelo se inicia con posterioridad. Tres, el duelo intensificado, cuando hay respuesta de duelo desproporcionada que se asocia a conductas desadaptativas y comorbilidad con otros trastornos psiquiátricos.

Y por último, el duelo enmascarado, cuando la persona no asocia su sintomatología al duelo, porque atraviesa un estado de negación.

No existe unanimidad en la conceptualización y terminología en relación con el duelo complicado (Maciejewski *et al.*, 2016) y podemos encontrar hasta tres entidades psicopatológicas que se refieren a este concepto: a) "Trastorno de Duelo Prolongado", (Prigerson *et al.*, 2009) que aparece modificado en la undécima edición de la Clasificación Internacional de las Enfermedades (CIE-11; World Health Organisation-WHO, 2018); b) "Duelo complicado (DC)" (Shear *et al.*, 2011); y c) "Trastorno de Duelo Complejo y Persistente" incluido en el DSM-5 (American Psychiatric Association-APA, 2013). Este último no aparece como como entidad diagnóstica, sino dentro del apartado dedicado a aspectos a estudiar en el futuro (Heeke *et al.*, 2017).

Escritura expresiva y duelo

Los beneficios de la Escritura expresiva se han explorado desde al menos la década de 1980. Los protocolos de psicoterapia relacional aplicados a la Escritura expresiva, que se enfocan en el duelo complicado y prolongado, incluyen tareas de escritura, típicamente en forma de cartas. La escritura de cartas puede ser eficaz como herramienta terapéutica en el contexto de la psicoterapia, pues podría ayudar a facilitar la autorrevelación, a promover la exposición a lo que se evita, a confrontar asuntos pendientes, a fomentar vínculos continuos y a lograr una narrativa coherente en torno a la experiencia de pérdida. Como herramienta terapéutica, la escritura de cartas tiene el potencial de ser útil para muchas personas en duelo, ya que es una forma simple, efectiva y significativa de acceder y trabajar con material clínico relevante en el contexto de la psicoterapia (Holm Harsen, 2022).

Los familiares de fallecidos suelen experimentar depresión, ansiedad y angustia psicológica debido al aislamiento y a la falta de apoyo social. Y las intervenciones psicológicas, como las intervenciones de dignidad y Escritura expresiva, pueden ayudar a los clientes a obtener una mejor comprensión de sí mismos (Seyedfatemi *et al.*, 2021).

La Escritura expresiva ha demostrado ser eficaz para hacer frente a los sentimientos negativos en el manejo del duelo (Chung y Pennebaker, 2007). Se ha probado que la Escritura expresiva ha conllevado efectos adaptativos en diversas situaciones de pérdida, como en pacientes con cáncer de mama (Lu, Gallagher, Loh, y Young, 2018), en quienes perdieron su trabajo (Chung y Pennebaker, 2007), y en quienes perdieron a una pareja en una relación sentimental o habían atravesado una ruptura sentimental o divorcio especialmente conflictivo y/o doloroso (Lepore y Grenberg, 2002).

En el caso de la pérdida de un ser querido, los estudios demostraron que la Escritura expresiva podría reducir los síntomas del duelo, cambiar el estado de ánimo para que sea más adaptativo y también generar significado (Bonanno, 1997, Boals 2012). En cuanto a la revelación emocional por medio de la Escritura expresiva (tanto positiva como negativa), en un estudio realizado con familiares de personas recientemente fallecidas que habían realizado tareas de Escritura expresiva, los resultados mostraron que el grupo experimental tenía un nivel de duelo disminuido en relación con el grupo de control (Abribono, 2019).

Existen varias dinámicas psicológicas con respecto a la revelación emocional (tanto positiva como negativa). Se piensa que cuando alguien revela (sin guardar, reprimir o evitar) sus emociones negativas –las que percibe al escribir sus sentimientos y pensamientos más profundos–, encuentra un significado al duelo y alcanza a entender los sentimientos de otras personas significativas que comparten su duelo. Gracias a ese cambio de perspectiva de su duelo percibido, se reduciría el duelo prolongado (Pennebaker, 2011).

Muchas personas en fase de duelo se ven abrumadas por el sentimiento de pérdida, ya que tienden a intentar ocultarlo y a controlar emociones como el enfado y la rabia, que no están socialmente bien vistas en momentos de duelo (Stroebe y Schut, 2005). En este sentido, la Escritura expresiva puede ser un medio para que un individuo exprese sus sentimientos, ya que le permite manejar activamente las emociones que surgen al recordar directamente los eventos del duelo (Bahiyah y Savitri, 2018; Savitri, Takwin, y Ariyanto, 2019).

Al lidiar con las emociones que surgen debido al recuerdo de eventos negativos, se puede ayudar activamente al individuo a facilitar la regulación de las emociones y a reducir el impacto de su inhibición (Watson y Pennebaker, 1989). El mecanismo subyacente al proceso adaptativo de la Escritura expresiva se basa en la expresión de emociones, y en la exhortación a lidiar con ellas, en lugar de mantenerlas ocultas, reprimirlas o evitarlas. Expresar las emociones por escrito ayudará a hacer frente a las emociones de forma activa.

Las personas deprimidas mejoran cuando enfrentan directamente las causas de su depresión (Huffine, Folkman, y Lazarus, 1989). Por eso, las respuestas dolorosas que surgen al escribir sobre la pérdida son más fáciles de enfrentar, pues la cognición utilizada al escribir sirve como una especie de aceptación o confesión de los hechos de pérdida.

Por otro lado, la escritura puede generar el beneficio de la auto-percepción como agente activo. A través de la escritura, un individuo puede verse a sí mismo como un agente de resolución de problemas, que tiene control sobre sí mismo para resolverlos, pues, al involucrarse en el pensamiento narrativo, las personas traducirían sus vidas en historias fáciles de entender (Lazlo, 2008).

En un estudio sobre Escritura expresiva y duelo, los participantes mostraron emociones similares: conmoción, confusión, tristeza, llanto, rabia, sensación de injusticia (¿por qué me tuvo que pasar a mí?), y el deseo de tener la oportunidad de estar juntos de nuevo (Savitri *et al.*, 2019), temas similares a los patrones de duelo estudiados por Hamilton (Hamilton, 2016).

Otro tema que surge es el de las lecciones extraídas de la experiencia, ya que el duelo puede convertirse en una experiencia de auto-madurez (Calhoun, et. Al, 2010). Un mayor uso de palabras de emoción positiva en tareas de Escritura expresiva incrementaba las emociones de afecto positivo entre personas que sufrían un duelo (Hawkins *et al.*, 2020).

Se ha demostrado que escribir sobre un evento traumático aumenta la autoconciencia, lo que puede mejorar la salud y regular los comportamientos negativos. Utilizando la Escritura expresiva, las personas en duelo pueden aumentar su autoconciencia escribiendo a los muertos, a los vivos y a ellos mismos. La escritura puede dar sentido y significado a su pérdida, constituyéndose ambos como fuertes predictores de resultados de salud positivos. Todos los participantes en un estudio sobre duelo y Escritura expresiva demostraron un incremento en la conciencia de sí mismos, así como en la creación de sentido y/o significado, lo que puede conducir a mejoras en la regulación del comportamiento, la salud psicológica y la salud física. Todo esto confirma que la escritura puede ser una intervención terapéutica especialmente beneficiosa para quienes experimentan un duelo (Thatcher, 2022).

El Caso de Dani. Una intervención con Escritura expresiva en un cliente que atraviesa un duelo complejo

Daniel tiene treinta y nueve años y trabaja como *community manager*. Su pareja falleció el año pasado por muerte súbita. Al poco tiempo, Daniel se vio obligado a abandonar la casa donde vivía con su pareja y perdió su trabajo. Esto no le supuso un grave contratiempo a nivel económico, pues en ambos casos fue indemnizado, pero sí que supuso que tuviera que lidiar a la vez con tres pérdidas importantes: su pareja, su casa, su trabajo. Daniel se refugió en el consuelo que le brindaba su hermana mayor. Y también en su casa, donde actualmente vive.

Daniel lleva a casi un año asistiendo a sesiones mensuales con un psiquiatra de la Sanidad Pública y se le ha prescrito un tratamiento farmacológico que dicho profesional le va regulando. Según nos cuenta Daniel, este médico le atiende media hora al mes. Daniel acude a consulta de psicoterapia como complemento al tratamiento que sigue en la Sanidad Pública. Le animó a ello su hermana. También es psicóloga aunque, como hemos dicho, trabaja en el ámbito de la psicología de las organizaciones, en el departamento de recursos humanos de una gran multinacional.

Daniel recuerda una infancia muy conflictiva en la que había frecuentes y muy alteradas broncas entre sus padres. Su padre mantenía una relación extramatrimonial, algo de lo que Daniel era consciente "desde que tenía unos cinco años" puesto que escuchaba y entendía las discusiones. Finalmente, sus padres se divorciaron cuando Daniel tenía nueve años y su hermana catorce. Desde aquel momento, Daniel se convirtió en el confidente, sostén y enfermero de su madre, que estaba atravesando una depresión.

Daniel refiere que volvía corriendo desde el colegio a casa, pues quería llegar al hogar lo antes posible para evitar que su madre estuviera sola. Su hermana, sin embargo, optó por otra estrategia. Inició una relación sentimental con un compañero de instituto y pasaba casi todo su tiempo con su novio, o incluso en la casa de la familia de su novio, y aquella situación era motivo de enfrentamientos con su madre.

Daniel describe a su hermana como muy popular y extrovertida y a él mismo como introvertido. Describe un episodio de acoso en el colegio, en el que no hubo maltrato físico, pero sí aislamiento, burlas y ridiculización. Dos años después del divorcio, su hermana, que mantenía altercados constantes con su madre, decidió ir a vivir con el padre, Daniel se quedó con su madre, pues consideró que "no podía dejarla sola". Esto supuso un enorme distanciamiento con su padre, con el que dejó de hablarse. Dani dice que sentía que él "había sido una decepción para su padre" porque no sabía jugar al fútbol y porque era un chico sensible y tímido.

Más o menos cuando Daniel tenía veinte años, su madre conoció a otro hombre. Esto supuso para en parte un sentimiento de liberación, pues consideraba que "ya no tenía que cuidar de ella", pero también muchos problemas, pues pensó "que le habían sustituido". Y conllevó desencuentros con su madre, puesto que Daniel no veía bien cómo le trataba su nuevo marido.

Para evitar más conflictos, Daniel, que estudiaba comunicación audiovisual, pidió el traslado de expediente y vino a hacer un máster universitario a Madrid. Para ello se vio obligado a pedirle dinero a su padre, algo que considera "humillante", pero dice que "no le quedó más remedio".

Al acabar el grado universitario, Daniel siguió residiendo en Madrid y desempeñó todo tipo de trabajos precarios para sobrevivir: azafato en un autobús, dependiente en unos grandes almacenes y camarero. Ocasionalmente ejercía la prostitución, aunque Daniel es reacio a llamarlo o incluso considerarlo así, puesto que él elegía a sus amantes, a quienes conocía a través de aplicaciones. En cualquier caso, intercambiaba sexo por dinero. Durante unos diez años estuvo compartiendo habitaciones en pisos compartidos. Mantuvo algunas relaciones, pero no solían durar.

A los treinta años se encontraba en un momento muy difícil porque sentía que "ya no era joven y que su vida no iba a ninguna parte" puesto que no tenía ni un trabajo estable, ni un compañero, ni un hogar, y no había muchas posibilidades de que pudiera dedicarse profesionalmente a la carrera que había estudiado. En aquel momento trabajaba en un bar de copas como camarero y vivía en un piso compartido con otras tres personas con las que no se acababa de llevar bien. Se estaba planteando volver a su ciudad de origen, pero no tenía claro lo que iba a hacer, ya que no podía volver con su madre ni tampoco vivir con su padre, y las oportunidades profesionales allí no iban a ser mejores que en Madrid.

En aquel momento conoció a José, quien, según cuenta el propio Daniel, se le presentó "como un hada madrina". José era veinte años mayor que Daniel y poseía una empresa de publicidad y medios compartida con otros dos socios. Al poco tiempo de conocerse, Daniel se trasladó a vivir a casa de José, y empezó a trabajar con él en su empresa, en calidad de asistente personal de su novio.

José justificó la contratación de Daniel porque decía que necesitaba en el puesto alguien de mucha confianza y también porque eso les facilitaba viajar juntos, ya que José se desplazaba constantemente por motivos de trabajo. La contratación de Daniel creó muchos problemas en la empresa, pues se desplazó del puesto a la chica que previamente lo ocupaba, lo cual creó un ambiente enrarecido es una pequeña oficina de diez personas.

Dani relata una situación que podría calificarse de acoso, puesto que el resto de los trabajadores prácticamente no le dirigían la palabra y le habían puesto apodos como "el niñato" o "el delfín". Se repetía pues la vivencia que había sufrido en la infancia, en el colegio. Daniel cuenta que llegó a pasarlo muy mal y que incluso se planteó cambiar de trabajo pero que no lo hizo. En primer lugar, porque José le rogó que se quedara, y también porque, en realidad, Daniel no tenía muchas posibilidades de encontrar otro puesto tan bien pagado.

José estaba divorciado y tenía un hijo. Su exmujer era también socia de la empresa y mantenían un contacto constante. Al poco de que Daniel se mudara a vivir con José, Marco, el hijo de José, que tenía entonces dieciséis años, se trasladó a vivir con José y Daniel, porque había tenido una discusión con su madre. José no consultó a Daniel sobre este tema: sencillamente, Marco se fue a vivir allí. Pese a que el piso era muy amplio, la presencia de un adolescente resultaba muy complicada para Dani, pero intentaba disimular su incomodidad porque quería mantener la relación con José.

El hecho de que Marco viviera en su piso daba pie a que Gema, la exmujer de José, se presentara constantemente en la casa, que abría cuando ella quería, puesto que tenía llave. Dani cuenta que durante los cuatro años que duró aquella relación se sentía como "si viviera en una guerra de trincheras", tanto en su trabajo como en su vida personal. Dice que sentía que tenía que compartir a José con un montón de personas, pero que por otra parte era una relación muy feliz, en la que disfrutaba un nivel de vida que no había podido soñar anteriormente, viajaba a sitios interesantes y trabajaba en su campo profesional.

Tras cuatro años de relación, José falleció de muerte súbita, en un evento particularmente traumático para Dani, que encontró el cadáver de su novio desplomado en el cuarto de baño cuando se levantó a beber agua. José bebía alcohol, fumaba (tanto tabaco como hachís), era consumidor de cocaína los fines de semana y, además, padecía una ligera cardiopatía. Dani era conocedor de aquel problema, que alguna vez José había mencionado, pero como sin darle mayor importancia. Por eso Dani tampoco se la había dado. Insiste en que, si hubiera sabido que podía tener consecuencias, no hubiera permitido que José llevara aquel estilo de vida.

A la muerte de José, Dani descubrió, para su sorpresa, que su novio nunca se había divorciado y que sobre el papel seguía casado con Gema. La ley, en Madrid, exige al menos cinco años de convivencia probada para que una persona sea considerada pareja de hecho de otra si dicho vínculo no ha sido registrado, pero además determina que no puede haber pareja de hecho si el vínculo con un cónyuge previo no se ha extinguido. Por lo tanto, puesto que José había fallecido sin hacer testamento, sus bienes les correspondían a su mujer y a su hijo.

Dani podría haberse quedado en la casa en la que residía y esperar al juicio por desahucio (los trámites podían haberse extendido hasta dos años), hasta que llegara la resolución judicial y el lanzamiento, pero el asunto se resolvió con una mediación en la que Dani recibió 25.000 euros a cambio de que abandonara la casa. Dani aceptó el dinero con una sensación agridulce. En parte sentía que había sido compensado y reconocido, y por otra parte sentía que era humillante que le hubieran pagado. De nuevo, la misma sensación de cuando tenía que pedir dinero a su padre.

En paralelo, Dani encontró que le despedían del trabajo. La empresa alegó que, como el suyo era un cargo de confianza y José había fallecido, su puesto ya no tenía sentido. Daniel interpuso una demanda por despido improcedente que se resolvió en conciliación. Por segunda vez, Daniel acabó recibiendo una cantidad de dinero como compensación. De nuevo Daniel sentía que" le pagaban para librarse de él".

En esa situación, y según cuenta Daniel, estando confuso, perdido y sintiéndose como "un apestado", su hermana le propuso que se fuera a vivir con ella, puesto que se había divorciado recientemente. Lo que en principio iba a ser una solución temporal hasta que Dani encontrara un lugar donde vivir, se mantiene hoy. Daniel vive con su hermana en el momento en el que realizamos la intervención.

Daniel ha creado una miniempresa de publicidad y medios que se dedica a hacer campañas en redes sociales, y esto le permite trabajar desde casa. Apenas sale de casa excepto para ir al supermercado, puesto que mantiene las reuniones con sus clientes vía *zoom*. Cuenta que hay veces que se pasa días enteros sin pisar la calle. Por esta razón su hermana le ha convencido de que inicie un tratamiento de psicoterapia.

La Psicoterapia Integrativa Relacional

La **Psicoterapia Integrativa Relacional** es una de las escuelas psicoterapéuticas más recientes. En su marco teórico se integran una miríada de diversas influencias y enfoques: la Terapia Gestalt de los Fritz, el Análisis Transaccional de Berne y la Psicoterapia Centrada en el Cliente de Rogers. Bebe también de las Perspectivas Psicoanalíticas Contemporáneas –muy en particular de los Enfoques Intersubjetivos y la Teoría de las Relaciones Objetuales de Melanie Klein–, el Conductismo, la Terapia Familiar, la Teoría del Apego de Bowlby y la Terapia Reichiana.

El término **integrativa** remite a la síntesis de la teoría y los métodos de la psicoterapia en **cuatro áreas: Afectiva, Conductual, Cognitiva y Fisiológica.** El término integrativa se refiere también a la finalidad de la psicoterapia, que es "la integración en el interior del cliente de los aspectos de la personalidad fragmentados o fijados» (Erskine y Moursund, 2013).

El término **relacional** indica que la Psicoterapia Integrativa Relacional se centra en las relaciones. Las **relaciones** que cada uno establecemos en nuestros espacios afectivos más íntimos. El **contacto** en la relación Psicoterapéutica supone uno de los ejes centrales sobre los que pivota la Psicoterapia Integrativa Relacional, que considera que el malestar psicológico es fruto de fallos en el establecimiento de relaciones plenas y en las necesidades relacionales.

Una de las tareas del psicoterapeuta Integrativo consistirá, pues, en reparar estas fallas mediante una relación terapéutica plena centrada en **la indagación y la sintonía.** Indagación en el verdadero *self* del cliente y sintonía entre cliente y terapeuta. Dicha sintonía se establece en el "intermedio", es decir, en el espacio donde dos personas se encuentran en una especie de consciencia conjunta a nivel rítmico, afectivo, cognitivo y regresivo (Tustin, 1986; Deslauriers, 1967).

A medida que avanza la indagación en el *intermedio*, el psicoterapeuta se sintoniza cada vez más con el proceso del cliente. Y así entiende por dónde seguir y cómo dirigir la toma de consciencia del cliente (Erskine, Moursund y Trautmann, 2012). La Terapia Relacional incluye la idea de que los terapeutas usan sus sentimientos en la sesión en metacomunicaciones sobre la relación de terapia para facilitar la resolución de rupturas de alianzas (Falkenström y Holmqvist, 2022).

En contraste con los enfoques psicoterapéuticos tradicionales, que se centran en el tratamiento de los trastornos, los marcos integradores humanistas abordan las raíces relacionales y neurobiológicas y el impacto acumulativo del trauma. Trabajar con el trauma encarnado es parte integral del proceso de recuperación, al mismo tiempo que brinda información destacada sobre la complejidad del enfoque de empoderamiento en el trabajo con trauma. La recuperación está dirigida por el cliente, pero es la experiencia somática del individuo la que guía el proceso, monitoreada por el psicoterapeuta. Por eso es importante subrayar en la Psicoterapia Integrativa Relacional su **enfoque relacional no directivo** (Forde y Duvury 2021).

Formulación clínica del caso

Hipótesis de origen

En el relato de Dani se hace alusión a la parentalización, que es un término que hace referencia al intercambio de roles y funciones psicoemocionales y sistémicas dentro de la familia. La parentalización infantil supone una inversión de roles adulto-niño en la que un niño brinda atención física y/o emocional a un padre. La parentalización se ha asociado con resultados desadaptativos en la edad adulta (Hooper, 2007).

Tanto la reducción de la inversión emocional de los padres como la excesiva carga de trabajo en el cuidado de la familia dificultan el establecimiento de una relación progenitor-hijo sana, lo que a menudo lleva a la parentalización de uno o más de los niños, a los que se les asignan funciones parentales. Las fallas en la asimilación psíquica de elementos de transmisión generacional influyen en la creación de vínculos fraternos, inhibiendo el desarrollo de lazos familiares de solidaridad y el establecimiento de prácticas saludables de cuidado entre hermanos (Seixas Magalhães *et al.*, 2021).

Este ha sido el caso de Dani, cuya relación con su hermana ha pasado de ser prácticamente inexistente a una de dependencia. Dani reproduce con su hermana la relación que tuvo con José, pues no sabe estar solo. Necesita sentir que alguien cuida de él, que le ofrece ese vínculo estable que no vivió en la infancia.

En la parentalización, los hijos asumen la función de los padres, muchas veces a costa del propio desarrollo emocional. El caso particular de Dani es un tipo de parentalización que se suele llamar incesto emocional, una relación padre-hijo desadaptativa en la que un padre o madre recurre a un niño para satisfacer sus necesidades emocionales y/o relacionales. Se trata de un fenómeno poco investigado.

El incesto emocional puede obligar a los niños a sacrificar su infancia en un intento de satisfacer las necesidades emocionales de padres solitarios y/o necesitados. Esta situación conduce a una disminución de la satisfacción con la vida y a un aumento de la ansiedad en los hijos cuando llegan a la edad adulta (Çimşir y Akdoğan, 2021).

En la parentalización emocional, los niños y adolescentes se convierten en el sostén afectivo de uno de sus progenitores, se les carga de informaciones que no pueden procesar ni asimilar y se les fuerza a hacer de jueces o mediadores en situaciones de conflicto de sus padres. Esto es lo que le sucedió a Dani, que se convirtió en enfermero, terapeuta, confidente y sostén emocional de su madre, cuando él no tenía ni la edad ni las capacidades para asumir ese papel.

La sobreparentalización suele ir acompañada de parentalización instrumental cuando se impone a los menores hacerse cargo de funciones que deberían desempeñar los adultos y de tareas que sobrepasan su capacidad psicológica y física. En el caso de Dani, él era el encargado de hacer la compra y cuidar la casa. La inversión de roles puede tener graves consecuencias, no solo en la infancia y la adolescencia, sino también a largo plazo.

Una vez llegados a la edad adulta, estos niños que han sido sobreparentalizados tienden a normalizar que el bienestar de los demás esté por encima del propio. Y también tienden a idealizar a sus parejas. Quizá por eso Dani se colocó en una situación subordinada respecto de José, tanto en lo laboral como en lo personal. No ponía límites a que su exmujer tuviera llaves de la casa o a que su hijo se instalara en ella sin que nadie le hubiera consultado. Dani se sentía culpable cuando se atrevía a priorizar sus necesidades o a reconocer y defender sus deseos, porque había aprendido a vivir responsabilizándose, una y otra vez, de la dificultad ajena.

Muchas veces, lo que lleva a los adultos a mantener una relación particular de parentalización con sus propios hijos es el hecho de que ellos mismos no han superado su infancia y no son adultos funcionales, lo que sugiere, en un esquema sistémico, que este es un problema que se va transmitiendo generacionalmente.

Los niños y adolescentes parentalizados parecen, desde fuera, el modelo de hijos ideales: son obedientes, sumisos, no reclaman nada, ni se quejan, ni tienen rabietas. Y se confunde esa 'madurez emocional' con la respuesta que dan a la negligencia emocional parental. No es que el niño sea bueno, o particularmente maduro, o excepcionalmente inteligente: solo se ha ido desconectando de sí mismo.

Como Dani no estaba preparado para lo que se le reclamaba, desconectó de su ciclo vital y de su *self*, generando una identidad falsa: Dani se convirtió en el niño bueno que fingía que entendía todo, aunque en realidad no entendía nada. Tuvo que crecer demasiado rápido y eso le impidió conectar con sus propias necesidades y deseos, que sacrificó en favor de los de su madre. El acoso escolar llegó porque los otros niños interpretaban rápidamente esa postura tímida y sumisa como de debilidad. Dani era un niño vulnerable, con su talón de Aquiles bien expuesto y a la vista.

Los resultados de los enfoques cuantitativos y cualitativos indican que la parentalización se asocia con una desadaptación adulta, incluido el aumento de los síntomas de internalización, la disminución de las relaciones sociales positivas, la disminución de la satisfacción con la vida y el aumento del consumo de sustancias (Williams y Hakim-Larson, 2016), como era el caso de Dani, que compartía con su pareja el consumo de alcohol, cannabis y cocaína.

Hipótesis de mantenimiento:

Daniel ha ido desarrollando una serie de conductas que no han permitido que se procese el duelo. Triple duelo en su caso, porque perdió a la vez pareja, trabajo y residencia. Por no hablar de que perdió la relación de amistad con Marco y Gema.

Daniel no se permite recordar a José, ni tampoco exteriorizar su rabia. El mantenimiento de la conducta problema se produce cuando Daniel activamente evita cualquier contacto con sus cogniciones o emociones, muy en particular con su culpa, su enfado y su rabia, y cuando continúa viviendo en casa de su hermana, sin buscar activamente otro lugar donde vivir ni plantearse reiniciar su vida social.

De alguna manera, Dani se ha atrincherado emocionalmente con su hermana y así evita tener que reconstruir su vida. Estas conductas de evitación han reforzado el no procesamiento del duelo y, si bien han resultado útiles como estrategias de afrontamiento a corto plazo, le han mantenido instalado en esa rabia y esa culpa que no puede ni sabe gestionar.

Como señala Payás (2010), las diversas estrategias de afrontamiento ante el duelo (como pueden ser el autocontrol, el distanciamiento, el anclaje, la hiperactividad, las estrategias de escape y evitación ...) sirven a cada individuo para enfrentar la pérdida de la única manera que se le ocurre. Payás indica que, si bien muchos terapeutas se proponen un trabajo de extinción de dichas estrategias, pues las consideran desadaptativas, lo cierto es que han ayudado a la persona a sobrellevar el duelo. De manera que hay que evaluar muy bien dichas estrategias y valorar hasta qué punto ayudan a mitigar la sintomatología derivada de la pérdida, y si ayudan o no a vivenciar el duelo como un proceso de desarrollo.

La estrategia de afrontamiento de Dani ha sido la de "encerrarse para cuidarse a sí mismo" y la de refugiarse en su hermana. Esta estrategia le ha permitido sentirse tranquilo y protegido, para seguir con su vida, pero no le ha permitido integrar el fallecimiento de José de una manera adaptativa, por lo que sigue sintiendo mucha rabia y malestar al recordar lo que pasó.

Estamos, por lo tanto, ante una estrategia de evitación que le ha ayudado a continuar con su vida, pero que no le está resultando funcional. Dani vive como el caracol que se encierra en su concha: se siente protegido, pero pierde la oportunidad de sentir las gotas de lluvia. Y esa estrategia de caracol no le ha permitido a largo plazo encontrar un espacio propio para procesar el dolor producido por la pérdida de su padre, primero, ni la de su novio después. Ni un espacio simbólico ni un espacio físico, puesto que no vive en su propia casa.

Si partimos de las tareas del duelo de Worden (2013) (que son: aceptar la realidad de la pérdida, trabajar las emociones asociadas, adaptarse a un medio en el que fallecido está ausente y finalmente recolocar al fallecido y seguir viviendo) observamos cómo Dani sí ha aceptado la pérdida, pero ha pasado directamente de esa primera tarea a adaptarse al nuevo entorno (vivir con su hermana) sin haber trabajado la emoción de la rabia y la culpa. Ha pasado del *shock* inicial a la actividad (hacer la mudanza, crear una nueva empresa y trabajar en ella), sin pasar por esa etapa de procesamiento más emocional del duelo.

La conducta problema principal en este caso sería entonces el aislamiento y la evitación, la no resolución del problema.

Análisis funcional ideográfico

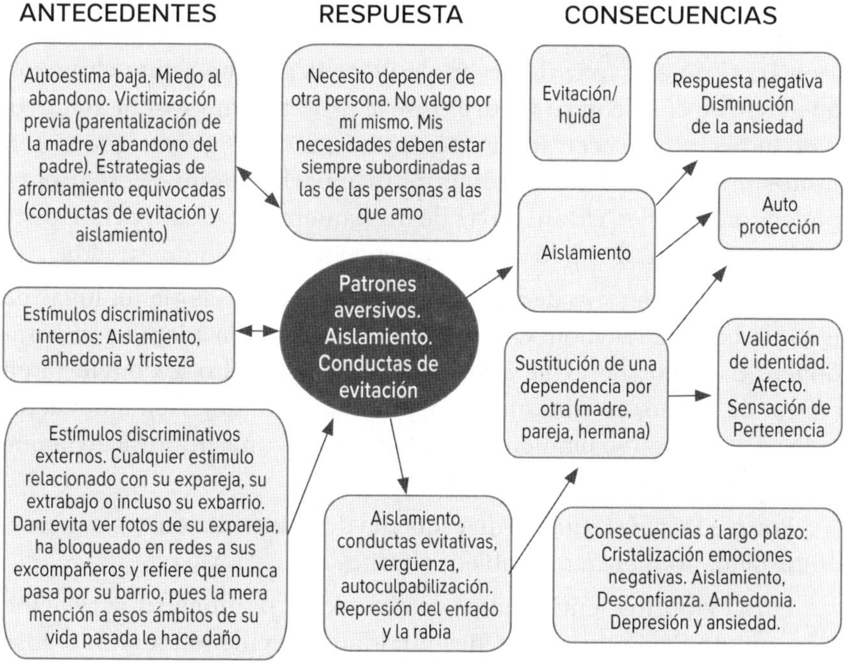

Nota: Se pretende entender el comportamiento a través del análisis de las relaciones entre las variables funcionales más importantes, bien sean correlacionales o causales, controlables o modificables (Haynes y O´Brien, 1990).

Análisis funcional de la conducta problema

La parentalización de Daniel ha contribuido a que de adulto no haya alcanzado una identidad y un autoconcepto sanos y estables. Posiblemente influenciado por esto, con José establece una relación sentimental asimétrica sustentada en el desequilibrio de poder, que tiene como base la dependencia y el miedo al abandono. El sufrimiento, el control y el amor están fusionados en el vínculo afectivo, por lo que Dani normaliza el hecho de ser "el segundo" en la relación, el que no tiene ni voz ni voto. Vive en una casa que es de su pareja, trabaja al servicio de su pareja y no puede decidir sobre quién entra o quién sale de la casa que comparte con su pareja.

El conflicto y su resolución conectan con sus necesidades de seguridad, ya que los asocia con sus esquemas de abandono. Cuando encuentra a José, Dani encuentra a un padre que suple lo que su padre no le dio: afecto, apoyo, sensación de pertenencia. La dinámica relacional se basa en un patrón de control y abuso psicológico (que Dani no es capaz de ver ni de identificar) que repite el patrón que vivió en casa con su madre: José le utiliza como sostén afectivo, y no le permite crecer, tomar decisiones, incluso quiere que viajen juntos en cuestiones de trabajo para tenerle siempre cerca, para poder controlarle. Y Dani parte de un esquema de idealización, pues José representa al "hada madrina" que va a solucionar su vida.

Su patrón afectivo dependiente hace que no reclame un lugar de igualdad en esa relación. Que viva, por lo tanto, una adaptación paradójica. Es decir, no exige que José se case con él o le convierta en pareja de hecho, en ningún momento insiste en que Gema devuelva la llave, tampoco se plantea dejar el trabajo en una empresa en la que está siendo aislado y ridiculizado.

Porque Dani interioriza un esquema de autopunición. ("No merezco respeto, no merezco establecer límites").

Para evitar los sentimientos de abandono, mantiene una relación claramente desigual. Y esa desigualdad se evidencia cuando José fallece y Dani descubre que no ocupa ningún lugar simbólico en la vida de José: no es su viudo, no hereda, le echan de su casa. En ese momento sustituye la dependencia de José por la dependencia hacia su hermana, e inicia una conducta de aislamiento como estrategia de autoprotección.

Actualmente, Dani mantiene la funcionalidad en sus competencias laborales, pero su situación de reclusión empieza a ser problemática. También es evidente que, si antes dependía de su novio, ahora lo hace de su hermana. De nuevo vive en una casa que no es suya, en la que está de prestado, por así decirlo. Y se coloca en una situación casi idéntica a la que vivió con José. El contrato de alquiler está a nombre de su hermana. Si mañana se rompiera el vínculo con ella, por cualquier razón, Dani volvería a encontrarse sin casa.

Entre los factores de riesgo pretraumáticos encontramos la parentalización de su madre y el abandono de su padre. Y entre los peritraumáticos, los años de acoso que vivió en la empresa y la situación de pérdida.

Anamnesis

A nivel cognitivo hay que destacar que Dani siente culpabilidad, confusión, rabia, sensación de injusticia y vulnerabilidad; todo en relación directa con el locus de control externo. Esto es, que no se siente en control sobre sus problemas y su situación, ni capaz de cambiar su vida. Y esta percepción de impotencia deriva en una honda insatisfacción personal y en un enorme aislamiento que él mismo se autoinflige cuando se recluye en casa de su hermana y se cierra a la interacción social, aprovechando el hecho de que puede realizar su trabajo desde su hogar.

Dani presenta esquemas cognitivos de devaluación y autopunición ("me merezco lo que me pasa, me metí en la boca del lobo") pero no hay ideación suicida. Muestra una enorme dependencia afectiva y emocional, que se traduce en el hecho de que, si bien podría perfectamente vivir solo, no quiere hacerlo y prefiere vivir con su hermana y mantener con ella una situación de dependencia.

El discurso de Dani presenta errores cognitivos del tipo: Pensamiento a Todo o Nada (*en la vida solo hay predadores y presas*). **Personalización** (*yo tenía que haber sabido lo que pasaba*). **Sobregeneralización** (*la gente es mala*). **Razonamiento emocional** (*la injusticia* *de la situación me está matando).* **Debeísmo** (*debería haberle dicho que hiciera un testamento*). **Lectura de pensamiento** (*yo tengo claro que Marco y Gema iban a por mí*). **Catastrofización** (*yo ya he jodido mi vida y esto ya no hay quien lo arregle*). **Etiquetado** (*soy un inútil, soy tonto, yo no me sé manejar en la vida*). **Abstracción selectiva** (*Yo no soy capaz de resistir eso, no quiero tener relaciones porque siempre acaban mal*). **Descalificación de lo positivo** (*me dieron una indemnización, pero eso no arregla nada*).

Parece que Dani lo viera todo a través de unos lentes ahumados que le presentaran su situación como mucho peor de lo que es, pese a que, teniendo en cuenta lo que le pasó, su situación se puede calificar como buena, puesto que tiene un buen trabajo, un buen colchón económico que le garantiza protección en caso de imprevistos, un lugar cómodo donde vivir y el apoyo incondicional de su hermana. Pero él parece incapaz de ver todo lo bueno que hay en su vida, empeñado en focalizar en los aspectos más sombríos de su existencia.

A nivel psicofisiológico, la situación se somatiza en problemas de sueño. Dani duerme poco y, cuando lo consigue, a menudo se despierta empapado en sudor tras una pesadilla en la que revive la muerte de su novio o en la que su novio sigue vivo. Un sueño en concreto se repite una y otra vez de manera recurrente: Dani vuelve a trabajar como camarero en el mismo bar en el que conoció a José, cuando le vislumbra en una de las mesas del fondo. Intenta ir a saludarle, pero su novio le hace muchos gestos para que no se acerque a la mesa y le insiste en que él, Dani, no debe estar allí. La falta de sueño se traduce en una enorme fatiga y cansancio.

A nivel conductual, la situación de Dani se define, sobre todo, por su aislamiento. Trabaja desde casa, no sale con amigos, solo sale con su hermana, y eso en las pocas ocasiones en las que ella le convence, pues, como si fuera un animal que se siente seguro en su madriguera, Dani apenas deja su refugio seguro excepto para ir a la compra y al centro de salud mental. Ha dejado de ver a todos sus antiguos amigos. Refiere ataques de ira en casa, comportamientos desproporcionados e impulsivos y peleas con su hermana, que revelan baja tolerancia a la frustración. Cuenta que en una discusión con su hermana ha llegado a romper mobiliario y vasos.

Análisis de la demanda de intervención

Se trata de una demanda externa. Es su hermana la que le anima a seguir psicoterapia, pues le encuentra triste y apagado. Dani llega a la intervención tras un año en consulta con un psiquiatra y cuatro sesiones en psicoterapia. Sabe manifestar su problema, pero lo cierto es que no es consciente de su rabia reprimida, rabia que aprende a identificar durante la intervención.

También se trata de una demanda sintomática. Se encuentra siempre cansado, le cuesta levantarse de la cama, no siente ánimos para salir. Su motivación es ambivalente: Dani sabe que debería salir más, pero no sabe cómo empezar a hacerlo, y la verdad es que él mismo verbaliza que acude al centro "más por complacer a mi hermana que por otra cosa". Es su hermana, ya lo hemos dicho, la que le anima a pedir ayuda. Dani mantiene su tratamiento con el psiquiatra de la Sanidad Pública, que supervisa su tratamiento farmacológico. Llega derivado a esta intervención desde su psicoterapeuta, que es quien ha considerado que sería un buen candidato a esta intervención, dado que ya escribe poesía.

Valoración inicial

Muy colaborador, orientado en espacio y tiempo. Discurso coherente, buen vocabulario. De hecho, su vocabulario es excepcional: Dani se expresa con exquisita corrección y usa palabras muy precisas. Llega bien vestido y arreglado, el pelo largo y recogido en una coleta porque él mismo contará más tarde que "le da pereza ir a la peluquería". No se aprecia alteración del contenido ni curso del pensamiento. Ha acudido al médico de atención primaria hace un año y sigue tratamiento en la sanidad púbica desde entonces, y ya se ha descartado un problema fisiológico. No cuenta con una red social de apoyo. Su único sostén es su hermana, hacia la que presenta una relación de dependencia. No verbaliza hábitos tóxicos actuales, pero ha sido consumidor habitual de alcohol, cannabis y cocaína hasta la muerte de su pareja. Actualmente no consume porque interfiere con su tratamiento farmacológico. Convive con su hermana y su situación es un poco de "tierra de nadie", pues se ha extendido un acuerdo no verbal de convivencia, que se consideraba temporal, y ninguno ha hablado de formalizarlo.

Las expectativas en el caso de Dani son buenas

Muestra buen *insight*: es introspectivo, reflexivo y analítico. Laboralmente funcional y respetado por sus clientes. No existe apoyo social, pero sí cuenta con el apoyo de su hermana. Pero quizá lo más importante es la alta motivación que demuestra. Parece entusiasmado ante la intervención, incluso trae sus propias poesías, que resultan ser de una profundidad conmovedora.

En contra nos encontramos con que los síntomas se extienden desde hace más de un año, pero sobre todo con el aislamiento de Dani, propiciado por el hecho de que su trabajo no le requiere salir de casa, y de que su hermana, sin darse cuenta, favorece esta conducta, pues no le sugiere nunca que busque un lugar propio donde vivir ni hace mención jamás al hecho de que el acuerdo para vivir con ella era temporal. También actúa en contra de una posible recuperación el hecho de que su locus de control se sitúa externamente: "Todo me pasa a mí" parece ser su *ritornello* favorito, con el que a menudo acaba sus conversaciones.

Diagnóstico

Escribo "duelo complejo persistente", pero en realidad, desde el momento en que Dani sigue un tratamiento psicoterapéutico humanista, debo hacer hincapié en algo importante: el diagnóstico no es un factor fundamental en este caso.

Ya sabemos que diversas escuelas psicoterapéuticas, entre ellas las Psicoterapias Humanistas, rechazan el concepto clásico de diagnóstico. Entre ellas, la Psicoterapia Relacional Integrativa parte de un modelo transteórico y transdiagnóstico. La diagnosis relacional supone una visión global de la persona, desde las dimensiones fisiológica, emocional, cognitiva, relacional, conductual y espiritual (Erskine, 2015/2016).

El diagnóstico clásico desde DSM-5 y CIE-10 es más sintético y rápido, en tanto que desde la Psicoterapia Relacional Integrativa es más extenso, pero a la vez más descriptivo, personalizado y concreto. No se parte de la visión muy general de una tipología de personas que comparten unas características comunes, sino que en se intenta crear una imagen tridimensional y personalizada del cliente, en acción dinámica y evolutiva, porque el cliente y sus circunstancias son cambiantes, van evolucionando.

A través del proceso de tratamiento y de la relación terapéutica, el terapeuta se encontrará "evaluando" (recogiendo información, haciendo y contrastando hipótesis...). Y así se entrelazan, de forma dinámica e interactiva, diagnosis relacional y tratamiento psicoterapéutico. El diagnóstico dirige el plan de tratamiento, pero, a la vez, de cada intervención terapéutica se extrae información para clarificar el diagnóstico y ajustar el tratamiento. Se trata de elaborar, de forma conjunta con el cliente, una imagen diagnóstica descriptiva, global, del cliente y su contexto, tanto presente como pasado.

El psicodiagnóstico en Psicoterapia Relacional Integrativa se entiende como un proceso igualitario y no como un acto de poder que emana del terapeuta y ve al cliente como alguien subsidiario, sino que se entiende que el diagnóstico ha de enfocarse en la globalidad de la persona, desde una perspectiva evolutiva, con especial atención a la calidad y cantidad de las relaciones interpersonales que mantiene, y a las rupturas del contacto interno y externo. Se entiende que "adherir" una etiqueta diagnóstica al cliente no crea sino confusión.

Lo que se intenta es entender la personalidad del cliente, su sistema de afrontamiento, sus patrones relacionales inconscientes y las etapas evolutivas en las que se desarrollaron (Martín Corcuera y Gómez Masana, 2021). Además, aunque la problemática de este caso clínico se centre en el duelo, en realidad contemplamos también otros objetivos importantes para Daniel.

Estructuración de las sesiones de intervención con Escritura expresiva

Primera sesión

Ejercicio de la carta continua

Tras una primera toma de contacto en la primera sesión, la terapeuta propone a Daniel un ejercicio clásico: que escriba a José una carta continua de despedida. Esta es una manera muy común de crear un símbolo de la relación con el fallecido.

El ejercicio consiste en escribir una carta continua, y constituye un trabajo terapéutico para los clientes con síndrome de duelo conflictivo, que encuentran en ella una herramienta para expresar e integrar sus sentimientos ambivalentes con respecto al duelo. La terapeuta le propone a Daniel que escriba todos los días, a una hora y un lugar fijados, entre cuarenta y cinco minutos a una hora. El hecho de fijar un tiempo y un lugar para escribir proporciona un encuadre en el que el cliente puede expresar y elaborar sus emociones. También le sugiere que señale el lugar con símbolos que pueda retirar después de escribir, para que mantenga una perspectiva. Es decir, para que acote el tiempo y el espacio dedicado a la reflexión sobre su duelo y luego pueda reintegrarse a su vida diaria.

Daniel sugiere escribir con una foto en la que aparece con José en Ibiza. Cuenta que ha guardado todas las fotos y que incluso cambió de móvil para no encontrarse las fotos antiguas. El prescribir un tiempo fijo se propone asimismo para evitar que Daniel escriba sólo cuando se sienta con ganas, pues si lo hiciera así emergería solamente una parte de sus sentimientos ambivalentes. Le propone la terapeuta que cada día relea lo que ha escrito el día anterior y que parta de ese punto. Le explica que no hace falta que lo que escriba cada día sea material novedoso con respecto a lo escrito anteriormente, porque hay mensajes que necesitan repetirse varias veces. Y le dice que, en un determinado momento, si se queda en blanco, si no sabe qué escribir o es incapaz de anotar nada, debe continuar sentado. Y no abandonar. Que es importante que escriba todo aquello que todavía tiene que decirle a José. No solo los sentimientos positivos o negativos, sino el "mensaje completo" (Kempler, 1984).

También insiste en que ella no juzgará nada de lo que lea, y que, si bien sabe que hay sentimientos socialmente poco aceptados en el duelo, como la rabia o el enfado con el fallecido, es consciente también de que se trata de sentimientos comunes.

A la semana siguiente, en una nueva reunión, Dani y la terapeuta van leyendo juntos lo que él ha escrito. La terapeuta va diseccionando cada texto en frases, según la temática, para hacer un análisis de datos cualitativos.

Segunda sesión

Análisis de datos cualitativos

Nota. En este análisis no se incluyen todos los datos recopilados, por falta de espacio. Se incluyen entre los ejemplos algunas de las frases más relevantes de los textos. La terapeuta ha ido subrayando frases significativas y las ha ido recopilando por temas.

Sensación de abandono:

"Me dejaste muy solo, me siento como un perro abandonado, con la mirada fija en un punto, como si no mirase nada".

Sensación de vacío, falta de motivación:

"Me despierto por inercia, porque siento que es lo que tengo que hacer". "Ya no le encuentro a la vida ni sentido ni propósito".

Miedo, desconfianza:

"Pero ¿cómo voy a salir de casa si me enseñaste a no confiar en nadie?". "No tengo miedo de la noche, ni de las sombras, ni de las tinieblas, tengo miedo a la vida y a despertarme". "Tengo miedo de enfrentarme a la vida y de nuevo a papeles y a juicios".

Soledad:

"No estoy solo, porque Ana está siempre conmigo, pero me siento muy solo". "La soledad disfruta su victoria". "Solo siento silencio y soledad". "Parece que he dejado mi corazón en la caja donde guardo tus fotografías". "Desde esta soledad en la que vivo, sólo reposo en calma aparente, la procesión va por dentro".

Culpa:

"Me culpo a mí mismo por no haberme dado cuenta de nada, por no haberte preguntado si estabas divorciado, por no haberte preguntado por qué Gema tenía llaves". "A veces pienso que si yo no te hubiera seguido en tu vida de copas, porros y rayas quizá hoy estarías vivo". "Me culpo por no haber sabido ver".

Impotencia:

“Imposible enfrentarse a ellos y a su ejército de abogados”. “Me di cuenta de que nada podía hacerse”. “Fue duro aceptar la derrota”.

Tristeza:

“No lloro, ya nunca lloro como al principio, pero siento siempre una opresión en el pecho”. “Es como una enorme mancha de petróleo que se extiende en el mar y ya no me deja navegar en él”.

Negación, incredulidad:

“Despertarme, me ha llevado un rato reconocer dónde estaba, creía que aún estaba en nuestra casa y en nuestra cama”. “Me cuesta creer todo lo que ha pasado”. “A veces fantaseo con que no te has muerto y que volvemos a estar de vacaciones en el mar, en el mismo barco que alquilamos en Ibiza”. “Te echo de menos”. “Cada día pienso que ojalá estuvieras aquí”. “De día las cosas parecen más fáciles, de noche es como si me echaran en las llagas un aceite hirviendo de silencio y pena y como si me hablaran al oído recuerdos y memorias que insisten en recobrar el territorio de su reino y las llaves del castillo”.

Rabia, rencor, resentimiento:

“Puedo entender por qué no me dijiste que no te habías divorciado, pero hay momentos en los que te odio por haberme mentido”. “El resentimiento es mi pan de cada día”. “Me cuesta perdonarte, es como un rencor lentamente fermentado”. “Si no puedo entender que me mintieras, cómo podría perdonarte”. “La rabia me ahoga como un algo que se me enraíza por adentro y me vuelvo incapaz de expresarme”.

Humillación:

“Cuando pienso en lo humillante que fue todo, me dan ganas de llorar”. “Me avergüenzo muchísimo de no haber sido más asertivo”. “Me siento tonto e inútil”. “Me encontré mendigando por lo mío, por tu memoria y por la casa en que vivía”. “Toda aquella humillación de papeles, amenazas y burofaxes”. “No duermo, despierto asustado porque mis propios sueños no me dejan dormir, quejándome del insomnio del humillado".

La terapeuta organiza los datos según criterio temático y se centra en las emociones. El análisis de datos cualitativo constituye un proceso dinámico y creativo que permite **extraer información de una masa de datos heterogéneos en forma textual y/o narrativa**. La importancia de los datos cualitativos estriba en el hecho de que **nos permiten obtener conocimiento profundo sobre realidades subjetivas**, como, por ejemplo, en este caso, los sentimientos y las motivaciones más profundos de Dani.

La terapeuta habla con Daniel sobre el hecho de que la emociones que más aparecen son el enfado, la culpa y la humillación. El enfado con José por no haberle dicho que no se había divorciado, y por no haber dejado hecho un testamento. El enfado con Marco y Gema, y con sus jefes en el trabajo. La culpa por haber estado cuatro años compartiendo hábitos tóxicos con José. La humillación, que remite a la humillación que experimentó de pequeño en el colegio y de más mayor en el entorno laboral.

Y le propone un segundo ejercicio.

Ejercicio del cambio de perspectiva

Este ejercicio se plantea para que Daniel alcance a entender los sentimientos de otras personas significativas. Gracias a ese cambio de perspectiva de su duelo percibido, se reduciría el duelo prolongado (Pennebaker, 2011). El cambio de perspectiva resulta en un mayor mecanismo cognitivo en el uso de palabras, lo que sugiere que el cambio de perspectiva incita a un mayor procesamiento cognitivo en general (Chung and Pennebaker, 2011).

Por lo tanto, se le propone que intente escribir la historia desde tres puntos de vista. El de José, el de Gema y el de Marco. Que cada uno explique por qué actuó cómo lo hizo. Por qué José seguía consumiendo pese a saber que tenía una cardiopatía, por qué no dejó un testamento, por qué no se divorció, y por qué no le contó a Daniel que no se había divorciado. Por qué Gema y Marco no le permitieron a Daniel quedarse en casa de José si no necesitaban el piso (podían incluso haber negociado un alquiler) y por qué insistieron tanto en que se fuera.

Tercera sesión

A la siguiente sesión, Daniel apareció con tres textos, uno escrito desde la perspectiva de José, otro desde la perspectiva de Gema y otro desde la de Marco. El de José era sustancialmente más largo, los otros dos eran mucho más cortos.

Tal y como lo había narrado Dani, José se había casado con Gema sabiendo que era homosexual, pues había tenido una relación previa larga con otro hombre, pero presionado desde su entorno y desde su familia. Había querido mucho a Gema como amiga, se encontraba orgulloso de ella y, sobre todo, le había agradecido que le diera un hijo, pero se sentía muy culpable, pues pensaba que la había utilizado. Esa era una razón para no divorciarse, la otra era que en un divorcio perdería la mitad de los bienes y, por lo tanto, le convenía más el acuerdo que mantenía con Gema.

José consumía sustancias tóxicas precisamente para huir de la sensación de vergüenza y culpa que había introyectado de su padre y de su entono, en la niñez y en la adolescencia. Y no había hecho testamento porque se encontraba en un estado de negación: no quería reconocer que si seguía consumiendo podía morir. Dani relata que escribiendo este texto se dio cuenta por primera vez de que José era adicto.

Gema no había querido divorciarse porque seguía enamorada de José y porque mantenía la ilusión de que las relaciones con hombres eran relaciones de segunda categoría y de que, por lo tanto, ella era la primera y la más importante ya que, al fin y al cabo, estaba casada con él. Y por eso no quería dejar de estarlo.

Marco se encontraba confuso al ver que su padre tenía un novio que podía ser hijo de José y hermano de Marco. Dado que tanto los abuelos paternos como los maternos eran personas tradicionales, él había heredado su homofobia y sus prejuicios. Marco también era leal a su madre, a la que adoraba por mucho que se peleara con ella, y por eso se había alineado con ella. No era más que un niño y no supo gestionar el duelo. Se estancó en la rabia, y la pagó con Dani.

La terapeuta le pregunta si el hecho de entender las razones del comportamiento de las tres personas le ha ayudado en algo. Dani dice que sí, que se da cuenta de que no es que le hayan humillado, sino que todos ellos fueron víctimas del sistema en el que habían crecido.

Carta escrita desde el punto de vista de José:

Querido Daniel, no te dije que todavía estaba casado porque nunca me lo preguntaste. No me divorcié porque eso suponía un enorme problema legal, ya que tendría que haberle cedido a Gema la mitad del piso y la mitad de mi participación en la empresa. Y yo sabía que Gema no quería divorciarse, porque creía de alguna manera rara que antes o después yo volvería con ella. Yo sabía que Gema seguía enamorada de mí. No supe parar eso y no te supe dar tu espacio, pero no porque yo fuera mala persona. Tú sabes que yo no soy mala persona. No lo soy, pero no supe parar las cosas, no supe organizarlas de otra manera, porque siempre tiraba por el camino más fácil. No te dije lo que me pasaba en el corazón porque yo mismo no quería darle importancia. Y no dejé de ponerme porque no podía. Porque estaba enganchadísimo a los porros. Porque necesitaba uno antes de dormir y si no lo fumaba no dormía, porque en realidad necesitaba mucho del alcohol y de la coca, porque había muchas cosas de mí que no me gustaban. Yo te amaba y tú sabes que te amaba, pero no te supe amar mejor o no te supe dar un sitio mejor. Siempre tiré por el camino fácil. En el amor yo era indolente y perezoso, me dejaba querer con placentera vagancia. Quería que me quisieran, que me quisieran todos. Porque de niño, tú bien lo sabes, no me habían querido. Y tú lo sabes mejor que ninguno, porque tú has vivido lo mismo. Espero que me entiendas y me perdones.

(Por cuestiones de espacio, no se incluyen las cartas que Dani escribió desde los puntos de vista de Marco y de Gema).

Cartas de perdón

Los ejercicios de perdón se utilizan para convertir los sentimientos de ira y rencor en emociones neutras o positivas (Rashid, 2015). Escribir sobre un conflicto interpersonal puede reducir el nivel de efectos negativos en los conflictos relacionales (Gordon *et al.*, 2004). El efecto es más rápido si se pide que se escriba sobre qué lecciones han extraído a partir de la experiencia (McCullough *et al.*, 2006). La escritura sobre el perdón también es útil para elicitar el autoperdón y aumentar la autoestima (Jacinto y Edwards, 2011).

No es necesario enviar la carta, en particular si la relación víctima/agresor es esencialmente problemática, como es el caso de Daniel con Gema y Marco (Gordon *et al.*, 2004; Lyubomirsky *et al.*, 2006; Pennebaker & Evans, 2014).

Las cartas de perdón remiten tanto a una dimensión intrapersonal (la autoestima, autoconciencia y el sentido de la vida) como a una dimensión interpersonal del desarrollo de la empatía, la compasión y la conexión con los otros (Lyubomirsky y Layous, 2013).

Se le propone a Daniel que escriba una carta de perdón a José, y que puede extender ese perdón a Gema y a Marco si lo considera necesario, aunque lo cierto es que ni Gema ni Marco tenían un compromiso con respecto a Dani, el compromiso era de José. Le explica claramente la terapeuta que no estamos hablando de perdón en sentido religioso, sino en sentido espiritual, que perdonar significa liberarse del vínculo tóxico del odio y del resentimiento. Perdonar es la acción de desplazar las actitudes o emociones negativas, como la ira y la venganza, hacia situaciones o personas (Reed y Enright (2006), y existe una relación positiva entre la acción de perdonar y la satisfacción con la vida (Thompson, Snyder, Hoffman, Michael, Asmussen y Billings, 2005).

En la siguiente sesión, Daniel aparece con una larga carta para José, y una pequeña carta más concisa en la que perdona a Marco y a Gema.

Cuarta sesión

Carta de perdón a José:

José, nano, mi amor. Escribo esta carta para perdonarte. Te perdono por no haberme contado que no estabas divorciado. Te perdono por no haberme tenido en cuenta y no haberme siquiera preguntado si quería que Marco viviera con nosotros. No haberme siquiera preguntado si quería que Gema tuviera una llave y que fuera como una persona más viviendo en nuestra casa. Quizá yo no supe poner un límite y decirle que no entrara, porque yo estaba acostumbrado a que nadie me tuviera en cuenta y a que a nadie le importara lo que yo pensaba. Pero sí que me importaba.

Quizá no me valoraste lo suficiente, pero eso fue porque ni siquiera yo sabía otorgarme mi verdadero valor. También tengo que perdonarte por no haberme avisado de que tenías lo del corazón. Creo que si yo lo hubiera sabido no te hubiera permitido llevar la vida que llevabas.

José, he estado resentido mucho tiempo porque me quedé completamente solo y vacío cuando te fuiste. Me quedé sin casa y me quedé sin trabajo y me quedé sin ti. Pero, como te habías muerto, no podía decir que estaba enfadado, porque no está bien visto decir que te enfades con un muerto.

Estaba muy enfadado, José. Yo no sé si existe otro mundo y si me puedes ver desde aquí, pero si me podías ver desde allí ya te darías cuenta de lo enfadado que yo estaba. Habrías visto cómo pegaba puñetazos a las paredes y cómo rompía vasos.

Nano, te perdono porque tú no podías ser perfecto. Yo quería que tú fueras el perfecto y que te convirtieras en el padre que no tuve, pero tú no podías ser perfecto porque eras humano, no eras sobrehumano. Eras humano y no sobrehumano, aunque tú no te lo creías y por eso seguías bebiendo y poniéndote.

José, Nano, donde quiera que estés yo te perdono. Te perdono porque si sigo enfadado nunca podré llevar una vida feliz. Y yo estoy completamente seguro de que tú querrías que yo llevara una vida feliz. Los cuatro años que vivimos juntos tú me enseñaste a construir felicidad y te prometo que voy a intentar seguir construyéndola. Seguir disfrutando de la vida y del mar. Y del amor, si vuelvo a encontrarlo, y de la fiesta, cuando toca vivirla.

Te perdono, porque te amo y te amaba. Te he perdonado porque te amaba. Te amaba a ti y además amaba tu amor, el amor que me dabas, aunque fuera imperfecto. Te amaba a ti, aunque no eras perfecto, y al amor que me dabas, aunque no era perfecto.

Te perdono porque quiero ser quien te recuerda con amor y no quien te recuerda con rencor. Mucho menos quien solo sabe recordarte desde el orgullo y desde la soberbia, y desde el empeñarme en que fueras como yo quería que fueras y no como de verdad eras. Yo te perdono porque la rabia venía de una herida desde el corazón, una herida que solo el perdón cierra.

Te perdono porque sé que no querías hacerme daño, porque sé que ni se te pasaba por la cabeza que podrías morirte. Te perdono, por todas las cosas bonitas que me diste y por todas las lecciones que me enseñaste, por los buenos momentos, por las buenas intenciones y los detalles cuidados.

Ahora he entendido finalmente la lección que la vida me quería enseñar a través de ti y puedo cerrar el ciclo y dejarte ir sin rencores. Dejarte ir hacia donde quiera que hayas ido, sin detenerte aquí en mi cabeza, con el odio sujetándose a este plano como si fuera una cuerda o un ancla. Mi error y mi gran pecado fue cargarte con el peso de mi vida, porque yo no sabía llevarlo. Ahora quiero dejar de cargar con el peso de tu muerte y quiero dejarte ir.

Se le sugiere entonces que escriba una carta de perdón a sí mismo, en la que se perdone por haber consumido y haber compartido consumo con José, y por haber aceptado la compensación que le ofrecieron Marco y Gema (algo que describe con su palabra comodín: "humillante"), así como cualquier otro tema que pudiera surgir.

La terapeuta y Dani conversan sobre que esa rabia y ese resentimiento que "le comen por dentro", como dice él, pueden ser una forma de proyectar la rabia que siente por sí mismo, porque no acaba de perdonarse y porque aún se siente responsable por la muerte de José.

La última carta de Dani es una carta de perdón en la que analiza sus sentimientos de culpabilidad, y de vergüenza. Vergüenza por no haber reclamado una posición activa y funcional en su pareja, vergüenza por haberse plegado a todos los deseos de José. Vergüenza por no haber sabido reclamar su sitio... pero, sobre todo, vergüenza que lleva arrastrando desde niño por no ser el hijo que su padre esperaba.

Carta de perdón de Dani a Dani:

Dani, yo te perdono, te perdono porque no pudiste y no supiste hacerlo mejor. Te has echado la culpa por no haberle dicho a José que dejara de ponerse rayas y de beber whisky. Por no haberle dicho que no era realmente necesario fumarse un porro cada noche antes de dormir. Te perdono por no haber sabido decir que no te gustaba la vida que estabas viviendo. Te gustaba, claro que te gustaba, una parte te gustaba. Te gustaban los viajes y los veranos en yate. Te gustaba salir de conciertos a escuchar grupos que nunca habías escuchado y que ni siquiera sabías que existían. Te gustaba salir al teatro cada fin de semana. Te gustaba ir por la calle con un hombre tan guapo y tan bien vestido y que la gente comentara la buena pareja que hacíais. Te gustaba sentirte seguro y admirado y protegido. Pero no te gustaba que en el trabajo creyeran que eras la putita del jefe. Sobre todo, porque tú llegaste a creer que estabas allí solo porque eras la putita del jefe. También te perdono por haber creído eso de ti mismo. Te perdono por no haber sabido reclamar tu espacio. Te perdono por no haber preguntado qué podría pasar si algún día tu novio desaparecía y también te perdono por no haber reclamado un lugar fijo a su lado. Por no haberle pedido nunca que se casara contigo, aunque tú te estabas muriendo de ganas de casarte con él. Te perdono por no haberte atrevido a decir nada, porque pensabas que no lo merecías. Te perdono y le digo adiós al árbol que me daba sombra, al mar en el que me bañaba, a la casa en la que vivía, al trabajo en el que sufría, a la lluvia que me mojaba. Digo adiós, inicio otra vida. Pero ya se ha ido el árbol y el mar y la casa y el trabajo y vendrá la primavera y habrá flores, y habrá otro árbol que tendrá más hojas. No vas a recuperar nada de lo perdido, es cierto, y qué. Por culpa de nadie has llorado sino tuya, y ahora te libro de la culpa y te perdono. La culpa ha sido tuya, me decías y me repetías, o yo te decía y te lo repetía, porque éramos el mismo. Pero qué sacas con llorar. Y yo te quiero Dani, aunque no haya sabido hacerlo hasta ahora. Vuelve a dormir, olvida la maldad, perdona la traición, cierra con doble llave la caja de la culpa, porque la culpa es como una corriente que te lleva hacia un fondo en el que ya no quieres ahogarte. Yo, Dani, te perdono, Dani, así que pega una patada en el fondo y asciende a la superficie.

Conclusiones

Daniel ha mostrado una gran adherencia a la intervención, se ha manifestado muy implicado y ha colaborado con unos textos que revelan un profundo *insight*. Ha verbalizado lo importante que ha sido para él la intervención, tanto a nivel terapéutico como creativo, pues le ha permitido escribir prosa, algo que no conseguía desde la muerte de José, ya que desde entonces solo había escrito una poesía muy abstracta y surrealista en la que se apreciaba claramente la niebla de confusión en la que vivía. Se valora principalmente la entrega incondicional con la que Daniel se ha volcado y ha conseguido exponerse al malestar que le generaban los recuerdos sobre su novio.

Daniel indica que sabe que está mejorando porque experimenta una menor preocupación por el pasado, y un mayor interés por las personas y cosas del presente. También confirma que ahora puede dormir mejor, sin pesadillas y que incluso ha vivido sueños muy agradables en los que José aparecía para despedirse.

Es importante recordar que esta intervención se ha planteado como complementaria a un tratamiento de psicoterapia integrativa relacional, y que ha estado supervisada por su terapeuta primario.

Dani continuó avanzando con su terapeuta para diseñar un plan que le permitiera retomar la vida social y buscar una casa propia, o al menos llegar a un acuerdo claro con su hermana respecto a responsabilidades y derechos en el piso el que viven. Cuando se acaba de redactar este capítulo, su terapeuta nos cuenta que Dani vive ahora en un estudio propio.

Daniel se ha visto a sí mismo como agente activo en su proceso de cambio. A nivel profesional y económico, ha mejorado, puesto que ahora cuenta con más clientes. Él atribuye este cambio a la psicoterapia y a la intervención, que le han permitido ser más asertivo.

Es importante indicar que Dani debe seguir avanzando en la consecución de los objetivos: El objetivo principal es la elaboración del duelo. Ha hecho un importante trabajo de expresión y validación emocional que no se había permitido a sí mismo realizar. Pero aún queda un importante trabajo en autoestima y también un proceso de indagación en la propia identidad de Daniel, que ha estado siempre supeditada a las personas a las que ama y de las que depende emocionalmente (su madre, su novio, su hermana).

EL CASO DE ÁNGEL

Ángel llegó al centro tras escuchar una entrevista del director en la radio. Se trata de una emisora de radio pequeña que no tiene mucha difusión, y sin embargo son muchísimos los hombres que llegaron al centro después de esa entrevista. No hablo de hombres como masculino genérico, sino de hombres en sentido estricto. De varones.

Si bien las estadísticas y los informes nos demuestran que las mujeres son las clientas mayoritarias a la hora de iniciar una terapia, también es cierto que en centros y consultas empieza a aparecer un perfil de cliente que hasta ahora no aparecía. El del varón mentalmente sano pero angustiado, porque los elementos externos que hasta ahora apuntalaban su identidad y le proporcionaban consuelo y apoyo en las crisis –su religión, su trabajo, su familia, su grupo de amigos– están empezando a desmoronarse.

Las religiones organizadas están perdiendo fieles e importancia en el mundo de forma global. La idea de familia nuclear se ha deshecho también, y actualmente en el mundo sólo un 17% de las familias responden al patrón "padre-madre-dos niños", siendo mayoritarias las familias monoparentales, las familias mecano y las reconstruidas. El trabajo no supone, como antaño, una apuesta segura, porque cada vez se requiere de una mayor movilidad. La mayoría de los trabajadores cambian de empresa cada dos años y, si hace cincuenta años se consideraba que la estabilidad en un mismo puesto de trabajo durante muchos años era un síntoma de triunfo, ahora más bien veríamos como fracasado al hombre o a la mujer que lleve muchos años en esa situación. Y la propia idea de la amistad se ha ido diluyendo en esta nueva sociedad líquida, en el que su valor se reduce a promocionar móviles, bebidas o actividades en grupo.

Ángel es un hombre de sesenta y tantos años con una vida perfectamente organizada, que también se le está desmoronando. Su religión no le ofrece soluciones ni respuestas a las preguntas que plantea. Su familia ya no le necesita, y vive con una mujer que se ha convertido más bien en la administradora de su casa, en una ama de llaves de lujo. Su trabajo nunca le llenó y se ha acogido a una jubilación anticipada. Sus amigos son más bien conocidos y relaciones de negocios.

Ángel lo tiene todo, en teoría. Una posición económica apuntalada y fácil, dos hijos sanos y bien colocados y una mujer estupenda: estable, entregada y leal.

Y, sin embargo, se siente vacío y siente que no tiene nada.

Ángel no padece ningún problema de salud mental, ni un trastorno psicológico; pero se siente solo y angustiado.

Antecedentes

Ángel era un estudiante excepcional, que obtenía matrículas de honor en casi todas las asignaturas y que estudiaba también la carrera de violín en el conservatorio. Sus padres eran de origen modesto, pero se esforzaron mucho porque su hijo pudiera estudiar. Ángel accedió a un colegio de pago gracias a una beca concedida por sus excelentes calificaciones. Recuerda a sus padres como muy exigentes, aunque creían que "lo hacían por su bien".

Durante la infancia sufrió acoso escolar –"aunque entonces no se llamaba así", dice– y atravesó lo que en sus palabras era una depresión profunda, aunque no le llevaron al psicólogo "porque entonces no se hacía", ni tampoco nadie hablaba de depresión, mucho menos cuando quien lo sufría era un niño. Dice que se sentía muy solo.

Refiere que llegó a tener ideaciones suicidas y que incluso planeó su suicidio, pero que no lo hizo porque pensó que destrozaría a sus padres, muy en particular a su madre, a la que, en sus propias palabras, adoraba.

A los doce años entra en el grupo parroquial de preparación para la confirmación. Allí se siente validado porque puede cantar y tocar la guitarra –algo muy importante para las eucaristías–, y encuentra un grupo que no le juzga por su origen social, algo que sí sucede en su colegio de pago. Permanece en ese grupo después de la confirmación y se apoya mucho en un joven sacerdote, el Padre Emilio, que ejerce de mentor. El Padre Emilio es un cura obrero y progresista de los que eran muy comunes en los años setenta. Tal es la influencia del sacerdote en el Ángel prepúber, que el niño llega incluso a plantearse si ingresar en el seminario.

Ángel atraviesa la adolescencia refugiado en su grupo parroquial. Quiere estudiar filosofía en la universidad, pero su padre le disuade y le anima a estudiar ingeniería de telecomunicaciones: "me decían que era una pena que, con la cabeza privilegiada que tenía, me fuera a una carrera de letras". También estudia con beca, esta vez en una universidad pública. En la decisión que toma Ángel influye su padre, y en las ideas del padre influye el miedo a la pobreza, y la visión de su hijo como una extensión narcisista de sí mismo: Como su padre no pudo ir a la universidad, quiere que su hijo sí que vaya. Su padre no aprecia las letras ni las humanidades, y transmite a su hijo ese desprecio.

Cuando Ángel llega a la mayoría de edad, el Padre Emilio le propone que se ocupe de la coral de la parroquia. La coral se crea para cantar en las eucaristías, pero el Padre Emilio quiere profesionalizarla y convertirla en una coral que, por una parte, cante en bodas, bautizos, confirmaciones y comuniones (previo pago), y por la otra haga labor evangélica y de voluntariado, dando conciertos en residencias geriátricas, hospitales infantiles y cárceles. Como Ángel ha acabado la carrera de violín y también sabe componer y escribir letras, el Padre Emilio cree que él puede ser la persona ideal para el empleo, a pesar de su juventud. En este puesto, Ángel se siente respetado, aceptado y validado.

También gracias a la coral conoce a su primer amor, Susana, una de las cantantes. Él no había mantenido hasta entonces ninguna relación y dice que cuando empezó con esta chica sentía que "era demasiado para él" y que "no la merecía". Ángel no tiene muchos amigos, pero deja de verlos a todos para pasar todo su tiempo libre con Susana. Se centra y focaliza exclusivamente en ella, porque, según sus palabras "estaba locamente enamorado". Susana comparte con él el amor por la música y por la poesía. De alguna manera, Ángel transfiere la dependencia hacia su madre y la proyecta en la dependencia hacia Susana.

Ángel compagina sus estudios universitarios con la coral, que llega incluso a publicar dos discos y obtiene un relativo éxito. Este éxito profesional no se traduce en un éxito económico, puesto que el sueldo de director de coral es más bien exiguo. Ángel describe esa época como la más feliz de su vida, tanto por el trabajo en la coral, que le llena mucho, como por su relación con Susana, de la que se siente profundamente prendado.

Cuando acaba la carrera, encuentra un trabajo en un gran grupo empresarial y eso le hace muy difícil compatibilizar su trabajo con la coral, que exige ensayos diarios y que tiene cerrados conciertos prácticamente cada fin de semana. Ángel debe elegir entre su carrera profesional como ingeniero o la coral, y finalmente opta por la carrera de ingeniero, presionado por su familia.

Se casa con su novia de toda la vida y se traslada a vivir a la periferia de Madrid, a un barrio de lujo que en aquel momento era un símbolo de estatus (tanto como lo es ahora). A Ángel no le gusta la idea, porque quiere seguir viviendo en su antiguo barrio, pero cede a las presiones de su mujer y de su madre. Tiene dos hijos, niña y niño, uno tras otro.

En aquel momento, empieza a notar un distanciamiento con su esposa, pues ella deja de interesarse por lo que hasta entonces compartían (la literatura y la música). Ángel se encuentra aburrido en su trabajo (aunque insiste en es muy respetado en su entorno), no se siente feliz en su matrimonio y percibe que su madre y su esposa toman todas las decisiones respecto a sus hijos (deciden a qué colegio deben ir, cómo deben vestir, cómo deben ser sus horarios...) lo que le hace sentirse en su hogar "como un trasto arrumbado". Refiere que se sentía muy triste y cansado, y que lloraba a escondidas.

Poco más tarde se enamora de una compañera de trabajo e inicia una relación clandestina. Pero no se puede separar porque en aquel momento no se concedían custodias compartidas y porque su mujer no trabaja, lo que significa que él tendría que cederle la casa y volver a vivir en casa de sus padres. Además, su mujer está muy unida a su madre y Ángel teme que si se divorcia creará un cisma familiar. También se siente culpable debido a su educación católica.

No se ve capaz de dejar a su mujer, así que su amante corta la relación y pide el traslado a una filial de la compañía en otra ciudad. Ángel se siente profundamente deprimido y vuelve a albergar ideaciones suicidas, pero de nuevo dice que sigue adelante por su mujer y por sus hijos.

En esa situación –de profundo vacío y desesperanza– Ángel vuelve a llamar a su antiguo mentor, el Padre Emilio, con el que no ha perdido contacto a lo largo de los años, y encuentra en la iglesia un consuelo. Comienza a ir a misa regularmente y a colaborar con el grupo parroquial de Cáritas. Esto le provee de una sensación de comunidad y pertenencia que le ayuda a sobrellevar la tristeza y la melancolía que siente por la pérdida de su amante y por la sensación de que con Susana "se equivocó en su elección". Ángel y Susana no habían convivido antes de casarse y Ángel dice que "se casó con una mujer a la que en realidad no conocía".

Susana proviene de una familia muy extensa y está muy vinculada a todos ellos. Como Susana y Ángel poseen una casa muy grande en la periferia, con jardín y piscina, casi todos los fines de semana los cuñados y sus familias van a visitar a la pareja para comer en el jardín. Ángel secretamente desprecia a la familia de Susana y se siente cada vez más y más apartado.

A los cincuenta años, Ángel se reencuentra con una de sus antiguas compañeras de coral, en el marco de un encuentro para celebrar el aniversario de la fundación de la agrupación musical. Ella está divorciada. Ángel inicia una relación con ella, pero es ella la que no se atreve a seguir adelante, porque dice que no se siente segura como para ser la responsable de la ruptura de un matrimonio.

De nuevo, ante esta segunda ruptura, Ángel se vuelca en su voluntariado y en su iglesia.

A los sesenta y un años, Ángel se acoge a la jubilación anticipada, incentivada por la empresa, para poder cuidar a su madre, que finalmente fallece. Su padre había fallecido dos años antes. Cuenta con una buena pensión, y también con un buen colchón económico, dado que ha hecho inversiones a lo largo de su carrera. Pero, al contrario de lo que esperaba, siente una profunda sensación de vacío. Él había dejado su trabajo porque lo encontraba aburrido y monótono, pero descubre que ahora se aburre mucho más. Aunque no se lleva mal con su mujer y la convivencia es buena, siente que "hay un hueco muy grande en su vida que no sabe cómo llenar".

Su hijo mayor se ha ido a vivir al centro de Madrid, donde ha alquilado un apartamento y Ángel va a visitarle a menudo con todo tipo de excusas, porque "su casa le viene grande". En el mismo portal del edificio en el que su hijo reside, hay un bar en el que Ángel le espera cuando llega del trabajo. De esa manera, Ángel empieza a mantener una relación de amistad con la dueña del bar, una mujer veinte años más joven que él. Esta relación avanza hasta convertirse en una relación amorosa.

Ahora no existe ninguna traba para que Ángel no siga adelante con la relación. Su madre ya ha fallecido, su padre también, sus hijos no viven en casa y Ángel cuenta con dinero de sobra como para dejarle a su esposa la casa en la que vive y alquilarse un pequeño apartamento en el centro, o irse a vivir a la casa de su novia. Sin embargo, Ángel se siente culpable solo por pensar en abandonar a Susana, una mujer que según él "le ha aguantado todos estos años", que le ha cuidado y le ha mostrado amor incondicional. Pero también se siente muy angustiado porque teme "perder su última oportunidad de ser feliz".

Resultados de exámenes o pruebas diagnósticas

EL BDI-II no arroja valores significativos. El NEO PI-R arroja valores muy altos en autodisciplina, responsabilidad, necesidad de logro, amabilidad, apertura y altruismo, y altos en neuroticismo. Arroja valores ligeramente altos en depresión. La evaluación ha sido realizada por una de las psicólogas asociadas al centro. Ángel se mostró colaborador e implicado en todo momento y no tuvo duda respecto a los ítems que tenía que responder.

Análisis funcional de la conducta problema

Hipótesis de origen. Conductas que le sirvieron para adaptarse y sobrevivir, pero ahora ya no funcionan

Acoso, padres
Baja autoestima
Noviazgo con Susana
Matrimonio, hijo
Alivio de la soledad, validación externa
Respuesta a largo plazo

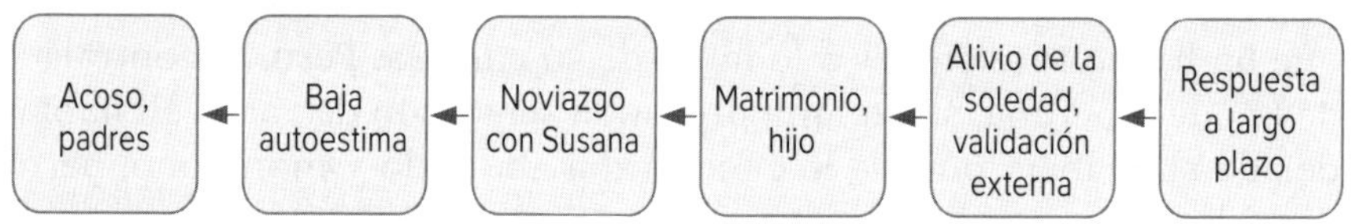

Estímulo desencadenante: Acoso escolar y padres sobre-exigentes.

Respuesta: Baja autoestima, sensación de soledad

Estímulo discriminativo: Conocer a Susana

Respuesta a tres niveles: Cognitivo: Pensamientos idealizados sobre Susana y sobre la relación. Fisiológico: Euforia, activación. Motor. Reducción de tiempo para sí mismo. Búsqueda constante de contacto

Reforzadores:

- **Negativos**: Se refuerza "el abandonarme a mí mismo".
- **Positivos**: Acceso al amor, validación.

Conducta operante: Alivio de la sensación de soledad, validación de la pareja, acceso a reforzador potente.

Largo plazo: Pérdida de independencia afectiva y dependencia emocional. Esta dependencia emocional hace que Ángel necesite validación externa y no se plantee siquiera divorciarse cuando su matrimonio va mal para estar solo: necesita otra persona que sustituya a Susana

Relación entre los estilos educativos paternos y las características de sus hijos adolescentes

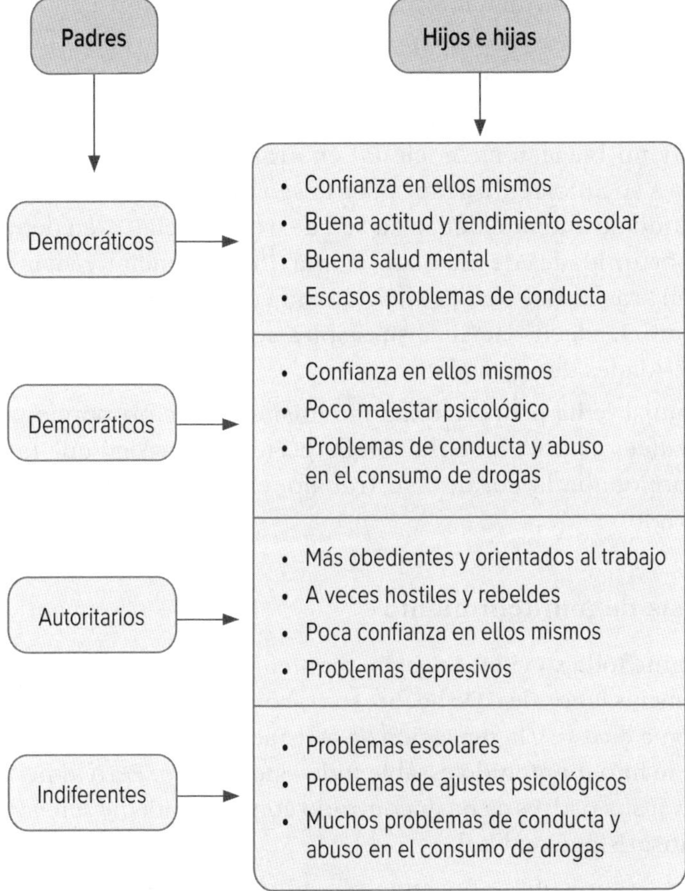

Nota: Síntesis de las investigaciones de (Lamborn *et al.*, 1991; Darling & Steinberg, 1993). Tomado de Nuñez Cubero L., como se citó en Gervilla, 2003.

El acoso escolar sufrido en el colegio y la conciencia de su diferencia con respecto a los otros niños, le crean a Ángel una muy baja autoestima, y un profundo sentimiento de indefensión, lo que a su vez deriva en una dependencia. Los padres autoritarios crean hijos dependientes (Baumrind, 1966; Ceballos y Rodrigo 1998; Darling y Steinberg 1993), y podemos pensar que algo así sucede con Ángel, que se muestra dependiente a nivel emocional: primero de su madre y de su familia, y más tarde de su esposa.

Ángel también depende mucho de la validación externa, que encuentra primero en el grupo parroquial, más tarde en la coral y por último en la empresa para la que trabaja.

Ha interiorizado un esquema de autopunición y sacrificio (debo sacrificar mi bienestar emocional en aras del bienestar de otro), y renuncia a su autorrealización y sus deseos, a su propia congruencia, a su sentido de autenticidad, a su sed de experiencias... en definitiva, a sus oportunidades de alcanzar su máximo potencial y vivir plenamente, en aras de tener contentas a su mujer y a su madre y minimizar el conflicto. Es decir, sacrifica sus aspiraciones y sueños en el altar de sus necesidades de seguridad.

Su mujer le ha proporcionado lo mismo que le proporcionaba su familia: afecto, apoyo y sensación de pertenencia. Algo que también le proporcionaba la coral, o su trabajo, en el que estaba muy bien considerado.

Hipotesis de mantenimiento

Durante toda su vida, Ángel ha mantenido la funcionalidad en sus competencias laborales. De hecho, su trabajo, el respeto y la validación que obtenía en este y la sensación de satisfacción que le proporcionaba hacerlo, le han mantenido estable todo este tiempo. Pero al perder su empleo y a sus padres se ha encontrado con una enorme sensación de vacío e insatisfacción vital.

Ángel se caracteriza por una baja autoestima, con una alta necesidad de aprobación y valoración por parte de su entorno. Su autoestima depende de cuánto se le alaba y se le reconoce. Su bienestar y su felicidad dependen en gran medida del bienestar y la felicidad de las personas a las que ama. Cualquier crítica, conflicto o discusión le supone un enorme conflicto interior y una impresión de haber fallado. Pero, en el fondo, alberga la sensación de que ha ido cediendo lo que realmente le interesaba en la vida.

Y, por eso, ahora mismo experimenta un sentimiento de profundo vacío existencial.

Anamnesis

A nivel cognitivo nos encontramos con la misma característica que suele aparecer en casi todas las personas que vienen a consulta. El locus de control es externo. Ángel cree que fuerzas externas o factores fuera de su control tienen un impacto significativo en su vida y sus resultados. Atribuye sus experiencias a fuerzas externas como la suerte o el destino. Y, por lo tanto, no se siente capaz de cambiar su situación, lo que le provoca una gran insatisfacción personal, y muchísima ansiedad.

Pero se trata de una ansiedad controlada, puesto que no se percibe interferencia de dichos síntomas en el desempeño social y familiar, ya que mantiene una buena relación con su esposa y con sus hijos, y es capaz de controlar sin problemas sus inversiones. Ángel muestra esquemas cognitivos de devaluación y autopunición solo a nivel emocional, ya que mantiene una buena percepción y autoimagen a nivel profesional.

No hay ideación suicida. Se aprecia cierto déficit relacional, porque mantiene una estructura dependiente: no se ha atrevido nunca a dejar a su esposa por sí mismo, y siempre ha esperado a que haya otra mujer. No concibe estar y vivir solo, sin una pareja.

Errores cognitivos del tipo

Personalización, sobregeneralización, razonamiento **emocional.** (*Siente que su mujer depende de él y que es responsabilidad suya ocuparse de ella. No concibe a su esposa como una adulta independiente que puede vivir por sí sola. Tampoco en el fondo se concibe a sí mismo así, no entiende que puede vivir sin pareja).*

Debeísmo. (*Cree que es su deber mantenerse en una relación en la que no se siente bien, porque ha adquirido un compromiso*).

Etiquetado. *(Tiende a distorsiones en las que se ve como una mala persona por no sentirse enamorado de su mujer, ni atraído por ella. Se culpabiliza en exceso por mentirle y por mentir a su familia).*

A nivel psicofisiológico, presenta dificultades somáticas intermitentes reactivas, como insomnio mixto de conciliación, cansancio y sueños ansiosos recurrentes que se refieren a la situación que vive. Sueña que tiene que viajar con su novia en tren, pero que pierde el tren, o que ha quedado con su novia pero que se le estropea el móvil.... Se despierta sobresaltado. También refiere problemas de estómago que, según él, se agravan con la ansiedad.

A nivel conductual, sigue patrones evitativos. Inventa todo tipo de excusas para no tener que coincidir con su mujer, y en numerosas ocasiones miente y dice que va a la parroquia cuando en realidad va al bar de su novia, lo que le ocasiona serios problemas de conciencia. No se aprecia ninguna desregulación emocional grave. Tampoco presenta accesos de ira ni de llanto.

Análisis de la demanda

El origen de la demanda se encuentra en la angustia, el sentimiento de culpa y la indecisión. La demanda es de Ángel, aunque reconoce que su novia le ha animado a acudir al psicólogo. Es una demanda explícita, manifiesta y clara, en la que Ángel transmite y declara en un primer encuentro todo aquello que tiene que ver con su motivo de consulta y se muestra abierto y hablador, e incluso reconoce que "necesitaba desahogarse". Manifiesta su deseo de ser ayudado para suprimir los síntomas. Insiste en que no se ve capaz de tomar una decisión por sí solo, pero tampoco de mantener más tiempo una situación que le hace sentirse muy ansioso y confuso. Su motivación primaria es la de calmar la angustia y la culpa, y también la de complacer a su novia, que es la que le ha aconsejado que visite a un psicólogo.

Valoración inicial

Ángel se muestra colaborador, establece muy buen *rapport*, está bien orientado en espacio y tiempo. Su discurso es calmado y analítico. Llega muy bien vestido y no se aprecia alteración del contenido ni del curso del pensamiento.

Si bien expresa un enorme sentimiento de culpa respecto a su infidelidad, dicho discurso no parece desproporcionado respecto a la situación que está viviendo y, de hecho, aparece como un sentimiento de culpa perfectamente normal.

No tiene apoyos con los que hablar de la situación. La mayoría de sus amigos conocen a su mujer y no quiere implicarles en el tema.

Los que no la conocen son simples conocidos de negocios o compañeros con los que a veces juega al pádel.

No verbaliza hábitos tóxicos. No fuma, no bebe en exceso y hace ejercicio Actualmente sigue conviviendo con su mujer, pero se las arregla para ver a su novia a diario, inventándose todo tipo de excusas. Es una situación que cree que no se puede mantener mucho tiempo.

Expectativas

Ángel muestra buen *insight*: es introspectivo, reflexivo y analítico y extremadamente inteligente. Muestra entusiasmo y una muy alta motivación, pues comenta que "necesitaba desesperadamente hablar con alguien". Es funcional y respetado en su entorno, pero lo cierto es que no cuenta con tanto apoyo social como aparenta, pues si bien mantiene una amplia red de relaciones sociales, ninguna de ellas es lo suficientemente profunda. Tiene conocidos, pero no amigos.

Diagnóstico

Ángel no sufre ningún tipo de condición o trastorno de los que podemos encontrar en el CIE o en el DSM. Es un hombre altamente funcional, que ha organizado bien su vida y que ha mantenido una relación durante casi cuarenta años, pero que se encuentra en una encrucijada porque, en sus propias palabras, "quizá le queden veinte años por vivir y no quiere desaprovecharlos haciendo lo que en realidad no quiere hacer".

De alguna manera Ángel podría cumplir los criterios de un trastorno ansioso depresivo mixto reactivo, que sería lo que pondríamos en el informe si fuera el seguro el que pagara la terapia. Pero en el centro se bebe de diferentes orientaciones terapéuticas, y, en este caso, Ángel está siguiendo una psicoterapia integrativa relacional y por lo tanto no nos ceñimos a un diagnóstico prefijado.

Diagnóstico diferencial

Por mucho que presente un patrón relacional dependiente, Ángel no cumple todos los requisitos del Trastorno de personalidad dependiente (301.6 - F60.7), dado que, si bien le cuesta tomar la decisión de separarse sin consejo y apoyo. Y aunque es cierto que, cuando termina una relación estrecha, busca con urgencia otra para que le cuiden y apoyen, también lo es que no necesita a los demás para asumir responsabilidades en la mayoría de ámbitos importantes de su vida (por eso ha invertido tan bien su dinero), que no tiene dificultad para expresar el desacuerdo con los demás por miedo a perder su apoyo o aprobación (y por eso se ha desempeñado bien en el entorno laboral), y que no tiene dificultad para iniciar proyectos o hacer cosas por sí mismo (muy al contrario, como se ve en los dos puntos anteriores).

Ángel no se siente incómodo o indefenso cuando está solo por miedo exagerado a ser incapaz de cuidarse a sí mismo, aunque le guste estar con otra mujer. Tampoco siente una preocupación no realista por miedo a que lo abandonen y tenga que cuidar de sí mismo. En realidad, acude a terapia porque tiene un problema de relación y no tiene a nadie con quien hablarlo. Y porque el entorno en el que siempre había verbalizado, compartido y confrontado sus problemas, el entorno de la Iglesia, no puede ayudarle esta vez.

Ángel sabe que la única respuesta del sacerdote va a ser que deje su relación secundaria, algo que de momento no quiere hacer, porque quiere indagar en sus sentimientos, buscar sus propias respuestas y contar con un espacio para repensarse. Y trabajar con los temas problemáticos que su formación católica inculcó agresivamente en su conciencia: la vergüenza por el sexo y el sexismo que le hace ver a su mujer como una extensión de su madre, más que como una compañera.

En el lenguaje de la psicoterapia, se diría que Ángel está en la fase de preparación/determinación del Modelo de las Etapas del Cambio (ver Prochaska y Velicer, 1997).

¿Es la psicoterapia la nueva religión?

El 6,1% de las mujeres y el 4,6% de hombres de la población mayor de edad refiere haber acudido al psicólogo, psicoterapeuta o psiquiatra en los últimos doce meses, según la última encuesta Nacional de Salud publicada por el INE en el 2018. Las mujeres suelen acudir por problemas relacionales y los hombres por problemas laborales (Garzón Segura 2016; Martínez Farrero 2006; Río Pedraza 2022). Sin embargo, en el centro se da la tendencia contraria. Actualmente, entre los pacientes en terapia hay más hombres que mujeres, y empieza a aparecer en consulta un perfil de paciente muy particular que no aparecía antes de pandemia. Es el del hombre que se presenta en consulta debido a un problema afectivo y/o relacional que no sabe cómo solucionar. Un hombre que, como en el caso de Ángel, no responde en realidad a un diagnóstico concreto, ni padece remotamente algo de lo que se podría encuadrar en el concepto "enfermedad mental".

Una de las razones que se podrían valorar para este cambio de perfil de cliente es el hecho de que, tras la pandemia, se ha legitimado la consulta del terapeuta como un espacio socialmente aceptado para repensarse. Algo que quizá no sucediera antes de la pandemia.

En conversación con el director del centro sobre este tema, hubo una frase que resulta interesante para esta memoria. Hablaba él de cómo, desde la pandemia, había empezado a presentarse un tipo de cliente con un perfil muy parecido al de Ángel. Hombre socialmente triunfador, católico, conservador, que llegaba a consulta porque tenía una amante. Cuando le pregunté cómo se resolvía el conflicto, me dijo: "algunos dejan a la amante, algunos dejan a la mujer, pero la gran mayoría mantienen la situación como está. La terapia les sirve para eliminar la angustia que les produce la culpa, no para que se decidan por una o por otra".

Durante siglos en Occidente, cada pueblo, aldea, o barrio contaba con una figura que no satisfacía ninguna necesidad material, ni cumplía con ningún oficio. Ni reparaba ollas, ni fabricaba espadas, ni almacenaba y molía trigo. Estaba allí para cuidar del "alma", una palabra que hoy entenderíamos que designaba la parte interna psicológica, el asiento de nuestras emociones y el sentido de una identidad más profunda. El sacerdote era una figura común de la vida occidental premoderna, pero en nuestra sociedad posmoderna ha dejado de ocupar el papel central que ostentaba. Por lo tanto, en Occidente, la gran mayoría de los adultos no cuentan con un interlocutor con quien discutir sobre las necesidades relacionadas de lo que durante siglos se llamaba alma.

La respuesta secular y laica a las necesidades de lo que antes habríamos llamado alma y ahora llamamos psique, ha tendido a ser privada e informal: encontramos nuestras propias soluciones, a nuestro propio ritmo, construimos nuestras propias salvaciones como mejor nos parezca. Sin embargo, en muchos adultos persiste el deseo de encontrar soluciones estructuradas más interpersonales que les ayuden a lidiar con los problemas serios que nos presenta la vida (Dariienko 2003). Problemas como la encrucijada de decisiones a la que se enfrenta Ángel o el duelo que estaba atravesando Dani (de cuyo caso hablé anteriormente).

Probablemente, la respuesta comunitaria más sofisticada que la sociedad posmoderna ha ofrecido hasta ahora a las dificultades de lo que bien podríamos seguir llamando "el alma", sin alusiones místicas de ningún tipo, es la psicoterapia. No por casualidad, los participantes de un estudio noruego sobre la relación entre espiritualidad y terapia informaron de "momentos sagrados" en la terapia y de la importancia de la religión/espiritualidad para sus identidades terapéuticas (Mandelkow, 2022). Y esto probablemente sea porque el cliente confía al psicoterapeuta el mismo tipo de problemas que antes le habría dirigido a un sacerdote: confusión emocional, pérdida de sentido, tentaciones de un tipo u otro y, por supuesto, ansiedad sobre la muerte y lo que puede haber después de ella (De Botton, 2012).

Pero los terapeutas aún no son los nuevos sacerdotes de la sociedad secular. Para empezar, la terapia sigue siendo una actividad minoritaria, fuera del alcance de la mayoría de la gente, demasiado costosa o simplemente no disponible en el entorno rural. Mientras que en Europa se calcula que existe una media de dieciocho psicólogos sanitarios por cada 100.000 habitantes, en España son seis (Datos de COP Madrid, 2018; INE 2023). En concreto, en Castilla y León, para una población de 70.000 habitantes se cuenta con dos psiquiatras y una psicóloga (COP Castilla León,2018; INE 2019; Statista Research Department, 2020).

Pero el problema no es sólo económico. También es actitudinal. Mientras que las sociedades cristianas se imaginan que hay algo malo en ti si no visitas a un sacerdote, tendemos a suponer que los terapeutas están allí únicamente para momentos de crisis extrema, que una visita al terapeuta supone una señal de que el cliente está desequilibrado y padece un problema mental. No entendemos todavía que alguien pueda acudir a un psicoterapeuta simplemente porque atraviesa una crisis relacional. Porque, cuanto mayor es el estigma asociado a la psicoterapia en el entorno, menos probable es que los clientes estén dispuestos a buscar terapia (Dura *et al.*, 2023).

Y este estigma no se reduce, como pudiéramos creer, entre las nuevas generaciones. De hecho, las principales barreras de los adolescentes para solicitar terapia son el miedo a una interacción negativa con un psicoterapeuta, el temor a ser confrontados con sus propias emociones, y el miedo al estigma público entre sus pares (Pfeiffer y In-Albon, 2022).

En nuestra cultura sanitaria se ha impuesto un modelo principalmente físico del yo, lo que nos lleva a preferir que los problemas se aborden con pastillas en lugar de con psicoterapia. Esto no quiere decir que los fármacos no sean importantes en muchas situaciones, pero el tratamiento farmacológico debería ser complementario para la conversación terapéutica, no debería ser el único tratamiento (Cohen *et al.*, 2023).

La tendencia a recetar fármacos de manera abusiva (pese a sus efectos secundarios, su coste económico y su dudosa eficacia en algunos casos), adquiere serias repercusiones. Esta insistencia en anclarse en un modelo de intervención –el farmacológico– que ha demostrado no ser el mejor tratamiento disponible, cuestiona gravemente la calidad asistencial que se ofrece a los clientes (COP Madrid, 2012 y 2018).

Parece ser que queda un largo camino por recorrer para que en España se instaure un Modelo de Salud Mental en el que no se priorice el uso de la farmacoterapia, frente a las recomendaciones de las guías clínicas y los resultados de la literatura especializada sobre terapias validadas empíricamente (Ferreres *et al.*, 2012). Queda un largo camino para integrar la psicoterapia como algo legítimo y común.

Las religiones han sido expertas en legitimar el papel del sacerdote, como una persona con quien hablar en todos los momentos importantes de la vida, sin que una conversación o una confesión con el sacerdote estigmatice a una persona. Si un fiel va cada semana a hablar con su director espiritual, será muy bien visto en su parroquia. Pero si el mismo fiel acude a terapia semanal, se sospechará que hay algo en él que no funciona como debería.

Otro problema con la terapia es que, tradicionalmente, religión y terapia se han entendido como dos entornos contradictorios y no compatibles, que adoptan una posición exclusivista frente a la cuestión de la transformación moral del ser humano. Un buen terapeuta debería poder trabajar con clientes de una amplia gama de culturas y antecedentes (independientemente de su origen étnico, raza, género, edad, orientación sexual, estado de discapacidad... y religión), y saber abordar de manera efectiva y sensible dichos problemas culturales en la terapia, para evitar o reparar microagresiones culturales (Siang-Yang, 2018).

Las pautas éticas establecen que los psicólogos deben considerar la religión de los clientes en su práctica. Sin embargo, algunos clientes vivencian experiencias negativas con respecto al tratamiento de la religión por parte de los médicos en psicoterapia. Estas experiencias pueden constituir microagresiones, que se han asociado negativamente con la alianza terapéutica y con los resultados del tratamiento entre clientes con diversas identidades (p. ej., grupos racializados, grupos religiosos) (Trusty *et al.*, 2022).

La psicología occidental moderna surgió a través de la trayectoria secularizadora desde el Renacimiento a la Ilustración. De la misma manera surge la psicología Islámica, que aborda esta necesidad de comprender el comportamiento humano a la luz de lo sagrado (Bendeck Sotillos, 2023; Ropthman 2021).

En el centro se dio un caso en el que el total desconocimiento del Islam por parte de la terapeuta lastró la terapia e impidió que la cliente, una chica de veintiocho años a la que llamaré Mounia, avanzara, porque confundió con "miedo al sexo" el hecho de que la paciente quisiera casarse virgen debido a sus creencias. Ella era virgen y había dejado al novio español que quería tener sexo con ella. El hecho de que ella hablara perfecto español (al fin y al cabo, es española) y llevara vaqueros, camiseta y tacones, despistó a una terapeuta que tenía la idea de que las mujeres que siguen al Islam llevan siempre velo.

Precisamente debido a casos como estos, las revisiones sistemáticas han demostrado la eficacia de la terapia cognitiva conductual adaptada a la religión (R-CBT), integrando los contenidos religiosos de cada cliente para realizar reestructuraciones cognitivas, psicoeducación y motivación (Abreu Costa y Moreira-Almeida, 2022, Swift *et al.*, 2022). Por ejemplo, pidiendo a los clientes que escriban su "autobiografía espiritual" para ayudar al cliente a tomar conciencia de sí mismo y para evitar imponer los propios valores a los clientes (Leidman y Wiggins, 2011), o aprendiendo algunos de los principios básicos de las religiones de los clientes (me sorprendió sobremanera, por ejemplo, que en el caso de Mounia, el desconocimiento del Islam por la terapeuta derivase en prejuicios). Un acercamiento a los clientes religiosos/espirituales, con apertura y disposición para entablar una conversación religiosa/espiritual les ayuda (McMinn y Domínguez 2005, Uwakwe, 2020).

Desde su surgimiento, el psicoanálisis ha desacreditado la religión o la ha ignorado por completo, y ha habido entre psicoanálisis y religión una desconfianza y hostilidad mutua (Black 2006; Blass 2006; Barnat 2022; Cumhuriyet y Dergisi, 2018; Prusak 2010; Rubin 2006). Esta antipatía estuvo determinada en gran medida por la autoridad de Sigmund Freud.

En su libro *El porvenir de una ilusión*, Freud (1927) describió la religión como un fenómeno similar a una "neurosis infantil", cuya principal función es satisfacer la necesidad de seguridad. Así sentó las bases para teorías de secularización posteriores.

Freud creía que, como resultado del desarrollo del racionalismo y la ciencia, la religión se convertiría finalmente en un asunto del pasado. Sus discípulos recogieron el testigo de esta visión reduccionista de la religión.

Otto Fenichel, por ejemplo, heredero de la escuela de psicoanálisis de Viena, sostenía que "todo psicoanálisis exitoso tiene como resultado la terminación de la creencia religiosa" (Fenichel,1945). Para él, la religión era un obstáculo para la salud mental, una manifestación de una patología de la que habría que prescindir (Rubin, 2006).

Sin embargo, Viktor Frankl, también psicoanalista austriaco, siempre defendió las diferencias y los límites entre religión y psicoterapia, y entre el objetivo salvífico de la religión y el objetivo higiénico-médico de la psicoterapia (Frankl, 1946), lo que demuestra que otra postura era y es posible.

Por su parte, la Iglesia Católica defendió enérgicamente la creencia de que el psicoanálisis no solo era inútil, sino también dañino. Hasta el Concilio Vaticano II, la Iglesia Católica había disuadido a los fieles de utilizar los servicios de psicoanalistas y había tratado de impedir la difusión de las ideas de Freud (Prusak, 2010).

El Concilio Vaticano II (1962-1965) fue un momento decisivo en este sentido. A raíz del reconocimiento de la autonomía de la ciencia, la Iglesia dejó de denigrar la psicología y la psicoterapia y las percibió como campos que podían ser útiles para las consideraciones teológicas (Prusa, 2010). A fines de la década de 1970, surgieron nuevos conceptos que desafían la comprensión freudiana de la religión. Habría que mencionar los trabajos en particular de Hans Loewald, Ana-Maria Rizzuto. Michael Eigen, James Jones, Sudhir Kakar y William Meissner, autores que consideran la religión como una expresión de un tipo de logro –emocional, moral, espiritual y cultural– análogo al que podría esperarse que surja a través de un proceso psicoanalítico exitoso, lo que se vincula con el surgimiento de un paradigma post secular (McLennan, 2010; Staudigl y Alvis, 2016).

En una cultura laica, quizá la solución al problema sea la concepción secular del psicoanálisis ético, reconociendo la experiencia religiosa no solo como base de la dignidad y la responsabilidad humana, sino también como fundamento para la transformación moral (Drozek, 2018, 2019).

A partir de un enfoque inclusivo, la religión y el psicoanálisis ético representan dos caminos distintos, pero no necesariamente contrapuestos, que pueden llevarnos a la transformación moral. Estos caminos a veces pueden fusionarse (p. ej., en el caso de la ayuda paralela), también pueden cruzarse (p. ej., cuando un paciente es derivado de un sacerdote a un psicólogo o viceversa), o puede que nunca se encuentren (cuando un paciente tiene un problema típicamente psicológico o espiritual).

Durante mucho tiempo hemos albergado una idea restrictiva de lo religioso como sinónimo de una institución eclesial más o menos alejada de la vida real. Y entendíamos la iglesia, cualquier iglesia, como una institución homófoba o machista, que expulsaba de su seno a las personas que no se adaptaran a un marco conceptual muy restrictivo. Iglesias como la católica, entre otras, estaban –y están– impregnadas de una agenda y de unas categorías poco receptivas al lenguaje de lo cotidiano y a la realidad de la vida social actual.

Pero, en una sociedad en constante cambio,nos vemos obligados a repensar esas fronteras una y otra vez. Nos queda indagar si hasta hace poco eran realmente más estables, o solo nos lo parecían. Sea como fuere, desde la presencia pública cada vez más central de la espiritualidad, sobre todo en sus vertientes *New Age* u orientalizantes, pero también en sus versiones cristianas modernas, como el cristianismo progresista, los cristianos de base, la teología de la liberación, la iglesia católica ecuménica, los baptistas o los metodistas inclusivos..., vemos que el hecho religioso, en todas sus vertientes, se adapta y se abre a las nuevas realidades.

La psicología es ciencia, pero trata de problemas que muchas veces son filosóficos, y que hace veinte años se hubieran tratado con el sacerdote. Por eso periodistas, teólogos, filósofos, antropólogos, sociólogos e incluso los propios psicoterapeutas llaman regularmente la atención sobre los aspectos religiosos de la psicoterapia, o incluso clasifican la psicoterapia como una práctica religiosa (Ağilkaya Şahin, 2018, Becker, 1973; De Botton, 2012; Gross, 1978; London, 1964; Rosen, 1977; Siang Yang, 2004; Vitz, 1977). La afirmación general de que el psiquiatra ha reemplazado al cura, o que la psicología es una religión nueva, implícita, ya ha adquirido el estatus de cliché. Porque la idea de que la psicoterapia debería (también) ser considerada como un fenómeno religioso está constituida por varias hipótesis y sugerencias diferentes y más específicas, que están vagamente conectadas. Esta idea confusa puede vincularse con un concepto igualmente confuso de "religión implícita" (Bailey, 1990; Swatos, 1993, Gollnick 2004; Plante 2021).

El psicólogo experimental William Epstein, por ejemplo, argumentaba en su libro *Psychotherapy as religion* (2006) que "la psicoterapia es la religión civil de Estados Unidos", y que hunde sus raíces en los principios de la autoinvención radical y la autosuficiencia, profundamente arraigados en la psique de la nación. Epstein expone las profundas raíces de la psicoterapia en los movimientos religiosos e intelectuales de principios del siglo XIX, al demostrar sorprendentes paralelismos entre varios tipos de terapia y prácticas tan populares como la Ciencia Cristiana y el espiritismo.

Por su parte, el psicoanalista Neville Symington explora en su libro *The Blind Man Sees* (2004) las similitudes entre la religión y el psicoanálisis. Ambas "abren a las personas a la compasión", dice Symington, ayudándolas a trascender las limitaciones del "egocentrismo", el origen de diversas enfermedades mentales. Según Symington, "La compasión es fundamental en todas las grandes religiones". Y añade: "en psicoanálisis, si puedes conseguir que el paciente comience a comunicarse de una manera saludable (compasiva), entonces sus trastornos mentales comienzan a disolverse".

Existen cuatro formas en que la psicoterapia se concibe como una religión, cuatro aspectos de la "religión implícita" de la psicoterapia: la fe, la práctica, las analogías y las interconexiones (De Groot 1998).

1. La fe

La forma en que los psicoterapeutas operan y reflexionan sobre su trabajo y la forma en que son apreciados, han despertado la impresión de que las orientaciones psicoterapéuticas son expresiones de fe (Halmos, 1966; Rieff, 1966; Riquelme, 2021).

Halmos argumenta que los psicoterapeutas no son solo equivalentes seculares y técnicos de los pastores o sacerdotes, sino que ofrecen salvación y consuelo desde algún tipo de fe (Halmos, 1966). Que efectivamente hay un papel activo de la fe que se demuestra, según Halmos, por las aparentes contradicciones en la ideología profesional que, axiomáticamente, deben ser superadas. Esta trascendencia es característica de la fe, religiosa o secular. Además, Halmos enfatiza la continuidad entre las creencias y los principios morales del cristiano y los consejeros.

Rieff postula que la psicoterapia utiliza un lenguaje de fe, pero, a diferencia de Halmos, enfatiza la discontinuidad con la religión cristiana. Según Rieff, la cultura psicoterapéutica no une a las personas para formar una comunidad moral. Christopher Lasch elaboró esta idea en su condena de la cultura del narcisismo, llamando a la psicoterapia una "antirreligión" (Lasch, 1980: Loss 2002).

2. La práctica

El segundo aspecto es la propia práctica psicoterapéutica. Los antropólogos (Lévi-Strauss, 1967), los psiquiatras (Calestro, 1972; Ehrenwald, 1966; Frank, 1973) y los psicoanalistas (Kakar, 1983, 2009; Zahoor 2021) han identificado la psicoterapia como una versión secular occidental del chamanismo y la curación por la fe. El concepto de "curación simbólica" de James Dow es un ejemplo influyente de este enfoque y un intento de explicar el carácter religioso de la psicoterapia (Dow, 1986). Bailey habla de "un estudio implícito de la religión implícita" (Bailey, 1990). Aunque los autores que prestan atención a la fe, las creencias, los rituales y la moral que no son explícitamente religiosos rara vez usan esta etiqueta (Dow, 1986). Esta línea de pensamiento compite con un elemento de la tesis de Halmos y Rieff, a saber, que la psicoterapia y el pastorado son, al menos en algunos aspectos, equivalentes funcionales.

El psiquiatra crítico Thomas Szasz lo expresó muy claramente: "los psicoterapeutas son pastores seculares"· (Szasz, 1978). Esta idea bebe de la **tipología weberiana** de metodologías de salvación (*Heilsmethodiken*), que parece sugerir que la psicoterapia (o más bien la psicoterapéutica) no solo se refiere a un método para alcanzar un objetivo determinado, sino también a un sistema de creencias, que requiere fe (Weber,1966).

Bourdieu usó la **teoría del campo** (Bourdieu,1979) para considerar si la psicoterapia debe distinguirse del cuidado pastoral religioso desde una perspectiva constructivista: ¿de qué manera los propios participantes trazan los límites entre uno y otro? El objetivo no es determinar si la psicoterapia profesional es implícitamente religiosa o no, sino aclarar el valor de lo que se ha interpretado como los aspectos religiosos de un fenómeno ostensiblemente secular, como la psicoterapia.

Michel Foucault presentó una versión especial de este último argumento (Foucault, 1978, 1983). En su hipótesis, la continuidad entre psicoterapia y pastorado se refiere a la forma de poder ejercida. El poder pastoral, cultivado en el cristianismo pero multiplicado en las instituciones seculares, estimula a las personas a revelar la verdad sobre el individuo como tal, lo que resulta en un autocontrol avanzado y radical. Hepworth, Turner y Abercrombie abordaron fructíferamente este punto en sus estudios sobre la confesión (Hepworth y Turner, 1983; Abercrombie *et al.*, 1986).

3. *Las analogías*

Existen numerosas analogías entre el mundo de la psicoterapia y el mundo de la religión, tales como el sectarismo psicoterapéutico, los libros sagrados, los ritos de iniciación, etc. Son analogías de carácter general, que pueden ser útiles también a la hora de estudiar el paradigma de las artes, la ciencia o la política. Gilbert Vincent trató de captar este aspecto para las profesiones intelectuales y de ayuda en particular a través de una concepción sociológica de vocación, creencia, etc. (Vincent, 1985).

Así es posible comparar, por ejemplo, la forma en que los terapeutas derivan su autoridad de su lealtad a la escena terapéutica con la forma en que los sacerdotes derivan su autoridad de la Iglesia.

4. Las interconexiones

Existen varias formas en que la psicoterapia y la religión institucional se interconectan. Se ha presentado como argumento a favor de la continuidad que varios psicoterapeutas y teóricos destacados en el campo tienen antecedentes religiosos, clericales o teológicos. Se ha hecho lo mismo para la aversión a la religión de Sigmund Freud y de otros (Gay, 1987). También se puede interpretar la influencia mutua de la psicoterapia y el pastorado de la Iglesia como una indicación de que están relacionados.

Tanto Vincent como Bourdieu sugieren que la historia de la influencia y la jurisdicción mutua debería ocupar un lugar central en las investigaciones futuras (Vincent, 1985; Bourdieu, 1985). Bourdieu percibe una disolución en curso del campo religioso, que se transforma en un nuevo campo para la manipulación simbólica de la filosofía personal y la forma de vida (Bourdieu, 1985).

Parece que los cuatro conceptos individuales hacen posible centrarse en temas que de otro modo se pasarían por alto o se tratarían de forma oscura o unilateral.

En primer lugar, mientras que la psicología humanista ha sido más de una vez interpretada como mística (Stone, 1976; Vitz, 1977, Shelestyu, 2023, Elahi *et al.*, 2022), el hecho de que otras escuelas de psicoterapia profesional también tengan su propia **metodología de salvación** a menudo se pasa por alto.

En segundo lugar, el concepto de **cuidado pastoral** apunta a la equivalencia entre una función tradicional del especialista religioso y la función central de los psicoterapeutas. A través del concepto de poder pastoral, se indica que la individualización y la expansión del control social pueden ser dos caras de un mismo proceso.

En tercer lugar, el concepto de **homologías estructurales** aclara la dinámica de la comunidad psicoterapéutica. En particular, la idea de que las opiniones y doctrinas de las partes en disputa pueden tener características estructurales, correspondientes a una posición particular en un campo cultural, y que la contienda puede reproducir una creencia común, explica por qué las controversias psicoterapéuticas se parecen en exceso a las controversias religiosas, tanto en la intensidad de las discusiones como en el uso ambivalente de la terminología religiosa: La afiliación, la esencia, la curación del alma/psique, la conciencia, la alianza terapéutica que recuerda a la alianza entre Dios y su pueblo... Por otra parte, Koeing (2005) y Hufford (2005) coinciden a la hora de señalar la falta de claridad en la distinción entre los términos.

En cuarto lugar, una interpretación similar de las **actitudes** (hacia el pastorado de la iglesia, o hacia los clientes/pacientes) indica que ninguna definición de la relación entre los dos puede abstraerse de las estructuras sociales objetivas que reproduce.

Como ya he apuntado antes, la terapia humanista ha sido calificada como "mística" en diversas ocasiones, y esa es exactamente la impresión que a veces he tenido en mi centro. Como persona criada en un ambiente religioso, me era fácil establecer concordancias entre el campo conceptual que viví en mi infancia y el que se respiraba en el centro, por parte de profesionales que se definen como ateos o laicos. No es casualidad que en inglés se le llame *counsellor* tanto al terapeuta humanista como al pastor que se convierte en el guía de un fiel en concreto (en la Iglesia católica se le llama director espiritual).

Desde el momento en el que la Iglesia católica en España está perdiendo fieles a marchas forzadas (el 26,6 de los españoles no asiste a misa nunca, y solo el 14,5 lo hace regularmente según el último informe del INE), la psicoterapia aparece para muchos como el espacio en el que pueden repensarse y confrontar sus problemas con una figura que hace de guía y consejero.

Personas como Ángel, que han abandonado la religión, o como Dani (de quien hablé en el anterior capítulo), que nunca estuvo en ella, tienen complicado encontrar su propia moral y valores, amén de significado y propósito a su vida fuera de la religión organizada, en un *zeitgeist* de degradación de los contratos sociales y un aumento del relativismo moral. La psicoterapia les ofrece potencial para la exploración individual de cómo vivir la propia vida de forma individualizada y menos atada a una doctrina específica.

Las diferencias entre religión y terapia

Pero si ya he hablado de las similitudes, creo que es interesante hablar las **diferencias entre religión y terapia:** Mientras que la religión tiende a centrarse en el culto comunitario, la terapia se centra mucho más en uno mismo. Mientras tanto, los *millennials* (y los jóvenes en general) tienden a ser más individualistas y menos complacientes con la autoridad que otras generaciones. El hecho de que el espacio terapéutico esté diseñado para el autodescubrimiento y el pensamiento mediante el uso de preguntas abiertas, se ajusta perfectamente a estas necesidades.

Quizá sería interesante diseñar cursos/programas de formación a corto plazo para abordar la integración entre terapia y religión después de la formación básica como terapeuta (Rathore y Kriplani, 2023). En el campo de la salud mental, los códigos éticos típicamente entienden la religión y la espiritualidad como una cuestión de multiculturalismo. Pero también habría que entenderlo como una cuestión de integración y respeto mutuo (Richards y Bergin 2005).

Dada la escasa investigación sobre temas de salud mental y psicoterapia realizada con miembros de comunidades religiosas, existe una obvia laguna en las profesiones de la salud mental y de la psiquiatría en general (Ponterotto *et al.*, 1995).

Muy posiblemente se podrían investigar más en profundidad las diferencias del afrontamiento religioso y del no religioso –mediante la psicoterapia y otras intervenciones de asistencia psicológica– en personas religiosas que afrontan sus vivencias existenciales y sus crisis, en forma conjunta y complementaria, de manera que el psicoterapeuta no se convirtiese en el sustituto del sacerdote, sino que reivindicase su espacio propio y único.

Retomando el caso, la incorporación de estos temas espirituales o religiosos en la psicoterapia requeriría algunos cambios importantes en el proceso terapéutico establecido. En este caso, por ejemplo, una cosa era que Ángel no quisiera hablar del asunto con su director espiritual, por ejemplo, y otra que hubiera abandonado sus creencias ("Quien habitó una vez en lo sagrado, en lo sagrado vive para siempre", decía Francisco Brines). Por esta razón, su terapeuta debía poner especial cuidado en no criticar de manera abierta a la Iglesia Católica. También debía ponerlo en que no se creara una transferencia, y en que Ángel no repitiese los patrones relacionales dependientes que había vivido con su mentor y los reprodujese en el espacio terapéutico.

En el caso de Ángel aparecían dos problemas. Uno, que su terapeuta no era católico, no había sido criado en el seno de esa religión y le costaba entender la dimensión de conceptos como culpa, sacrificio y entrega que Ángel había introyectado como valores. El segundo, que Ángel había transferido sus sentimientos hacia sus directores espirituales a la terapia y esperaba de la terapia un camino de absolución y guía más que un camino de autoconocimiento.

En la intervención, vamos a tratar de indagar sobre eso. Contamos con la ventaja de que Ángel es un inmenso lector y que ya ha escrito en otras ocasiones. Ha escrito diarios y poesía.

Escribir requiere una activación de diversas áreas cerebrales. El lóbulo frontal se hace cargo de la abstracción; esto es, de procesar aquello que se va a escribir. También se ocupa de la recuperación de la información en la memoria a largo plazo, particularmente en la zona prefrontal. El lóbulo temporal se encarga de los fonemas, de determinar qué sonido le corresponde a cada grafema. El lóbulo occipital interpreta las letras escritas. El parietal (sobre todo el área de Exner) facilita la coordinación motriz entre los ojos. Por todo ello, el acto de escribir requiere de un alto nivel de coordinación hemisférica.

En este sentido, la sintaxis se presenta como un auténtico activador, ya que el lenguaje activa los lóbulos frontal, temporal y parietal. Por eso hacemos listas de la compra, por eso en magia los conjuros se escriben y luego se queman, por eso los estudiantes escriben resúmenes de las lecciones que no entienden. Porque escribir ayuda a reorganizar conceptos y a entenderlos.

Cuando la visión vital se desenfoca y se pierde la perspectiva de la vida, hay que mirar hacia el frente, detenerse o enfocar. Es como volver a ver el mapa. Para enfocarnos espiritualmente se hace necesario mirar hacia nuestro interior y la mejor forma de hacerlo es rezando (si uno cree), meditando o escribiendo.

Intervención en el caso de Ángel

Primera sesión

Ángel, como ya he dicho, no sufre ningún tipo de trastorno mental. Pero se encuentra en una encrucijada vital. Perdido, confuso, angustiado. Se trata del candidato perfecto para una intervención. Es un hombre que ama la lectura y la escritura y que lo que busca es aclarar sus ideas y tomar un camino.

Ángel es un hombre que lee mucho y que se ha mostrado muy interesado en hacer una intervención de Escritura expresiva. Llega con una amplia sonrisa y mostrándose muy colaborador

Se le propone que escoja un cuento de hadas que la terapeuta también conozca, y que lo escriba de corrido. (Ejercicio de los cuentos de hadas). Insiste la terapeuta en que es importante que Ángel escriba todo lo que le venga a la cabeza en diez minutos, que no intente que esté bien escrito y que no corrija. Que se trata de un ejercicio, que no debe intentar impresionar a la terapeuta escribiendo bien, sino simplemente intentar recordar lo que le llega del cuento que escuchó en la infancia.

Ángel elige escribir el cuento de los tres cerditos:

Había una vez tres cerditos que vivían al aire libre cerca del bosque. Pero por allí solía pasar un lobo malvado y peligroso que amenazaba con comérselos. Un día acordaron que lo más sensato sería que cada uno se construyera una casa para estar más protegidos.

Uno decidió que su casa sería de paja. Otro que su casa sería de troncos. El tercero, que tenía muy buena cabeza, planeó una casa de ladrillo.

Día tras día, el tercer cerdito se afanó en hacer la mejor casa posible. Tardó varias semanas y le resultó un trabajo duro y agotador, pero el esfuerzo mereció la pena, porque construyó una casa muy resistente.

Cada cerdito se fue a vivir a su propio hogar. Todo parecía tranquilo hasta que una mañana llegó el temido lobo. El primer cerdito salió a todo correr y se refugió en su recién estrenada casita de paja. Cerró la puerta tras de sí y respiró tranquilo y aliviado. Pero desde dentro escuchó cómo el lobo gritaba:

—¡Soplaré y soplaré y la casa derribaré!

El lobo comenzó a soplar y la casita de paja se desmoronó. El cerdito, aterrorizado, salió disparado como alma que llevara el diablo hacia la casa más cercana, que era la de madera, y ambos se refugiaron allí. Pero el lobo apareció al rato y gritó:

—¡Soplaré y soplaré y la casa derribaré!

Sopló tan fuerte, tan fuerte, que la estructura de tablas empezó a moverse y al final todos los troncos que formaban la casa se cayeron. Los hermanos, desesperados y asustados, huyeron a toda velocidad y llamaron a la puerta de la casa de ladrillo. Su hermano les dejó entrar y después cerró la puerta con llave.

Por más que sopló, y sopló y volvió a soplar, el lobo no pudo mover ni un solo ladrillo de las paredes. ¡Era una casa de ladrillos muy resistente! El lobo se agotó de tanto soplar, se fue con el rabo entre las piernas y no volvió más. Así que los cerditos se quedaron a vivir en la casa de ladrillo y fueron muy felices.

La terapeuta le hace notar a Ángel que, a diferencia del cuento original, en el que hay un juicio moral sobre los cerditos (el cerdito más pequeño, muy vago, construye una casa con paja; el mediano, vago, pero no tanto, construye una casa con tablones y el mayor, el cerdito más trabajador, construye una casa con ladrillos); aquí no existe un juicio moral sobre los cerditos. Parece que dos de los hermanos simplemente se equivocaron al elegir material. Tampoco se incide en que el hermano trabajador era el más mayor.

En el cuento original los cerditos ponían una trampa al lobo, que moría escaldado al bajar por la chimenea y encontrar una olla de agua hirviendo que los cerditos habían colocado como trampa (en otras versiones no muere, simplemente sale corriendo). En este cuento, el lobo simplemente no puede entrar y se va. Es una amenaza omnipresente que se queda fuera de la casa.

También llama la atención que el cerdito de la casa de ladrillos "tenía muy buenas ideas" y que construir su casa resistente "era un trabajo agotador".

Después de una charla, la terapeuta y Ángel convienen en que Ángel ha narrado su realidad actual. Él es el chico con muy buenas ideas que trabajó mucho para construir su casa resistente en la que proteger a su mujer, a sus hijos, a su madre. Esa casa resistente es su trabajo y su buena posición económica, para protegerse del lobo, que es la pobreza a la que los padres tanto temían. La casa es resistente, puesto que ahora mismo Ángel disfruta de una excelente posición económica. La terapeuta le plantea este paralelismo. En el cuento es el cerdito el que cuida de otros cerditos. Su valor es construir y cuidar. De la misma manera, Ángel siente que su valor es ése: construir y cuidar. En parte debido a su educación católica y en la insistencia que tiene el catolicismo por presentar el sacrificio, el cuidado y la abnegación como un logro.

Hablan después de su miedo al divorcio. ¿Por qué tiene tanto miedo a divorciarse? Ángel dice que cree que su mujer no lo soportaría y que tiene miedo a que sus hijos "tomen partido" por la madre. Ambos, cliente y terapeuta, avanzan a través de un diálogo socrático en el que la terapeuta va planteando diversas cuestiones. ¿Cree que su mujer se suicidaría? ¿Cree que ella entraría en una depresión profunda? ¿Cree que su mujer está enamorada de él? ¿Cree que ella no sospecha de su nueva relación? ¿Cree que sus hijos dejarían de hablarle?

La conversación se extiende durante una hora y finalmente la terapeuta le pide que haga un ejercicio de cambio de perspectiva. Que escriba cómo narrarían la historia su mujer y sus hijos si él les dijera que había conocido a una nueva mujer y que está pensado en divorciarse.

Le emplaza a una segunda sesión.

Segunda sesión

En esta sesión, Ángel relata así la historia desde la que él cree que sería la perspectiva de Susana:

> Soy Susana. Me casé enamorada, pero no era como en las novelas o las series. Una de las razones por las que me casé fue porque mi familia insistía en que Ángel era muy buen chico y tenía un gran futuro, que no era un golfo como Luisón. (*Se refiere a su cuñado, el marido de su hermana*). Y que me esperaba un futuro muy bueno si me casaba con Ángel. Y he tenido una buena vida, materialmente he tenido todo lo que yo quería. Pero a veces pienso que mi hermana y Luisón se llevan mejor que Ángel y yo. Al menos comparten aficiones como el fútbol, que les gusta a los dos, o hasta las series, que los dos ven las mismas. A mí no me interesa lo que lee mi marido ni lo que escucha. Los domingos, cuando se encierra en su estudio a escuchar ópera durante toda

la tarde, a mí ya me viene bien porque me pongo a ver la televisión y a ver esos programas que a él no le gustan. Muchas veces me ha preguntado que por qué los veo. Yo le digo que me relajan, él me dice que a nadie le puede relajar ver a un montón de gente gritándose. A él no le interesan ese tipo de programas y jamás ha visto uno conmigo, a mí no me interesa la ópera y solo le he acompañado una vez a ver una. No me gustó y desde entonces va solo. Cuando era joven me gustaba que me escribiera poesías, pero ahora no me gusta la poesía que lee, y no la entiendo. Tampoco me escribe poesías a mí. Sus poesías son muy abstractas, pero una vez le pregunté a quien se las escribía porque me di cuenta de que no eran para mí. Que las poesías nuevas, las de madurez, no eran para mí. Porque yo ya sospechaba que había otras. Pero, como dicen, ojos que no ven, corazón que no siente, y mientras esas historias no las supiera nadie más y no se colaran dentro de mi casa, me daba igual. Además, Ángel siempre ha sido muy buena persona, yo sabía que no podía dejarme. Si se va con otra mujer me enfadaré mucho, muchísimo, probablemente no le hable más. Me refugiaré en mis hermanos y mis primos. Si lo pienso bien, en realidad Ángel y yo ya no compartimos muchas cosas, no dormimos juntos muchas noches porque yo digo que él ronca, y no tenemos sexo desde hace años, así que quizá puede que sea el orgullo lo que me mueva, por encima del amor. No sé si me deprimiré. Me deprimí mucho cuando murió mi madre, y entonces me refugié mucho en mis primos. Es probable que vuelva a hacer lo mismo.

Ángel relata así la historia desde la que él cree que sería la perspectiva de su hija Alicia:

Soy Alicia. Yo podía imaginar que mi padre tenía algo con esa señora, no soy tonta y ciertas cosas se ven. Lo que no podía imaginar es que se atreviera a dejar a mi madre. Eso sí que no lo vi venir. Aunque se notaba que no tenían mucho en común, tampoco discutían ni nada por el estilo. Yo nunca hablé con mi padre de su vida privada. Por supuesto estaré al lado de mi madre, porque la veo la más débil, tiene menos recursos y menos vida que mi padre. E intentaré no intimar con su nueva novia porque sé que a mi madre le sentaría mal. Pero nunca dejaré de lado a mi padre, porque siempre me he llevado mejor con mi padre que con mi madre. Hace años tenía muchas discusiones con mi madre, porque ella puede ser muy agobiante, y por eso en casa la llamamos Mamá Osa, pero la llamamos así de buen rollo, mi madre en el fondo es muy buena persona, aunque sea tan entrometida a veces. Con mi padre puedo tener conversaciones muy interesantes y tenemos muchas más cosas en común. Por supuesto que el divorcio de mis padres me afectará, pero yo ya no soy una niña, ahora tengo treinta años, y estoy a punto de ir a vivir con mi novio. Los problemas de mis padres son suyos, eso se lo he dicho siempre a mi madre cuando intentaba meternos en una discusión. Mi vida es mía.

Y, por último, Ángel relata así la historia desde la que él cree que sería la perspectiva de su hijo Rafa:

Soy Rafa. Mi madre siempre dice que soy muy egoísta y que voy a la mía, y yo siempre le digo que soy práctico. Por eso, en este caso no voy a tomar partido por nadie. Por supuesto apoyaré a mi madre e incluso podemos ir a pasar tiempo con ella Nuria (su novia) y yo. Porque sabemos que, si hay una infidelidad y un abandono, el dejado sufre más que el que deja. Pero no voy a criticar a mi padre ni a dejar de hablarle. Mi padre ha hecho mucho por nosotros y especialmente por mí. Yo soy una persona leal, esto se lo digo siempre a mi madre, así que puede que yo vaya a la mía como ella dice, pero siempre estoy y he estado al lado de la familia cuando me han necesitado. Cuando murieron los abuelos estuve al lado de mi madre. Y estaré también al lado de mi padre, aunque probablemente no quiera conocer a su nueva novia.

Hablando con Ángel sobre lo que ha escrito, la terapeuta y el cliente coinciden en que él había incurrido en un sesgo de catastrofización, porque la realidad que describe en este ejercicio no es tan pavorosa como la que describía en la conversación que tuvieron en la pasada sesión. Hablan de su complejo de culpa, que la terapeuta puede entender puesto que ella también proviene de una familia católica. ¿Cree de verdad que va a destrozarle la vida a su mujer, como él decía, o simplemente es que él arrastra las secuelas culpabilizadoras de la educación que ha recibido? También hablan del hecho de que no puede sustituir a su confesor espiritual por un psicólogo, que los psicólogos no están para darle la absolución, sino para acompañarle por un camino, para ofrecerle una guía. Pero que ese camino lo tiene que hacer él. Que siempre ha estado buscando la absolución en el exterior, pero que la tiene que buscar dentro de sí mismo.

Entonces la terapeuta le propone que escriba una carta de autoperdón.

Y le emplaza a la tercera sesión.

Tercera sesión

Esta es la carta de autoperdón que escribe Ángel:

Cuando pienso en perdonarme me doy cuenta de que lo que más me eché en cara y no me perdonaba fue el haber dejado la música. ¿Habría ganado menos? Nadie lo sabe, quizá hubiera llegado lejos. Hay corales muy famosas que hacen muchos conciertos al año y su director está bien pagado. Pero seguro que al menos habría ganado lo suficiente para vivir con dignidad y sin estrecheces. Pero me dejé tentar por el dinero y por la promesa de seguridad. Tenía miedo al "lobo", no solo a la pobreza, sino a no ser lo suficiente para mis padres.

Me he culpado mucho tiempo por dejar la música y por dejarla por una profesión que no me gustaba y me he culpado por desenamorarme de mi esposa. Y me he sentido muy culpable por ser infiel.

Me perdono a mí mismo porque era joven y era manipulable. Me perdono por haberme cansado de una vida aburrida, gris, al lado de una mujer que es buena y responsable, pero que no es para mí. Nos fuimos distanciando con los años y eso no es culpa mía ni suya. Cada uno se refugió en lo suyo y en su mundo; ella en su casa, sus hijos y yo en mi trabajo, mis libros, mi música.

Me he sentido muy culpable por ser infiel, pero me perdono porque a partir de ahora voy a hacer las cosas bien y decir la verdad, no voy a comportarme como un niño pequeño que hace travesuras escondido de mamá.

Me perdono por haber sido mi principal enemigo, por vivir preso del deseo de quedar bien, de estar a la altura. Por haber cedido a que fueran los demás los que dirigieran una vida que era mía. Pero fui yo el que dejé que lo hicieran. También debo perdonarme por permitir que la inseguridad fuera el timón de mi vida. La inseguridad y el hambre de la aprobación de los demás. Yo sé que en realidad era mi propia voz la que escuchaba en mi cabeza y me convencía de no merecer lo bueno. Esa voz me hacía sentir menos que los demás.

Yo soy el responsable de lo que me pasó, porque fui yo mismo el que me llené de inseguridades y dudas, el que me juzgué y me critiqué en todo lo que hacía, el responsable de los problemas en mi vida. En mí estaban las respuestas y las soluciones. Y no las quise ver. Y también una valentía muy dentro de mí. Y no la quise usar.

Me perdono por haber sido cobarde. Porque sé que lo hice lo mejor que pude, porque me doy cuenta de que siempre hice lo mejor que pude. He aprendido muy tarde que se puede cambiar de vida y me perdono por no haberme atrevido a hacerlo antes, Me perdono. Lo hago para poder así librarme de la cadena de responsabilidad y de culpa que me tenía atado, porque sin darme cuenta he hecho infeliz mucho tiempo a Susana creyendo que la hacía feliz.

Me perdono mis errores y mis equivocaciones. Si Dios me puede perdonar ¿cómo no me voy a perdonar a mí mismo?

Tras esta intervención Ángel decidió, por sí solo, iniciar una mediación con su pareja en el mismo centro donde estaba llevando a cabo la terapia. Allí se sinceró con su mujer y le contó que había iniciado otra relación (decidió hacerlo en un espacio neutro y supervisado, porque temía miedo de la reacción de ella). Acordaron que él cortaría la relación con su nueva novia hasta que acabaran la mediación. Tras varias sesiones de mediación, se separaron en buenos términos. Ángel no se ha divorciado de momento, solo ha acordado una separación legal.

Existen pocas dudas sobre la fuerza de la relación entre religión e identidad. La historia de Ángel nos ilustra sobre el vínculo entre religión e identidad desde tres puntos de vista, a saber: la religión como expresión de un profundo sentido de unidad y su relación con la formación de la identidad, la influencia de la religión y el concepto del matrimonio o de lo que significa el amor, y el debate entre el sentimiento religioso y la búsqueda de la libertad. La escritura le ha permitido a Ángel indagar en sus fantasías, sus sueños y sus anhelos en un espacio alejado de su entorno y de su comunidad. Le ha facilitado aceptarse a sí mismo, y entender que, como decía Albert Ellis, gracias a la autoaceptación incondicional una persona puede siempre respetarse a sí misma como persona, como ser humano, se haya o no comportado de acuerdo a un ideal, e independientemente de que las personas que le rodean le aprueben a él, o a ella o a su comportamiento. Esta es una lección universal que ojalá lográramos grabarnos a fuego en la memoria todas aquellas personas que escribimos.

2 La Escritura expresiva

Marco teórico y evidencia empírica

Una vez hemos presentado cuatro casos de intervención con Escritura expresiva llega el momento de entender qué es exactamente la Escritura expresiva y cuál es su base teórica.

Debemos partir de la base de que, en la Escritura expresiva, el énfasis no se coloca tanto en lo que sucedió, sino en cómo se experimentó lo que sucedió. Cómo se sintió quien lo vivió. El objetivo es expresar los sentimientos de la forma más espontánea posible, sin tener en cuenta la necesidad de una trama ni preocuparse por la puntuación, y con la idea de escribir para uno mismo, no para los demás (Evans, 2012).

La escritura narrativa, por el contrario, enfatiza los eventos que realmente sucedieron. Y escribe para los demás, con la idea de que otro lo lea. La escritura narrativa es, en principio, una herramienta literaria. Esto no quita que pueda ser terapéutica, que pueda adquirir la forma de una especie de terapia de exposición escrita para pacientes con trauma, o simplemente que pueda tratar de desarrollar una narrativa consistente que parezca dar sentido a las experiencias infelices de una persona. O que incluso pueda alentar a reescribir la experiencia de una manera que produzca un resultado más favorable. Pero la escritura narrativa, la escritura literaria, la escritura creativa... no es Escritura expresiva.

¿Qué es, entonces, la Escritura expresiva?

La Escritura expresiva es una técnica que se utiliza en Psicología desde los años ochenta y que ha sido objeto de diversas investigaciones. A través de dichos estudios, se ha planteado que escribir sobre nuestras emociones disminuye el estrés y la ansiedad, mejora las relaciones interpersonales, incrementa las estrategias de afrontamiento, potencia el autoconocimiento, contribuye al desarrollo del sistema inmune y a la mejora del estado de salud en general, y facilita el desempeño en el área académica o laboral. Sin embargo, donde más se ha estudiado y se ha expandido su aplicación clínica es en el campo del estrés postraumático (Pennebaker & Chung, 2007).

Pero ¿es su efectividad tan poderosa como nos aseguran sus promotores? ¿Es realmente útil para justificar su incorporación en el abordaje terapéutico de diversos problemas psicológicos? ¿Hay suficiente evidencia publicada?

El procedimiento de investigación estándar sobre la Escritura expresiva, verificado bajo condiciones experimentales controladas, fue desarrollado inicialmente por Pennebaker y Beall (1986). Dicho procedimiento consiste fundamentalmente en asignar aleatoriamente a los sujetos participantes en estos estudios a dos grupos: uno de control y uno experimental. A cada grupo se le pide que escriba sobre un tema específico diariamente, a lo largo de varios días (normalmente entre tres y cinco), y en un entorno controlado. Mientras que el grupo de control escribe sobre un tema sin trascendencia –por ejemplo, sobre lo que han desayunado ese día–, al grupo experimental se les pide que describan el acontecimiento traumático que recuerdan como más relevante en su vida y que relaten con especial detalle los sentimientos y emociones que asocian a ese hecho. Pueden escribir diariamente sobre el mismo tema o pueden relatar diversos sucesos. Obvia decir que se garantiza la total confidencialidad de las narraciones elaboradas. Se les requiere que desestimen la ortografía, la gramática o la estructura narrativa del relato para concentrarse en los hechos, las emociones y los sentimientos.

Las variaciones del paradigma han incluido el estudio en todo tipo de poblaciones, y se ha demostrado efectos beneficiosos en todas ellas. La lista es exhaustiva: Estudiantes universitarios (Pennebaker,

1997), sujetos desempleados (Spera, Buhrfeind y Pennebaker, 1994), población reclusa (Richards, Beal, Seagal y Pennebaker, 2000), supervivientes del Holocausto (Pennebaker, Barger y Tiebout, 1989; Bruder, 2008), víctimas de agresiones sexuales (Glass *et al.*, 2019, Meston *et al.*, 2013), víctimas de abuso sexual infantil (Gerger 2021), pacientes con enfermedades crónicas (Smyth *et al.*, 1999), mujeres embarazadas (Quian, 2020), mujeres con depresión postparto (Crawley, 2018, Rabiepoor *et al.*, 2020), mujeres con dolor pélvico crónico (Norman, 2004), veteranos de Vietnam con estrés postraumático (Gidron, Peri and Connolly Gidron *et al.*, 1996), supervivientes del atentado de Atocha (Férnandez, Pennebaker y Páez Rovira, 2004), supervivientes de trauma complejo (Glass, 2019), pacientes oncológicos (Merz, Fox y Malcarne 2014, Stanton *et al.*, 2002), pacientes con cáncer de mama (Ji *et al.*, 2020), pacientes con asma y con artritis (Smyth *et al.*, 1999), pacientes con fibromialgia (Broderick *et al.*, 2005), niños que han sufrido acoso escolar (García Gutiérrez, 2020) ... amén de muchos otros estudios.

Pero esto no debería sorprendernos, dado que el solo acto de escribir mejora la concentración y actúa como una práctica meditativa que nos permite focalizar en nuestras propias emociones y sentimientos y mejorar el diálogo interno. La expresión de las emociones permite regular el estrés y la ansiedad, ayuda a la memoria y a la concentración, y sirve como mecanismo de afrontamiento. Es lógico pensar, pues, que todo tipo de poblaciones concretas se beneficien de la Escritura expresiva.

Se han realizado más de cien estudios experimentales controlados sobre el impacto de la expresión emocional oral o escrita en diferentes poblaciones. Los resultados de estos estudios corroboran la existencia de una significativa relación entre la expresión emocional y varios índices de bienestar psicológico y somático (Pennebaker, 1997).

Desde que Pennebaker iniciara sus investigaciones, diferentes sujetos que han participado en estudios sobre Escritura expresiva han escrito sobre los temas más diversos. Temas que significaron para ellos una experiencia traumática: abusos sexuales, graves problemas de salud, duelos, accidentes, problemas relacionales, rupturas de pareja, duelos, ansiedad, depresiones, etc.

Los estudios de Pennebaker han demostrado que cuando los sujetos disponen de la oportunidad para revelar sus experiencias y sentimientos lo hacen con gusto.

En principio, la expresión emocional acerca de experiencias traumáticas o muy estresantes facilita el afrontamiento del suceso (Pennebaker y Haber, 1993). Y esto sucede porque la mera expresión de una respuesta emocional incrementa la introspección. Por introspección *(insight)* nos referimos a la visión interna, la percepción, el entendimiento. Y es que el simple hecho de escribir ayuda a las personas a imponer una estructura cognitiva a los acontecimientos traumáticos o altamente estresantes (Francis y Pennebaker, 1992).

Existe también un estudio de Lepore (1997) que demuestra cómo la Escritura expresiva modera el impacto de los pensamientos intrusivos y de los síntomas depresivos. Si bien no necesariamente reducía el *número* de pensamientos intrusivos, sí que se probó que reducía su *impacto*. Los participantes del estudio mostraron un declive significativo de los pensamientos depresivos. El estudio de Lepore demuestra que el estrés se redujo en dichos participantes, pues la escritura les ayudó a controlar la ansiedad y a mejorar la comunicación con su entorno. Tres décadas de estudios de Escritura expresiva (desde Pennebaker y Beall, 1986, hasta Frattaroli, 2006) demostraron que de dos a cuatro sesiones de Escritura expresiva, focalizadas en la fuente del sufrimiento, redundan en beneficios demostrables, tanto a nivel psicológico como físico. Beneficios que se manifiestan a lo largo de los meses subsecuentes a las sesiones.

Es decir, que esos beneficios se mantienen incluso cuando uno hace tiempo que ha dejado de escribir.

¿Es efectiva la Escritura expresiva?

En general, los informes de terapeutas que utilizan terapias de escritura han sido muy positivos. Hay datos que sugieren que escribir sobre experiencias negativas pasadas puede permitir que un individuo experimente un factor estresante nuevo como menos estresante, y que esta experiencia se acompañe de una reducción en sus efectos fisiológicos y conductuales (DiMenichi, 2018). También se han observado mejorías en síntomas afectivos y rumiativos en sujetos vulnerables con antecedentes depresivos tras la Escritura expresiva (Gortner, Rude y Pennebaker, 2006). Es decir, que se ha observado que los pacientes depresivos se sentían mejor y les daban menos vueltas a las cosas.

Sin embargo, al observar los estudios sistemáticos con varios grupos de control, probablemente se deberían reconocer tanto las fortalezas como algunas limitaciones. La mayoría de los estudios no han analizado a personas con trastornos depresivos mayores. Más bien, el énfasis ha estado en el trauma, el estrés crónico o la enfermedad médica.

Curiosamente, el beneficio a menudo es independiente del síntoma del estado de ánimo deprimido *per se*. En el estudio de cuidadores mencionado anteriormente, por ejemplo, la terapia expresiva escrita redujo los síntomas de trauma y mejoró la salud psicológica general, pero no específicamente las medidas de depresión o ansiedad (Riddle, Smith y Jones, 2016). De manera similar, en un estudio de pacientes con carcinoma de células renales, la Escritura expresiva redujo de forma significativa los síntomas afectivos y físicos asociados al cáncer, posiblemente a través de un efecto a corto plazo en el procesamiento cognitivo, sobre los pensamientos intrusivos y conductas evitativas (Milbury, 2014), si bien es cierto que el efecto excluye a aquellos pacientes con aversión a la escritura. Y, sin embargo, en un estudio en pacientes en un entorno de cuidados paliativos, no se demostraron beneficios (Kupeli, 2019), lo que podría reflejar tanto los datos limitados disponibles como la posibilidad de que en algún momento la naturaleza abrumadora de una enfermedad pueda desafiar la autoexpresión. Es decir, cuando un paciente está ya en paliativos, la enfermedad ya no puede curarse, por lo tanto, quizá fuera poco razonable esperar una mejora del estado de ánimo.

¿Cómo funciona?

Desde que Pennebaker creara el paradigma de la Escritura expresiva, se han ido barajando todo tipo de explicaciones para dilucidar el porqué de sus efectos terapéuticos.

La más obvia es la catarsis y el alivio que proviene de esa liberación de sentimientos negativos interiorizados (Pennebaker, 1997).

Se ha especulado que escribir sobre eventos infelices pasados hace que haya más recursos cognitivos disponibles para nuevos desafíos. Otra posibilidad es que escribir un texto requiera un grado de concentración que sea incompatible con las rumiaciones catastrofistas típicas de los estados ansioso-depresivos. Con ese darle vueltas en la cabeza una y otra vez a las ideas como si las hubiéramos metido en una lavadora mental. O que el acto de escribir implique un tipo de actividad cognitiva que reformula los recuerdos traumáticos, los reestructura de una manera más susceptible de establecer conexiones con experiencias pasadas y ponerlas en contexto. En la medida en que la escritura forma una narrativa a partir de la experiencia perturbadora, también abre la puerta para reescribir la narrativa con un resultado más positivo.

Diferentes estudios hechos con resonancia magnética (DiMenichi, 2019) han demostrado que el acto de escribir sobre las propias experiencias y sentimientos resulta en la activación de la corteza cingulada media, el núcleo caudado y el córtex prefrontal, lo que supondría una facilitación en el procesamiento de emociones negativas, que a su vez mejoraría el estado de ánimo.

La Escritura expresiva y el uso de palabras cognitivas causales y reflexivas/introspectivas podría implicar un proceso cognitivo fundamental para desarrollar, a través de la escritura, la creación de significado. Dicha creación de significado es esencial para procesar y resignificar las experiencias traumáticas y, por ende, para desarrollar procesos de crecimiento postraumático, tal y como se demostró en un estudio reciente en China (Zheng, Lu y Gan, 2019).

Dicho estudio partía de una perspectiva epistemológica cognitivista. Es decir, que se enfoca en procesos cognitivos como la percepción, el lenguaje, la memoria y la conciencia. La lingüística cognitiva es una teoría unificada que concibe el lenguaje como una tarea cognitiva con capacidad integrativa.

El lenguaje, como tarea cognitiva que es, está basado en procesos de cognición complejos; tales como la percepción, la inferencia, la categorización, la conceptualización... que permiten una estructuración semántica del mundo que nos rodea mediante una relación lenguaje-cognición-realidad. Esto es, que nos permite dar significado a nuestro entorno y a nuestras experiencias. El estudio entiende por "palabras cognitivas" aquellas referidas a palabras asociadas con el procesamiento cognitivo, que engloban e incluyen palabras reflexivas/introspectivas (p. ej., "reflexionar") y palabras causales (p. ej., "porque").

Este tipo de palabras se consideran precursoras de una narrativa coherente. El uso de palabras cognitivas en la Escritura expresiva podría facilitar el proceso de creación de significado, y permitiría a las personas dar sentido a los eventos estresantes. Y lograr el crecimiento postraumático. Darle sentido a lo que sucedió y aprender de ello.

La creación de significado se refiere al procesamiento cognitivo que facilita la comprensión de los eventos y ayuda a las personas a dar sentido a la adversidad. Dicha creación de significado después de eventos traumáticos redunda en un bienestar psicológico.

La vigencia del estudio radica en que aporta datos que sustentan las tesis de que el uso de la escritura como herramienta terapéutica puede desembocar en beneficios obvios y mensurables, y es recomendable como coadyuvante o alternativa a las terapias tradicionales.

Antes de inscribirse en el presente estudio, se pidió a los participantes que completaran un cuestionario en línea para determinar si habían experimentado eventos traumáticos. En el estudio, cincuenta y dos participantes que reportaron más de tres eventos traumáticos fueron invitados a participar. Los participantes fueron asignados aleatoriamente a la condición de Escritura expresiva (n = 26) o la condición de control (n = 26), que implicó completar una tarea de escritura neutral. Se instruyó a todos los participantes para que completaran el IES-R (Escala del Impacto de Sucesos Revisada, pretest), seguido de la tarea de Escritura expresiva o neutra durante 20 minutos, y luego el MLQ (Cuestionario de Liderazgo Multifactorial) y el PTGI (Inventario de Crecimiento Postraumático, PTGI por sus siglas en inglés) ambos postescritura. Para la Investigación lingüística y análisis de codificación de conteo de palabra se empleó el Diccionario de chino simplificado.

Se demostró que tanto la Escritura expresiva como el uso de palabras causales e introspectivas/reflexivas facilitaron la creación de significado en el proceso de escritura, lo que predijo altos niveles de Crecimiento Postraumático (GPT, en inglés).

Este estudio tiene implicaciones clínicas. Para las personas que han sufrido un trauma, la Escritura expresiva puede ser una forma eficaz de fomentar el proceso de creación de significado (Park, 2010).

Además, las instrucciones deliberadas sobre el uso de palabras causales e introspectivas/reflexivas en la Escritura expresiva podrían aumentar los efectos de la intervención, al promover la creación de significado y el crecimiento postraumático. Por último, evaluar el contenido de la Escritura expresiva podría ayudar a los médicos a identificar las etapas de creación de significado y la tasa de éxito de cada individuo en la creación de significado.

En resumen, hay todo tipo de teorías en torno a *cómo funciona* la Escritura expresiva.

La cuestión es que *funciona*.

Se ha encontrado que la terapia de escritura es beneficiosa en diferentes problemas, particularmente en situaciones de estrés crónico, trauma y algunas condiciones médicas. Una de las conclusiones más llamativas (e intrigantes) de los estudios es que en algunas situaciones la Escritura expresiva mejora el bienestar general o los síntomas médicos, pero sin cambios específicos en las medidas de depresión.

¿Podemos hablar de una terapia de escritura?

La terapia de escritura se puede definir como el proceso en el que el cliente utiliza la escritura como medio para expresarse y reflexionar sobre sí mismo, ya sea de forma autogenerada o sugerida por un terapeuta o el investigador (Wright & Chung, 2001). Desde las primeras investigaciones de James Pennebaker (Pennebaker & Beall, 1986), la terapia de escritura ha mostrado efectos terapéuticos en la reelaboración de eventos traumáticos y efectos beneficiosos sobre la salud física y psicológica (Nicholls, 2009).

Las técnicas de escritura a menudo se implementan en las terapias clásicas ya que ambos procesos (hablar y escribir) favorecen la organización, la aceptación y la integración de los recuerdos (Lyubomirsky *et al.*, 2006). Pero la Escritura expresiva también es beneficiosa como técnica independiente para el tratamiento de los síntomas de los trastornos depresivo-ansiosos y de estrés postraumático (Reinhold *et al.*, 2018).

La Escritura expresiva, completada con sesiones programadas con un terapeuta, es tan eficaz como la psicoterapia tradicional para el tratamiento de pacientes con síndromes traumáticos (Gerger *et al.*, 2021).

En algunos casos, puede ser incluso más beneficiosa que la terapia conversacional en pacientes con un alto nivel de rasgo de ansiedad, evitación e inhibición social (Allen *et al.,* 2020).

Una aplicación común de la terapia de escritura es el uso de un diario en la Terapia Cognitiva Conductual (Butler *et al.*, 2006). En el enfoque fenomenológico-existencial, la escritura provee de significado y objetivos (King, 2001). De acuerdo con la teoría de las emociones positivas (Fredrickson, 2004), la escritura fomenta emociones positivas, e intensifica la atención y la flexibilidad cognitiva (King, 2001). Y en la Terapia de Aceptación y Compromiso, facilita el proceso de defusión del pensamiento (Hayes, 2004). Ojo, hablamos de defusión y no de difusión, y entendemos por defusión el proceso a través del cual se minimiza la influencia de los pensamientos negativos sobre nuestros comportamientos.

Aplicaciones tradicionales de las técnicas de escritura

En **Terapia Cognitiva Conductual,** el **diario** es un instrumento de autoobservación muy útil (Beck, 1979; Butler *et al.*, 2006). El diario permite enfatizar los procesos de reestructuración cognitiva, (Beck, 1979, King & Boswell, 2019). Está dirigido específicamente a abordar los síntomas y la angustia, pero también puede desencadenar cambios cognitivos, maduración y mejora de la autoconciencia (Butler *et al.*, 2006).

La Logoterapia es una estrategia específica, totalmente basada en palabras, inscrita dentro de las terapias fenomenológico-existenciales (Frankl, 1969). En Logoterapia, la escritura se utiliza para aumentar la conciencia (Yalom, 1980). En concreto, en el ejercicio de "Escribir tu Epitafio" (Ruini, 2022), se anima al cliente a clarificar los valores y objetivos personales y comprometerse con ellos. La principal diferencia entre la Logoterapia y la Autobiografía guiada (véase más adelante) se basa en el marco filosófico utilizado en el enfoque existencial. Además, en Logoterapia, el tema narrativo puede reducirse a un evento traumático específico, sin involucrar toda la biografía personal. La Logoterapia parte desde un estilo teórico fenomenológico y existencial, y normalmente investiga sobre muestras clínicas de pacientes que sufren estrés postraumático, depresión o ansiedad, para alentar a los pacientes a expresar preocupaciones existenciales, a encontrar sentido a los acontecimientos y a clarificar valores y objetivos mediante la escritura.

La Terapia de aceptación y compromiso (ACT) se basa en la Teoría del marco relacional (Reese, 2013), a la que incorpora también parte del marco teórico de la terapia cognitiva conductual. Este marco analiza paradojas, metáforas, historias, ejercicios, tareas conductuales y procesos experienciales (Hayes, 2004). La ACT implementa la "Defusión de pensamientos" (Hayes,2004), que se ocupa de la capacidad de distanciarse de los pensamientos problemáticos para poder modificar los comportamientos y elecciones de vida (Hayes, 2004). En pacientes con depresión y ansiedad, o que sufren de enfermedad o dolor crónico, la ACT se plantea el objetivo de incrementar la flexibilidad cognitiva y de promover una actitud activa del paciente ante sus problemas. Usa ejercicios como el del epitafio y también utiliza metáforas, comparaciones y ejemplos.

La terapia de esperanza de Snyder (Snyder *et al.*, 2002) implica el uso específico de "narrativas de esperanza" mediante "ejercicios de recordatorio de esperanza". Por ejemplo, partiendo de las biografías de personas que han superado un evento traumático, escribiendo sus propias historias de esperanza (Magyar-Moe *et al.*, 2015). En la fase posterior se implantan "técnicas de construcción de esperanza", y se les pide a los clientes que escriban una narrativa específica en la que se centren en los objetivos futuros a alcanzar y desarrollen un camino específico para alcanzarlos.

La Psicoterapia Positiva (*Positive PsychoTherapy*, PPT) utiliza técnicas de escritura en varios momentos del proceso terapéutico (Rashid y Seligman, 2018). Por ejemplo, al comienzo de la terapia se invita a los clientes a escribir una presentación personal en términos positivos, lo que se denomina la "Introducción Positiva" (Rashid, 2015). Más tarde, en el ejercicio de "Evaluación positiva", se pide a los clientes que reformulen estos eventos negativos pasados y que busquen posibles consecuencias positivas. La fase final de la terapia se enfoca en explorar y entrenar las fortalezas del individuo, y acaba con los ejercicios "Regalo del tiempo" y "Legado positivo" (Rashid, 2015). Esta técnica tiene similitudes con la Logoterapia y el ejercicio de epitafio y con la ACT, pero en PPT se guía al cliente a enfatizar aspectos positivos de su vida y cualidades personales, y no se menciona la teoría del marco relacional como en la ACT.

Además, la Psicoterapia Positiva implica también técnicas de escritura específicas dedicadas a la promoción de emociones positivas específicas, que sirven para incrementar el bienestar emocional y reformar relaciones. Por ejemplo, los ejercicios de gratitud: "Carta de gratitud", "Diario de gratitud" y "Recuerdos buenos versus malos" (Rashid y Seligman, 2018). Estos ejercicios promueven el bienestar y aumentan el estado de ánimo positivo (Toepfer *et al.*, 2012; Wong *et al.*, 2018).

En la PPT, los diarios son una herramienta poderosa para producir no solo bienestar, sino también mejoras en la salud (Jans-Beken *et al.*, 2020; Rashid *et al.*, 2011). Estas actividades de escritura sobre la gratitud pueden regular a la baja el impacto de las emociones o las experiencias negativas en la vida (Lyubomirsky y Layous, 2013). Todos estos ejercicios han demostrado resultados positivos en el tratamiento de pacientes con depresión y ansiedad.

La psicoterapia y otras intervenciones positivas han cambiado el enfoque de los ejercicios de escritura de experiencias negativas y/o traumáticas a experiencias positivas (Lyubomirsky *et al.*, 2006). El proceso terapéutico puede ser el mismo, pero el enfoque se desplaza de los síntomas al bienestar (McCullough *et al.*, 2006).

Los ejercicios de perdón se utilizan en PPT para transformar los sentimientos de ira, resentimiento y amargura en emociones neutras o positivas, así como para fomentar el control de los impulsos y la regulación emocional (Rashid, 2015; Gordon *et al.*, 2004; McCullough *et al.*, 2006). El efecto es más rápido si se pide que se escriba sobre lo que han aprendido a partir de lo que pasó (Pennebaker & Evans, 2014). La escritura sobre el perdón también es útil para promover el perdón a uno mismo e incrementar la autoestima (Jacinto y Edwards,2011). Si la relación entre la víctima y el agresor es esencialmente problemática, la carta no se envía (Gordon *et al.*, 2004; Lyubomirsky *et al.*, 2006).

Los diarios de gratitud, las cartas de agradecimiento y las de perdón en PPT se refieren tanto a una dimensión intrapersonal de la promoción de la autoestima, la autoconciencia y el sentido de la vida como a una dimensión interpersonal de la promoción de la empatía, la compasión y un sentido de conexión con los demás. Por eso redundan en bienestar y funcionamiento psicológico positivo (Lyubomirsky & Layous, 2013). **La autoconciencia** es una habilidad compleja compuesta por competencias cognitivas y emocionales, que en PPT se enfatiza mediante los "relatos de sabiduría" (Staudinger, 2008). Se trata de narraciones que pueden estar conectadas con la memoria autobiográfica (McAdams, 2008), y que fomentan la honestidad, la responsabilidad y el compromiso, así como la adopción de diferentes perspectivas (Glück *et al.*, 2005).

Las autobiografías guiadas también fomentan la autoconciencia y la afirmación en PPT. En línea con el enfoque de la Escritura expresiva (Pennebaker & Evans, 2014), escribir sobre situaciones traumáticas o particularmente dolorosas puede promover sentimientos de esperanza, porque permite ir más allá del sufrimiento y alcanzar perspectivas positivas.

Por ejemplo, mediante el ejercicio "Escribir sobre los mejores yoes posibles" (Loveday *et al.*, 2018; Sheldon y Lyubomirsky, 2006). Así se integran experiencias de vida, se identifican las más significativas y se obtiene una sensación de control (Lyubomirsky y Layous, 2013; King (2001). En el ejercicio del "Diario de bendición/Tres cosas buenas", el objetivo no es solo identificar los acontecimientos positivos, sino también buscar las causas y subrayar el sentido de agencia personal. Estos ejercicios son particularmente útiles en el abordaje del estrés postraumático y en la regulación emocional, para controlar sentimientos de ira y resentimiento.

McAdams estudió el uso de la esta técnica (McAdams *et al.*, 2006), y desarrolló un modelo de identidad narrativa que permite recrear el pasado, tomar conciencia del presente y tener una perspectiva de futuro (McAdams, 2008). La escritura autobiográfica se puede utilizar para facilitar el autoconocimiento, el propósito de vida y la agencia personal (Smyth,1998; Hunt, 2010; Bruner 2004; McAdams, 2008; Sandstrom & Cramer, 2003). La autobiografía implica el acto de selección de eventos valiosos vitales, y para integrarlos en un esquema (Lichter *et al.*, 1990; Reker *et al.*, 20143) proporciona estabilidad a los recuerdos autobiográficos minimizando los mecanismos de distorsión (McAdams, 2008). Y tiene beneficios en la construcción de la identidad propia (Cooper, 2014).

El empleo de cuentos de hadas con adultos no solo es un recurso de la psicoterapia positiva, sino también de la Terapia Narrativa. Permite reformular los problemas en términos narrativos, utilizando una trama narrativa específica, y fomenta la autoconciencia y la afirmación (Ruini, 2014; Ruini & Ottolini, 2014, Vachkov 2016; Lussier-Howard, 2018). Leer y luego reescribir un cuento de hadas es una forma de simbolizar la propia vida y aclarar cuestiones morales y existenciales (Masoni, 2019; Ruini y Ottolini, 2014). El clínico ayuda al paciente a reescribir el cuento para construir una historia nueva, más positiva y narrada desde una perspectiva más desapegada. Este desapego emocional es similar al proceso de defusión cognitiva en la ACT, pero en este caso no se menciona la teoría del marco relacional.

¿Funciona la Escritura expresiva para combatir los síntomas de ansiedad y depresión?

Kovac y Range (2002) prueban que tras dichas sesiones hay un decremento significativo de la ideación suicida y de los síntomas depresivos.

En su estudio partieron de una muestra de ciento veintiún estudiantes universitarios que dividieron en tres grupos. Al primer grupo se le pidió que escribiera sobre eventos traumáticos que habían vivido, al segundo sobre las emociones negativas que sentían, y al tercero sobre otros temas asignados por los investigadores.

A los participantes de los tres grupos se les requirió que escribieran durante dos semanas, a razón de cuatro días semanales, en sesiones de veinte minutos. Todos los grupos presentaron puntuaciones similares en índices de depresión, pero... aquellos que habían escrito sobre experiencias y acontecimientos negativos presentaron menos síntomas de ansiedad que los que solo escribieron sobre emociones Y los que escribieron sobre emociones reportaban, a su vez, menos síntomas de ansiedad que los que habían escrito sobre temas asignados por los investigadores.

Por lo tanto, el estudio de Kovac y Range prueba que para moderar el impacto de las ideaciones suicidas y los síntomas depresivos, lo mejor es escribir sobre las propias experiencias traumáticas y sobre las propias emociones, no sobre cualquier otro tema.

Lepore cree que la intervención de Escritura expresiva es menos eficaz para el tratamiento de la depresión de lo que se da por sentado.

Esto hay que matizarlo. En primer lugar, hay que considerar que la Escritura expresiva ha sido estudiada siempre en condiciones experimentales y en entornos cuidadosamente controlados, alejados de la situación real. En segundo lugar, se ha demostrado que el pronóstico de la depresión mejora cuando se combinan diversos abordajes terapéuticos (p.ej. fármacos y psicoterapia) (Cuijpers *et al.*, 2020). Con la Escritura expresiva parece ocurrir lo mismo, que amplía su eficacia terapéutica si se utiliza como herramienta adjunta a una terapia tradicional (Smyth y Helm, 2003). Y, además, una ventaja añadida que aporta la Escritura expresiva estriba en su facilidad de aplicación y en su bajo coste económico, que podrían situarla como una alternativa de primera elección a considerar.

¿Por qué funciona tan bien para tratar el estrés postraumático y el trauma complejo?

Donde la terapia de Escritura expresiva sí que ha dado excelentes resultados es en el abordaje del estrés postraumático (Gidron, Peri y Connolly, 1996).

La razón probablemente estribe en que, de acuerdo con las teorías de cambio cognitivo, las memorias traumáticas que no se procesen a través de una estructura narrativa, pueden almacenarse como percepciones sensoriales, rumiaciones obsesivas o recreaciones conductuales, tal y como sucede en el caso del estrés postraumático. Por eso la escritura expresiva, al permitir una estructuración narrativa del trauma, elimina muchos de esos síntomas (Smyth, True, y Souto, 2001).

Deberíamos aclarar esto. Cuando una persona sufre un acontecimiento traumático, en la mayoría de los casos intenta olvidarlo. A veces, efectivamente, lo olvida. Por eso, por ejemplo, muchas supervivientes de violaciones no identifican a sus agresores en la rueda de reconocimiento. Porque han borrado sus rostros, y tampoco recuerdan gran cosa de la agresión. En gran parte de los casos, se desmayaron o sufrieron una disociación: su cuerpo estaba allí, su cabeza no.

Sin embargo, el acontecimiento regresa en forma de pesadillas, de recuerdos intrusivos o de fobias. (Muchas de entre nosotras tenemos pánico a los portales, a las calles oscuras, a los portales cerrados, a los lugares en los que percibimos que no hay salida).

El hecho de poder estructurar el acontecimiento, la opción de poder escribirlo con principio, nudo y desenlace, ayuda a eliminar los síntomas.

¿Funciona para abordar problemas de salud física?

Algunas investigaciones indican que un mayor uso de palabras de emociones positivas se asocia con una mejor salud (Pennebaker y Francis, 1997; Burton y King, 2004), lo que respalda la teoría de que las emociones positivas tienen funciones adaptativas dentro del contexto del estrés (Fredrickson, 2003). Aunque el mecanismo exacto a través del cual la Escritura expresiva conlleva beneficios para la salud todavía no está perfectamente definido, existen varias explicaciones potenciales que no son incompatibles entre sí (Sloan y Marx,2004).

Se habla de catarsis emocional, de desarrollo de una narrativa coherente de procesamiento cognitivo y de exposición. Cada una de las teorías propuestas cuenta con evidencia que la sustenta y también con evidencia que la contradice (Sloan y Marx, 2004b). El mecanismo de acción parece ser complejo, pero los efectos sobre la salud han sido claramente demostrados. Y probablemente resultan de alguna combinación de cambios cognitivos inmediatos y cambios cognitivos a largo plazo, así como de procesos sociales y efectos biológicos, y no se pueden atribuir a un único factor (Pennebaker 2004).

En cuanto a la salud, también se ha demostrado que la Escritura expresiva resulta en mejoras significativas:

- **En la presión arterial** (McGuire *et al.*, 2005). En el estudio de McGuire se evaluó la presión arterial sistólica y diastólica, la variabilidad de la frecuencia cardíaca y la conductancia de la piel al inicio del estudio, al cabo de un mes y al cabo de cuatro meses. El estudio de cuatro meses se realizó a treinta y ocho participantes con presión arterial elevada, asignados aleatoriamente a grupos de Escritura expresiva o de control. La presión arterial sistólica y diastólica y la variabilidad de la frecuencia cardíaca disminuyó significativamente desde el inicio hasta un mes en la Escritura expresiva.

- **En la función pulmonar** (Smyth *et al.*, 1999). Los pacientes con asma leve a moderadamente grave o artritis reumatoide que escribieron sobre experiencias de vida estresantes, tuvieron cambios clínicamente relevantes en su estado de salud a los cuatro meses, en comparación con los del grupo de control.
- **En la función renal** (Milbury *et al.*, 2017). Sobre una muestra de doscientos setenta y siete pacientes que sufrían cáncer renal y que se sometieron a una intervención de Escritura expresiva, se apreciaron mejoras no solo en la función renal, también en la fatiga y en los síntomas depresivos.
- **En pacientes con VIH**. Sobre una muestra multiétnica de setenta y nueve mujeres y hombres VIH positivos participaron en un estudio sobre Escritura expresiva, con seguimiento de seis meses, se tomaron muestras de fluidos orales de beta2-microglobulina en las evaluaciones iniciales y de seguimiento para examinar los efectos inmunológicos de la escritura. Los participantes que incluyeron un aumento de la percepción-causalidad y palabras sociales en su escritura mejoraron los resultados de sus análisis.

Por cuestiones de espacio, no voy a detallar toda la infinidad de estudios que se han hecho sobre la eficacia de tareas de Escritura expresiva en pacientes con condiciones médicas. Recordaré, eso sí, que se han demostrado efectos beneficiosos en la salud física a largo plazo, con menos visitas médicas por síntomas físicos (Pennebaker y Beall, 1986; Pennebaker *et al.*, 1988; Pennebaker y Francis, 1996, Smyth, 2001) y una clara disminución de los días de estancia hospitalaria (Norman *et al.*, 2004), así como en el sistema inmunitario (Lepore y Smyth, 2002), en la adaptación emocional a eventos estresantes (Lepore, 1997), en los síntomas físicos y en la satisfacción emocional de pacientes con ansiedad y depresión (Memarian *et al.*, 2017). Un metaanálisis realizado sobre población clínica en nueve diferentes estudios de Escritura expresiva encontró también beneficios significativos sobre la salud (Frisina *et al.*, 2004). Durante veinte año, los metanálisis han seguido demostrando la eficacia, el más reciente en 2024, prácticamente recién publicado mientras acabo la redacción de este libro (Abu-Odah, 2024).

La Escritura expresiva tiene efectos positivos desde el momento en que se construye un escenario causal, que aporta orden

y explicación a un suceso traumático. La narración enfatiza los aspectos positivos, de crecimiento personal y de mejora de las relaciones con los otros. Aspectos positivos que no se asocian al hecho traumático, sino a las reacciones posteriores, al mero hecho de haber sobrevivido al evento en sí y haberlo integrado y procesado.

Gracias a la Escritura expresiva, se aceptan y se liberan las emociones negativas, si bien no se enfatizan como principal elemento. Las narraciones más productivas y terapéuticas son aquellas en las que quien escribe va alternando diferentes puntos de vista. Porque escribe a veces en primera persona singular y otras en tercera persona plural, y revela así un distanciamiento y un cambio de perspectiva (Fernández, Páez Rovira y Pennebaker, 2004).

Existen numerosas y diversas técnicas, que van desde los ejercicios específicos guiados por el terapeuta hasta la autobiografía personal. Pasando por los diarios, por la escritura que describa acontecimientos traumáticos o las emociones asociadas a ellos, los cuentos de hadas, las historias cortas o las cartas de perdón y gratitud.

Todas estas técnicas se pueden implementar sin grandes complicaciones en diversos abordajes psicoterapéuticos. Desde la terapia cognitiva conductual, la logoterapia o las terapias existenciales y humanistas, hasta abordajes más novedosos como la intervención positiva. Por eso, el hecho de escribir acerca de los pensamientos y emociones más profundos que suscita el rememorar ese tipo de acontecimientos puede reforzar la salud tanto psicológica como física (Pennebaker, 1997).

Sin embargo, el mecanismo de acción exacto de la Escritura expresiva es complejo y aún no se puede determinar con exactitud (Nemarian *et al.*, 2017). Los efectos demostrados probablemente resultan de la combinación de los cambios inmediatos, cognitivos y emocionales.

También se explicarían de esta manera los efectos que se producen también a largo plazo, así como los procesos de aceptación social y los efectos biológicos.

Obviamente, estos efectos positivos no podrían ser atribuidos a un único factor (Fernández, Páez Rovira y Pennebaker, 2004). Porque cuando empiezas a escribir sobre lo que te sucede, también te animas a hablar más con los que te rodean. Y la sociabilidad mejora los síntomas depresivos.

¿Por qué debo hacerlo de forma supervisada?

La Escritura expresiva debe ser supervisada. Permítame el lector que, a la hora de hablar sobre el efecto iatrogénico, mencione mi propia experiencia como escritora profesional. Nadie mejor que yo para explicar que escribir sobre determinadas experiencias sin contar con la supervisión de un o una profesional de la salud mental puede redundar en un efecto contrario al que se esperaba inicialmente.

Revivir ciertas experiencias mediante la escritura puede ser particularmente angustioso. En algunas ocasiones, se siente como si se estuviera de nuevo allí, en aquel momento, en aquel lugar. Recuerdo muy particularmente una anécdota: cuando escribí la novela "Amor, curiosidad, prozac y dudas", redacté una escena en la que la protagonista sufría un abuso sexual por parte de su primo. Al acabarla, empecé a encontrarme verdaderamente mal.

Yo he sido víctima de abuso sexual, y lo fui a la misma edad que la protagonista de mi novela. No me estaba dando cuenta de que estaba transfiriendo mi experiencia a un personaje literario. Y no fui consciente de que estaba reviviendo la experiencia. Si hubiera contado con un terapeuta, habríamos podido hablar sobre el tema. Pero yo no lo tenía. Por eso sé de primera mano que escribir sin supervisión puede agudizar los sentimientos de ansiedad o depresión.

Hablemos pues del efecto iatrogénico: Uno de los primeros metaanálisis realizados sobre Escritura expresiva ratifica la relación entre la expresión emocional y el bienestar psicológico y somático (Smyth, 1998). Pero el propio Smyth advierte del efecto iatrogénico que la Escritura expresiva provoca inicialmente sobre el bienestar psicológico (incrementando, entre otros síntomas, el estado de ánimo deprimido y el humor negativo), si bien este efecto tiende a disiparse a lo largo de las sesiones.

Por efecto iatrogénico nos referimos a que, en algunos casos, al principio de las sesiones, el hecho de escribir sobre determinado acontecimiento traumático hace que se disparen los síntomas de ansiedad y depresión. Algunos autores han hablado de efectos secundarios potenciales de las escrituras expresivas, tales como intensificar la depresión al revivir el trauma (Lyubomirsky *et al.*, 2013).

En algunos casos se ha constatado un aumento inmediato de los afectos negativos. Este efecto iatrogénico no ha demostrado ser perjudicial ni plantear un riesgo a largo plazo para los pacientes, y los estudios llevados a cabo hasta la fecha evidencian que la Escritura expresiva es razonablemente segura para los participantes. Este efecto iatrogénico inicial también sucede con muchas otras terapias. Por eso es fundamental que la terapia de Escritura expresiva esté supervisada.

Pese a ese efecto iatrogénico inicial, recientes metaanálisis demuestran que la Escritura expresiva incrementa la resiliencia. Los ejercicios de Escritura expresiva disminuyeron el estrés percibido y la rumiación en una muestra de pacientes que habían experimentado un episodio traumático en el año anterior al estudio (Glass *et al.*, 2018). También se evidenció que puede contribuir a mejorar los síntomas de estrés postraumático, tanto a corto como a largo plazo.

La cuestión es que, debido a cuestiones metodológicas, aún no podemos llegar a conclusiones definitivas respecto a la eficacia comparada de los tratamientos de escritura expresa respecto a otros (Gerger *et al.*, 2021).

Lo que sí podemos afirmar con seguridad es que un gran cuerpo de literatura académica confirma los efectos beneficiosos de la terapia de Escritura expresiva, que amplifican y prolongan el efecto terapéutico de las terapias tradicionales que se emplean en consulta.

De hecho, la adición de técnicas de terapia expresiva a terapias basadas en el diálogo con el terapeuta reduce la longitud del tratamiento (Pennebaker, 2018). Es decir, los ejercicios con escritura reducen el tiempo que el paciente debe pasar en terapia.

Recapitulando, la Escritura expresiva resulta útil como complemento a otras técnicas en el contexto de una intervención terapéutica más amplia, pero nunca puede sustituir al tratamiento médico o psicológico adecuado en el caso de patologías psicológicas clínicas o condiciones psiquiátricas.

La escritura terapéutica contribuye a la promoción de las fortalezas personales, la resiliencia y el crecimiento postraumático (Sandstrom & Cramer, 2003). Puesto que a veces la sensación de vergüenza que puede desencadenarse cuando otra persona lee el escrito podría implicar una resistencia (Pennebaker & Evans, 2014), se recomienda que el uso de la escritura sea confidencial.

Algunos autores encontraron ciertos efectos secundarios adversos potenciales (paradójicos) de las técnicas de escritura (Lyubomirsky *et al.*, 2006), pues analizar una experiencia traumática puede desencadenar un proceso de rumiación cognitiva, que se considera un síntoma específico del TEPT (Pennebaker y Evans, 2014; Masoni, 2019). Sin embargo, una gran cantidad de literatura confirmó que los efectos beneficiosos superan con mucho a los adversos (Ruini y Ottolini 2014), y que incorporar técnicas de escritura como coadyuvante a las terapias de conversación reduce la duración del tratamiento y mejora el acceso a las terapias psicológicas (Gerger *et al.*, 2021; Pennebaker, 2018).

La investigación sobre intervenciones positivas (Lyubomirsky y Layous, 2013) insiste en la necesidad de considerar hasta qué punto la actividad terapéutica coincide con las preferencias y características de un individuo (es decir, "persona × ajuste de intervención") para maximizar el efecto beneficioso, en línea con una perspectiva de psicología clínica positiva (Ruini, 2017). Por lo tanto, solo se puede implementar una intervención de escritura si el paciente está de acuerdo.

Así, la evidencia sugiere que la Escritura expresiva es enormemente efectiva, por sí sola, para fomentar: El crecimiento y desarrollo personal, el trabajo en estrés postraumático o experiencias de situaciones de trauma complejo, el trabajo en situaciones de cambio vital (la pérdida de un trabajo, un traslado, un divorcio o una separación), y la motivación, cuando se requiere devolver la confianza y la seguridad de cada persona.

Confianza y seguridad son dos de los elementos que alimentan la motivación y la eliminación de patrones negativos para revertirlos hacia otros positivos. Pesimismo, falta de confianza, apatía, el temor a los cambios, la escasa flexibilidad… son aspectos que obstaculizan la consecución de objetivos, y también son patrones que se pueden modificar con Escritura expresiva. Por lo tanto, la Escritura expresiva parece tener un gran potencial como herramienta terapéutica, con las ventajas de que es una herramienta barata y muy simple.

Dejemos hablar a Pennebaker: "En nuestro estudio descubrimos que las personas que habían atravesado una experiencia traumática terrible y que mantuvieron la experiencia en secreto, tuvieron muchos más problemas de salud que las personas que hablaron abiertamente sobre sus traumas. ¿Por qué guardar un secreto sería tan tóxico? Más importante aún, si le pidieras a la gente que revelara secretos emocionalmente poderosos, ¿mejoraría su salud? Mis alumnos y yo pronto descubrimos que la respuesta era sí. (.../...) Comenzamos a realizar experimentos en los que se pedía a las personas que escribieran sobre experiencias traumáticas durante quince o veinte minutos al día y durante tres o cuatro días consecutivos. En comparación con las personas a las que se les dijo que escribieran sobre temas no emocionales, las que escribieron sobre trauma evidenciaron una mejor salud física. Nuestros estudios posteriores encontraron que la escritura emocional mejoró la función inmunológica, provocó caídas en la presión arterial, redujo los sentimientos de depresión y mantuvo el estado de ánimo de nuestros pacientes más positivo que cuando no escribían. Ahora, más de veinticinco años después del primer experimento de escritura, se han realizado más de doscientos estudios de escritura similares en todo el mundo. Y hemos constatado que el mero hecho de traducir trastornos emocionales en palabras se asocia consistentemente con mejoras en la salud física y mental" (James W. Pennebaker, *The Secret Life of Pronouns: What Our Words Say About Us*).

Pero hay algo que debemos tener en cuenta y que los profesionales de la salud siempre tienen en cuenta: La importancia de lo subjetivo.

Si lo subjetivo es importante siempre al hablar de los procesos mentales, se torna crucial cuando hablamos de tareas de escritura, que son subjetivas por definición. Obviamente, si queremos demostrar que la Escritura expresiva funciona tenemos que partir desde una perspectiva centrada en el objetivo, en lo que puede ser medido. Y de ahí que en este libro se hayan mencionado estudios que efectivamente demuestran la eficacia de la Escritura expresiva mediante datos. Datos mensurables.

Pero dado que la escritura incide en la narrativa, y que la narrativa de una persona nunca por definición puede ser igual a la narrativa de otra, quizás sea el momento, después de que hemos aportado estudios profusos en datos, de pasar de lo mensurable a lo subjetivo y de lo general a lo particular. Y de reflexionar, como he hecho al principio de este libro, sobre estudios de casos.

Al fin y al cabo, ya nos lo recordaba Pérez Galdós cuando decía que toda persona lleva en sí misma una novela.

Adenda: El valor de la palabra en el estructuralismo semántico de Lacan

Resulta importante escribir esta aclaración, porque cuando hablo de Escritura expresiva demasiadas personas lo relacionan inmediatamente con algún tipo de abordaje lacaniano. Y me parece que esto tiene mucho que ver con la gran oleada de psicoanalistas lacanianos argentinos que llegaron a España en su momento, huyendo de la dictadura de Videla, y que crearon una especie de "escuela de Madrid", por llamarla de alguna manera, que ha crecido y se ha ramificado con enorme salud. De hecho, Madrid cuenta con su propia sede de la escuela lacaniana de psicoanálisis.

Lacan cuestiona la práctica tradicional y coloca al lenguaje, a la palabra, en la posición central. Para Lacan, toda comunicación humana se inscribe en una estructura lingüística. El propósito final de la cura consiste en articular la verdad del propio deseo en palabras: la palabra es la herramienta con que trabaja el analista: *La parole en effet est un don du langage, et le langage n'est pas immatériel. Il est corps subtil mais il est corps. Les mots sont pris dans toutes les images corporelles qui captivent le sujet.* La palabra es, efectivamente, un don del lenguaje. dice Lacan. Y el lenguaje no es inmaterial. Puede que se trate de un cuerpo sutil pero no deja de ser un cuerpo. Y las palabras quedan atrapadas en todas las imágenes corporales que cautivan al sujeto (Lacan, 1953).

En el análisis se propone al paciente suprimir la selección voluntaria de los pensamientos a cambio de decir todo lo que se le ocurra: *Ce que je cherche dans la parole, c'est la réponse de l'autre.* Es decir, lo que Lacan busca en la palabra es la respuesta del otro (Lacan, recogido por Ansaldi, 2004).

A través de esa palabra, el sujeto reescribe su vida, la historia de sufrimiento deja de sostenerse y se produce otra con menos fracturas y nuevas lecturas: el paciente recupera su sentido de agencia y se llega a reconocer verdaderamente como sujeto de deseo capaz de contarse esa historia, de historizarse y de hacer historia.

La lectura rigurosa está enmarcada dentro de la metodología para el análisis de textos que transmitió Jacques Lacan y que denominó el «comentario de texto». Si la lectura del inconsciente funda el método de investigación propio de la clínica psicoanalítica, el comentario de texto, derivado de aquel, es el método propio de investigación en el psicoanálisis. Porque "el inconsciente se estructura como un lenguaje" (Lacan,1966).

Partiendo de la palabra como herramienta, Lacan incorpora el esquema de Jakobson, Esto es: el emisor envía un mensaje al destinatario. Pero para que el destinatario entienda ese mensaje, debe haber un contexto de referencia que ambos compartan. Si yo estoy hablando con alguien sobre la situación política española y esa otra persona es india y no tiene ni idea de quién es Pedro Sánchez, va a ser bastante complicado que compartamos la conversación o que me entienda, a no ser que yo le haya dado una explicación previa sobre todos los problemas que hay en España. Si yo, en general, no entiendo una palabra de lo que me cuentan mis amigos sobre partidos de fútbol, en realidad es porque no compartimos el mismo contexto y yo no tengo ni idea siquiera de las bases más elementales sobre el fútbol, sus normas y sus reglas (Jakobson y Halle, 1956; Jakobson, 1961). Esto quiere decir que significante y significado pueden variar según el contexto. Y esta idea la retoma Lacan.

La relación del significante y el significado, que para Lacan es contingente, se explica en esas clases porque los efectos de significado parecen no tener nada que ver con lo que los causa. "Justamente, porque lo que los causa tiene cierta relación con lo real. Esto quiere decir que los objetos o los conceptos a los que el significante permite acercarse siguen siendo aproximativos. La relación del significado con lo que está allí como tercero indispensable, a saber, el referente, es propiamente que el significado no lo alcanza (lo yerra)."

Lacan incorpora el esquema de Jakobson y somete a los textos al esquema operacional que el mismo psicoanálisis ha inventado. Así, el comentario de texto lacaniano ha de "considerar el texto como una palabra verdadera, es decir, con su valor de transferencia" (Miller, 1986, 1991), partiendo de la base de que cada noción, cada idea, cada párrafo, se define por las relaciones que tiene con las demás nociones, ideas y párrafos dentro del mismo texto (Pérez, 1997). Esto es, que cada frase y cada palabra se tiene que interpretar dentro del contexto.

La Escritura expresiva, por supuesto, es heredera de todos los estructuralistas semánticos. Por supuesto, sabe del valor de la palabra y del valor de la palabra puesta en contexto. Por supuesto, no se puede negar que todos en la cultura occidental debemos algo al estructuralismo. Pero… más allá de analizar hoy cada significado de cada palabra y cada posible significado añadido que le podamos dar dentro de su contexto, la Escritura expresiva prefiere ser más utilitaria.

Si el análisis lacaniano se enfoca más bien en la comprensión de los patrones inconscientes de pensamiento y de palabra, y de la miríada de posibles significados que cada palabra nos puede dar dentro de su contexto, la Escritura expresiva se orienta al cambio de los pensamientos y comportamientos.

La Escritura expresiva no pretende tanto explorar las memorias, sueños y fantasías de quien escribe, como apuntar a un cambio útil en los patrones de pensamiento y a una mejor comprensión de las emociones, que redunde su vez en una mejor adaptación al medio. La Escritura expresiva pretende convertirse en una herramienta terapéutica efectiva que ayude a conseguir objetivos y trabajar en el crecimiento personal. También puede ampliar la perspectiva de la propia biografía cuando alguien mira hacia atrás, para ayudar a desarrollar un sentimiento de resiliencia y de fuerza interna.

El objetivo del análisis lacaniano, sin embargo, es mucho más abstracto: es el de analizar/fortalecer las defensas del yo y debilitar/"dominar" las pulsiones, o debilitar el yo y producir transformaciones dentro del goce, para que el sujeto encuentre su identidad (que es no-identidad) en la estructura simbólica más amplia y en el maravilloso vacío del no ser, del *désêtre*. "La terminación del análisis ocurre cuando uno ha dado dos vueltas en círculo; es decir, redescubrir aquello que lo mantiene cautivo", decía Lacan (1977-1978).

Para personas como yo, que nos hemos educado en lo literario, el análisis lacaniano puede seducirnos con sus promisorios cantos de sirena. Puede resultar fascinante y misterioso. Sobre todo, misterioso, porque, seamos realistas, a veces no hay quien entienda los enrevesados y crípticos textos lacanianos. Y cuanto más difícil nos lo pone más nos gusta, como ese *beau terrible* de las novelas victorianas ante el que caían rendidas las protagonistas. Pero el análisis lacaniano necesita como sujeto de su análisis a una persona culta y, además, muy dispuesta a perder años en ese viaje. La Escritura expresiva se presenta, sin embargo, como algo menos ambicioso y más práctico, como una forma de solucionar problemas a corto plazo.

3 Mujeres víctimas de violencia que sufren estrés postraumático complejo

Intervenciones breves con Escritura expresiva

Cierro el libro con este tema porque desde que obtuve el grado en psicología he realizado decenas de intervenciones en mujeres que sufren estrés postraumático complejo. Y creo que de alguna manera, y sin haberlo pretendido, se ha convertido en mi campo de especialización.

En algunos casos he realizado intervenciones en privado, en consulta privada. En la gran mayoría de los casos lo ha hecho en talleres de grupo. Los resultados son tan espectaculares que, si me lo hubieran contado hace unos cinco años, yo misma no me lo hubiera creído.

Las mujeres se ven afectadas de manera desproporcionada por el trastorno de estrés postraumático complejo (TEPT complejo). De hecho, una investigación publicada en 2017 en el *European Journal of Psychotraumatology* (Olff, 2017) sugiere que las mujeres sufren TEPT a una tasa dos o tres veces mayor que los hombres. La prevalencia del TEPT a lo largo de la vida en las mujeres es del 10% al 12%, en comparación con el 5% al 6% en los hombres.

Este tipo de TEPT se desarrolla después de un trauma prolongado y repetitivo (es decir, un trauma que se sostiene en el tiempo, y que no es el resultado de un evento concreto, como un accidente de coche o un atentado terrorista). Un trauma, repito, sostenido en el tiempo y que comienza a una edad temprana, como el abuso infantil continuo.

Los síntomas van más allá de los *flashbacks* (los recuerdos intrusivos) y la hipervigilancia, y pueden afectar profundamente al funcionamiento diario. Comprender los síntomas y practicar el autocuidado de manera regular es clave para que las mujeres se recuperen del TEPT complejo (TEPT-C).

Los síntomas del TEPT complejo generalmente incluyen: depresión, ansiedad, desregulación emocional general, culpa, rabia, vergüenza, dificultades para confiar en los demás, episodios disociativos, problemas somáticos como migrañas, problemas digestivos o dolor crónico, sensación fragmentada de identidad y dificultades para mantener relaciones personales.

La inestabilidad de las emociones y las relaciones resulta agotadora y confusa. Las mujeres me transmiten la sensación de que no entienden qué les está pasando o por qué han llegado hasta allí. El rendimiento en el lugar de trabajo o la escuela también puede verse afectado por los síntomas del TEPT complejo, con síntomas como la reducción de la concentración, la irritabilidad y la agorafobia, entre muchos otros.

Los factores pertinentes a las tasas de diagnóstico de TEPT incluyen el género y el sexo (Kimerling *et al.*, 2018). Se informa que la prevalencia de TEPT a lo largo de la vida es mayor entre las mujeres (Kimerling *et al.*, 2018) y las cifras del Reino Unido muestran que las mujeres tienen más probabilidades de dar positivo en la prueba de TEPT en todas las categorías de edad, excepto entre los 55 y los 64 años (PTSD UK, 2023).

Las investigaciones sugieren que una combinación de factores de riesgo pre, peri y postraumáticos más comunes en las mujeres puede ayudar a explicar las diferencias en función del sexo en la gravedad del TEPT (Christiansen y Hansen, 2015). Se encontró que, al combinarse, mediaban significativamente la asociación entre el sexo y la gravedad del TEPT.

Las mujeres informaron niveles más altos de depresión, sensibilidad a la ansiedad física, miedo peritraumático, horror e impotencia, pánico, disociación, sensación de decepción y cogniciones postraumáticas negativas sobre sí mismas y el mundo (Christiansen y Hansen, 2015).

En otro estudio (Christiansen y Berke, 2020), se destaca que los factores de género y sexo se convierten en factores de riesgo relevantes en el desarrollo del TEPT complejo.

Por factores de género entendemos los comportamientos que la sociedad asigna a cada sexo como, por ejemplo, los ideales masculinos y el estrés que supone el rol de género masculino a los hombres que sienten que no pueden ajustarse a dichos ideales, o los ideales femeninos que asocian el rol femenino a la castidad y la pureza, y hacen que las mujeres vivan una agresión sexual con un componente de culpa y vergüenza añadido. Las mujeres, por ejemplo, suelen estar expuestas a más traumas interpersonales y de alto impacto, como la agresión sexual, que los hombres, y a una edad más temprana.

Por factores de sexo se entienden, por ejemplo, los desajustes hormonales. El estrés traumático afecta a distintas áreas del cerebro de los niños y de las niñas a distintas edades y puede interferir en el desarrollo neurobiológico y la personalidad. El miedo crónico, por ejemplo, ya sea en respuesta a una amenaza real o anticipada, puede provocar la activación repetida del sistema de respuesta fisiológica al estrés, el eje hipotálamo-hipofisario-adrenal, alterando la regulación de los glucocorticoides como el cortisol. Puesto que dicho eje regula la producción hormonal y las hormonas son diferentes en cada sexo, es lógico pensar que los resultados sean diferentes.

Le he dedicado un capítulo especial a este tema porque, en mi experiencia trabajando con Escritura expresiva, quizá sea el estrés postraumático complejo el problema que más a menudo me encuentro y aquel en el que los resultados son más llamativos. La edad nos enseña que con los años la vida no se hace más fácil, sino que nosotros nos volvemos más resilientes. La superación de un trauma implica siempre un aprendizaje en la resiliencia. Y ese aprendizaje supone saber que determinadas experiencias nos cambian para siempre, pero está en nuestra mano que no nos anulen ni nos reduzcan. Y eso es lo que la Escritura expresiva puede ofrecer a mujeres que han atravesado experiencias de abuso y/o maltrato.

Contexto y justificación

A partir de las intervenciones online que he realizado, he podido constatar la eficacia de un programa de Escritura expresiva en mujeres víctimas de violencia con trastorno por estrés postraumático complejo.

La violencia contra las mujeres es un problema de salud pública mundial que implica numerosos y variados efectos a corto y largo, plazo en la salud física y mental de las mujeres (Sardinha *et al.*, 2002). En la Macroencuesta de Violencia contra la Mujer realizada en 2019 –publicada en 2020, y última encuesta de este tipo publicada por el Ministerio de Igualdad hasta la actualidad– el 13,7% de las mujeres (2.802.914 mujeres) declaraba haber sufrido violencia sexual por parte de su pareja actual, parejas pasadas, familiares o personas con las que no han mantenido una relación de pareja. El 5,2% (1.059.041 mujeres) afirmaban haber sufrido violencia física en los cuatro años previos a las entrevistas, por parte de cualquier persona.

Las secuelas físicas y psicológicas de la violencia que reciben las mujeres son numerosas (Sánchez-Navarro y Vicente-Escudero, 2023). Las primeras van desde lesiones menores, fibromialgia, síndromes de dolor crónico, fracturas... hasta la muerte. En el plano psicológico, la violencia puede desencadenar problemas de autoestima, sentimientos de vergüenza, culpabilidad, frustración y rabia; y supone un factor de riesgo para el desarrollo de diversos trastornos, entre ellos el trastorno por estrés postraumático (TEPT) (Mattia, Cedeño, Escolar, 2018; Manchego Carnero *et al.,* 2022).

Numerosas investigaciones señalan que el TEPT es el trastorno más comúnmente desarrollado por las mujeres víctimas de violencia. Se estima que la prevalencia de TEPT en víctimas de violencia oscila en torno al 60%, aunque prácticamente el 100% de ellas presenta algún tipo de sintomatología postraumática (Vitriol, 2005 y 2017). Dada la importancia y la variedad de síntomas relacionados con el TEPT, quienes lo sufren a menudo buscan lapsicoterapia como un medio para disminuir los síntomas (Hameed *et al.*, 2021; Sabo Mordechay *et al.*, 2019; Singh y Jeffery, 2021), pero la psicoterapia es cara y a veces no es accesible. En España, la sanidad pública ofrece un servicio de psicoterapia, pero en general la periodicidad de las sesiones resulta insuficiente para mujeres con estrés postraumático. El uso de la Escritura expresiva podría abordar este problema, ya que se considera una de las formas más eficientes, baratas y rápidas de manejar problemas y preocupaciones personales (Lange-Nielsen *et al.,* 2012; Procaccia y Castiglioni, 2022; Wong y Mak, 2016).

En 1986, Pennebaker y Beall propusieron escribir sobre la propia experiencia traumática como un tratamiento potencialmente beneficioso para los sobrevivientes de trauma (Pennebaker y Beall, 1986). Inicialmente, se demostraron resultados prometedores para el tratamiento de la Escritura expresiva en la reducción de la gravedad de los síntomas y en el aumento del bienestar (Smyth, 1998). Sin embargo, los beneficios en los metanálisis posteriores fueron en su mayoría de pequeños a moderados, lo que reflejaba variaciones considerables de los efectos del tratamiento entre los metanálisis (Frattaroli, 2006; Frisina, Borod y Lepore, 2004; Mogk *et al.,* 2006; Smyth y Pennebaker, 2008).

Estos hallazgos motivaron adaptaciones del paradigma original para aumentar los efectos beneficiosos del tratamiento de escritura observados inicialmente (Smyth y Pennebaker, 2008). Tales adaptaciones, por ejemplo, incluyeron la adición de interacciones con un terapeuta o la provisión de instrucciones de escritura más detalladas y guiadas. Es importante destacar que el componente principal del tratamiento siguió siendo la escritura en sí misma, y que se han descrito varios mecanismos para explicar los beneficios del tratamiento observados, incluida la autorregulación mejorada, el procesamiento cognitivo de la memoria del trauma y la restauración de las percepciones de control (Procaccia y Castiglioni, 2022; Pulverman *et al.,* 2018).

La Escritura expresiva brinda un contexto seguro para lidiar con los sentimientos y emociones (Cheung *et al.*, 2021; Greenberg *et al.*, 2002). También se asocia con una mayor inteligencia y autoeficacia emocional (Castillo y Fisher, 2017; Harrington 2018); regulación emocional (Suhr *et al.*, 2017; Wing *et al.*, 2006); ajuste y compromiso social (Kim, 2008); satisfacción con la vida, salud mental y física (Burton y King, 2009; Lyubomirsky *et al.,* 2006); creación de significado a través del autodistanciamiento (Lee y Cho, 2022; Park *et al.*, 2016); bienestar psicológico (Barclay y Skarlicki, 2009). Otros beneficios incluyen: reducción de los síntomas depresivos (Reinhold, 2018; Robertson, 2019; Suhr *et al.*, 2017); de síntomas postraumáticos (Crestarui-Calegaro *et al.,* 2019; Harrington 2018; Smyth y Helm 2023; Wu *et al.,* 2019) y de ansiedad y angustia psicológica (Mikocka-Walus, 2020; Wong y Rochlen, 2009). La Escritura expresiva posee efectos beneficiosos en el afecto positivo y sobre la depresión (Allen *et al.*, 2020; Del Pino *et al.*, 2021). Y ofrece aproximadamente el mismo alivio que la psicoterapia en adultos supervivientes de trauma (Gerger *et al.*, 2022).

El enorme potencial para cerrar las brechas en la provisión de tratamiento para diversos problemas (el TEPT entre otros) a través de la asistencia remota (por ejemplo, online) puede haber contribuido a la continua popularidad del tratamiento durante las últimas tres décadas (Bechard *et al.*, 2021; Bongaerts *et al.*, 2022). Se han realizado varios metanálisis que mostraron efectos beneficiosos de tamaño pequeño a moderado de las tareas originales de Escritura expresiva en la mejora de los síntomas del TEPT (Frattaroli, 2006; Frisina *et al.*, 2004; Gao, 2023; Mogk *et al.*, 2006; Smyth, 1998; Smyth y Pennebaker, 2008). Los metanálisis más recientes se centraron en desarrollos novedosos en tratamientos de escritura y no incluyeron estudios que utilizaron el paradigma de escritura original (Kuester, Niemeyer y Knaevelsrud, 2016; van Emmerik, Reijntjes,y Kamphuis, 2013).

La Escritura expresiva es efectiva porque escribir reduce la inhibición emocional (Cheung, 2021). A través de la Escritura expresiva se pueden liberar las emociones, puesto que muchas veces es más fácil escribir en la intimidad del hogar que hablar cara a cara con un terapeuta en una sala. La expresión de emociones reduce el estrés, lo que a su vez afecta positivamente a la salud física (Dalton y Glenwick, 2009; Pennebaker, 1990; Sloan y Marx, 2004; Yang 2015).

Por otra parte, si partimos de la Teoría de la Adaptación Cognitiva (Taylor, 1988), debemos creer que los seres humanos hacen frente a las amenazas en sus vidas creando un conjunto de ilusiones positivas, que sirven para proteger su salud psicológica. Este tipo de ilusiones tendrían que ver con lo que hemos dado en llamar la conciencia.

Por conciencia entendemos la capacidad para comprender y evaluar nuestras propias fortalezas y debilidades, en términos relativamente objetivos. Esta capacidad se localiza en los lóbulos frontales. Algunos teóricos entienden que la conciencia puede dañarse como consecuencia de una situación prolongada de maltrato. A veces, cuando una mujer sale de una relación de maltrato no tiene conciencia real de lo que ha atravesado. Y esto es porque los seres humanos tendemos a negar o minimizar la existencia de realidades dolorosas para poder adaptarnos, para poder preservar nuestro autoconcepto y nuestra autoestima. Decidimos ser conscientes, tomar o no conciencia, de lo que podemos controlar emocionalmente.

De este modo, desde el modelo de adaptación cognitiva se propone que la adaptación tiene lugar como resultado de la necesidad innata de cerrar la brecha entre las creencias centrales de cada uno y el evento o eventos traumáticos que violan estos supuestos; y que este proceso ayuda a que cada persona afronte los eventos negativos y traumáticos que está experimentando (Burton y King, 2009; Davidson, 2022; Sloan y Marx, 2004; Wilhelm y Crawford, 2020). Sin embargo, hay momentos en que esas experiencias traumáticas se almacenarán de una manera no verbal que evita que se procesen. No se recuerdan dentro de un relato, de una narrativa, sino que quedan almacenados simplemente como miedos, fobias, *flashbacks*, sentimientos de culpa o de vergüenza... Esto es particularmente común en el caso de eventos traumáticos.

La Escritura expresiva se convierte en una herramienta para transformar estos recuerdos no verbales en un formato lingüístico que puede ser procesado y tratado (Pennebaker y Francis, 1996). El proceso de adaptación cognitiva ayuda en la reorganización de los esquemas centrales que conducen a una disminución del estrés y una mejor salud (Burton y King, 2009; Dalton y Glenwick, 2009, Shen *et al.*, 2018), gracias a las mejoras en el procesamiento emocional y la exposición emocional a través de la Escritura expresiva.

Además, los síntomas del TEPT a menudo conducen a un deterioro social y laboral, y están asociados con costos económicos y sociales sustanciales (Kessler, 2000). Muy en particular en mujeres (Labrador y Alonso, 2007).

Los síntomas del TEPT tienen un alto riesgo de cronicidad, síntomas médicos y psiquiátricos comórbidos... y suicidio (Fox *et al.*, 2021). Y, sin embargo, muchas pacientes con TEPT no reciben el tratamiento adecuado para sus síntomas (Lewis *et al.*, 2019; Liebschutz *et al.*, 2007; Rodriguez *et al.*, 2003, Meltzer *et al.*, 2012; Nobles *et al.*, 2017).

Las pautas de tratamiento sugieren varios métodos eficaces para el TEPT (Forbes *et al.*, 2010), incluida una variedad de enfoques de tratamiento psicoterapéutico centrados en el trauma (American Psychological Association, 2013 y 2017; Institute of Medicine, 2008; Kane *et al.*, 2016; National Institute for Health and Care Excellence, 2005; Van

Ommeren, 2013), pero también tratamientos farmacológicos (American Psychological Association, 2017; Foa *et al.*, 2009).

Se ha demostrado que la Escritura expresiva mejora tanto la depresión como el TEPT (Smyth y Helm, 2003). Las mejoras debidas a la escritura se han relacionado con un mayor procesamiento cognitivo, más allá de la expresión de emociones (Maslej *et al.*, 2020 Shen *et al.*, 2018). La escritura conduce a un mayor uso de palabras relacionadas con la introspección y la causalidad (con la capacidad de analizar por qué pasó lo que pasó, y por qué lo vivimos de una manera y no de otra), que se han asociado con la construcción de una estructura cognitiva (Shen *et al.*, 2018).

Después de la experiencia de un evento o eventos traumáticos, se pueden observar síntomas negativos relacionados con la salud en una mayoría de sobrevivientes adultos de trauma. La gama de síntomas negativos generalmente incluye los tres grupos de síntomas centrales clásicos del diagnóstico del trastorno de estrés postraumático: la reexperimentación del trauma, la hiperexcitación y la evitación de los estímulos asociados al trauma.

Sin embargo, también se producen alteraciones en el estado de ánimo y la cognición (American Psychiatric Association, 2013). Entre el 10% y el 20% de los sobrevivientes de trauma muestran todos los síntomas de un trastorno de estrés postraumático en toda regla (Norris y Slone, 2003), y alrededor del 8%-10% de los adultos cumplen con los criterios de TEPT al menos una vez en su vida (de Vries y Olff, 2009; Oakley, 2021; Vance *et al.*, 2023).

En general, y como ya he dicho, el TEPT parece ser dos veces más común entre las mujeres que entre los hombres (McGinty, 2021; Mitchell *et al.*, 2012; Olff, 2017). Los tratamientos de base empírica para el TEPT, incluida la terapia de procesamiento cognitivo y la exposición prolongada, tienen excelentes tasas de remisión (Resick *et al.*, 2012). Sin embargo, ha aumentado el interés por los tratamientos complementarios. De hecho, la Academia Nacional de Medicina de Estados Unidos (*Institute of Medicine*, IOM) publicó un informe que recomienda más investigación sobre enfoques complementarios y alternativos para el tratamiento del TEPT (IOM, 2012). Estas técnicas pueden mejorar la capacidad de tolerar sentimientos desagradables y disminuir la evitación de recuerdos traumáticos (Follette, Palm y Pearson, 2006).

Las intervenciones online parecen demostrar que la Escritura expresiva puede suponer un tratamiento complementario para el estrés postraumático, destinado, por ejemplo, a quienes no pueden pagarse una terapia privada. La Escritura expresiva podría cubrir la demanda de una intervención psicológica, no solo eficaz sino también breve, que preste medios rápidos para contribuir a la superación del problema y la readaptación a la sociedad.

Diseños parecidos de intervenciones online con Escritura expresiva sobre mujeres que sufren TEPT, se han realizado en lengua inglesa, china e italiana, pero no existe un diseño de estas características a partir de la escritura en lengua española. Tampoco se ha realizado, en ningún idioma un estudio específico sobre mujeres con TEPT Complejo. El hecho de que se haga en lengua española es relevante, puesto que las estructuras profundas del inglés y el español difieren notablemente entre sí (Chomsky, 1957, 1964 y 1965) y los resultados serían ilustrativos. El inglés y el español se diferencian, por ejemplo, en la estructura de las oraciones, en la morfología de las palabras, en la cantidad de información por palabra, en la movilidad de las estructuras sintácticas y en el orden sintáctico. De esa manera, los resultados de una misma tarea de Escritura expresiva no tienen por qué ser idénticos en una lengua u otra.

Trauma complejo y TEPT complejo

Recientes investigaciones distinguen entre el Trastorno de estrés postraumático complejo y el TEPT. El TEPT Complejo incluye una variedad de trastornos en las capacidades de autorregulación, además de las dificultades asociadas con el TEPT (Condon *et al.*, 2023). Un diagnóstico de trastorno de estrés postraumático requiere que una persona haya experimentado un evento de vida traumático. Sin embargo, las dificultades para definir qué es y qué no es un evento traumático han amenazado la validez, incluso la pertinencia (Sceeringa, 2023), de constructo del TEPT Complejo.

La undécima versión recientemente publicada de la Clasificación Internacional de Enfermedades (CIE-11: Organización Mundial de la Salud, 2018) brinda a los médicos una guía, en lugar de una definición formal, de lo que constituye un evento traumático.

Los eventos psicológicamente amenazantes, como el abuso emocional, la negligencia, la intimidación o el acoso, que normalmente no se considerarían traumáticos, y que no se asocian tradicionalmente con el cumplimiento de los requisitos de diagnóstico para el TEPT y el TEPT complejo, pueden, en realidad, desencadenar un estrés postraumático. Por ello, el enfoque CIE-11, que se basa en considerar un evento como traumático si es extremadamente amenazante, es útil porque proporciona un contexto para comprender los síntomas relacionados con el trauma (Hyland *et al.*, 2021; Schwartz, 2020).

Se ha propuesto incluir el Trastorno de estrés postraumático complejo en la CIE-11 como un diagnóstico distinto del Trastorno de estrés postraumático. Y esto ha sido porque el diagnóstico clásico TEPT refleja déficits en los dominios afectivo, de autoconcepto y relacional (Powers *et al.*, 2017). El nuevo diagnóstico de Trastorno de estrés postraumático complejo presenta desafíos de diagnóstico y tratamiento que deben abordarse ya que, en un mundo en constante cambio como el que vivimos, se hace cada vez más importante comprender el impacto y las consecuencias de las experiencias traumáticas y, lo que es más significativo, comprender cómo trabajar con las víctimas.

El TEPT Complejo que aparece como consecuencia de la violencia ejercida contra las mujeres tiene características específicas. Por dos razones, sobre todo.

Por un lado, debido al contexto y tipo de trauma. Puesto que, en la gran mayoría de los casos, las mujeres han recibido esta violencia en su hogar y de forma reiterada (en el caso de las mujeres supervivientes de maltrato y abuso sexual), estas características facilitan un estado permanente de vigilancia e hiperactivación, junto a sensaciones de fracaso, culpa, frustración, rabia, baja autoestima y desregulación emocional en general (Kliethermes, 2014; Sarasua, 2013; Schratt y Drewry, 2014). La pérdida de muchas de las actividades cotidianas, en especial sociales y de ocio, suponen una de las razones por la cual se reducen las tasas de reforzadores y aparecen los síntomas depresivos (Silove *et al.*, 2017; Ullman *et al.*, 2007) Se trata de un problema crónico y prolongado.

Por otro, porque la violencia ejercida contra las mujeres se suele ejercer en el marco relacional (McKinley y Knipp, 2022; McKinley y Liddell, 2022; McConnell y Phelan, 2022). Dentro de la familia, del hogar y/o de las relaciones sexoafectivas. La importancia central de las relaciones se describe en todo momento como el núcleo de la comprensión y el trabajo con la experiencia traumática (PAHO, Organización Panamericana de la Salud, 2021; Turner, 2023).

El concepto de trauma complejo se define por primera vez en 1992 (Herman, 1992). El trauma complejo puede surgir en cualquier situación en la que se experimente una sensación continua de miedo, horror, o impotencia durante un período prolongado de tiempo. Y se refiere a eventos traumáticos crónicos, interpersonales y que han ocurrido dentro del contexto de las relaciones de cuidado.

El término también describe el patrón de síntomas asociados con tales experiencias. Los síntomas del trastorno de estrés postraumático complejo varían. Se trata de un subtipo de trastorno en el que la víctima experimenta algunos síntomas de TEPT junto con algunos síntomas adicionales, como: dificultad para controlar sus emociones, rabia, ira, profunda desconfianza hacia los demás, sentimientos de inutilidad, vergüenza y culpa, problemas para conectarse emocionalmente con otras personas (Dorahy *et al.*, 2017).

A diferencia de cuando se trata de un solo evento traumático (un accidente de coche, un atentado terrorista...), el trauma prolongado y repetido solo puede ocurrir cuando la víctima está bajo el control del perpetrador (sea control físico, económico, emocional o psicológico). El impacto psicológico de la subordinación al control coercitivo tiene muchas características comunes, ya sea que ocurra dentro de la esfera pública de la política o dentro de la esfera privada de las relaciones sexuales y domésticas (Guzmán Torres 2023).

El TEPT Complejo encuentra su origen en eventos traumáticos recurrentes o a largo plazo, por ejemplo: abuso o negligencia infantil, violencia doméstica, abuso sexual, agresiones sexuales, tráfico sexual, esclavitud o guerra (Kim *et al.*, 2023; Muñoz Rivas, 2021; Roze, 2019; Turner, 2023). Las personas que han sido agredidas a edad temprana o que han sido agredidas por personas con las que mantenían una relación estrecha interpersonal (parejas o familiares) tienen más posibilidades de desarrollar TEPT Complejo, muy especialmente si se encontraban en una situación de dependencia de cualquier tipo en la que no podían escapar de la situación (Beaufort Memorial Hospital, 2023; NHS Services UK, 2023).

Las mujeres que sufren de TEPT debido a situaciones de violencia como acoso, maltrato y/o violencia sexual a menudo son mal diagnosticadas (Bailey y Brown, 2020). Normalmente son diagnosticadas equivocadamente debido a la influencia de los estereotipos sexistas (Meltzer, 2012). Y muchas veces no reciben el tratamiento adecuado porque la terapia no está disponible o es demasiado costosa (Cukor, 2010; Peters *et al.*, 2022).

Los estereotipos sexistas reducen el efecto de la psicoterapia (Hatzenbuehler y Pachankis, 2021; Price *et al.*, 2022). En muchas ocasiones las víctimas "vuelan por debajo del radar" y no se las diagnostica (Kazlauskas *et al.*, 2022). Este infradiagnóstico es peligroso, puesto que el estrés postraumático está asociado con una morbilidad significativa (Angelini *et al.*, 2018; Johnson, Pérez y Zlotnick, 2008).

Por si esto fuera poco, la mayoría de los profesionales sanitarios en el campo de la salud mental han manifestado que no se sienten capacitados para tratar a clientes que han experimentado un trauma complejo y que sienten que se beneficiarían de más conocimiento y competencia sobre el tratamiento de personas expuestas al trauma complejo (Kumar, Brand y Courtois, 2022). Que, si recibieran más información, estarían mejor preparados para ayudar a clientes y/o pacientes. Por eso es importante destacar que, cuando se ha producido un trauma complejo, las psicoterapias estándar pueden verse beneficiadas si se complementan con intervenciones basadas en la Escritura expresiva (Procaccia y Castiglioni, 2022).

Las mujeres con antecedentes de abuso físico, sexual y/o emocional a menudo experimentan TEPT Complejo, puesto que han sufrido experiencias traumáticas extendidas en el tiempo y que ocurrieron en un contexto relacional (Rudstam *et al.*, 2022). Es importante repetirlo para que quede claro el objetivo de este diseño: El estrés postraumático que presenta una mujer que haya sufrido abuso, acoso o maltrato extendido en el tiempo por parte de una persona a la que le unía una vinculación afectiva, es siempre un estrés postraumático complejo.

El feminismo de la segunda ola en Estados Unidos indicaba que en muchas ocasiones el malestar de las mujeres hundía sus raíces en el hecho de tener sus oportunidades vitales restringidas, y que las mujeres sufrían de diferentes formas, sin saber en realidad qué les pasaba

(Friedman, 1974). Porque cuando se crea una identidad heterodesignada para las mujeres, sin considerar sus deseos ni las posibilidades de otras opciones vitales, el profesional, también, tiende a verlas así (Benedicto, 2018).

Estas mujeres sufren incomprensión y discriminación en entornos profesionales en los que no se entiende lo que han atravesado, las vivencias que han sufrido, las experiencias que las han marcado. A día de hoy numerosos estudios inciden en este problema (Delgado-Álvarez y Sánchez Prada, 2022; Hatzenbuehler y Pachankis, 2021Stanziani y Cox, 2021; Sullivan *et al.*, 2021).

Algo parecido se describe en nuestro país. En España se medicaliza el malestar emocional de las mujeres, porque muchas veces las estrategias terapéuticas apuntan más al síntoma que a las causas (Bacigalupe *et al.*, 2022). En España, las actitudes profesionales hacia las mujeres que han sufrido violencia de género –conductas como pueden ser la descalificación, el descrédito, la falta de empatía, la imposición de ritmos y/o actuaciones, etc...– favorecen la revictimización (Aranda y Lekanda 2022; Baldry, 2021; Calle, 2004; Fernández, 2004, Muñoz-Rivas, 2021).

Esto sucede en la práctica clínica y en el ámbito sanitario en general; ya que, debido en gran parte al estereotipo social de que las mujeres son más inestables emocional y psicológicamente, muchos médicos parecen asumir un cierto nivel de exageración y falta de fiabilidad cuando escuchan a las mujeres describir sus síntomas (Fontanil, 2022; Muñoz-Rivas, 2022; Toledano-Buendia 2021).

Muy comúnmente vemos que cuando se habla de víctimas de estrés postraumático no se menciona el hecho de que es uno de los signos más claros y definitorios que presentan las víctimas de violencia de género (Golding, 1999; Kubany, y Ralston, 2008; Arce, Fariña, Vilariño, 2013; Moreira, Moreira y Rocha, 2022). Diversas investigaciones señalan que el TEPT es el trastorno más frecuentemente desarrollado por las víctimas de violencia doméstica. Se estima que la prevalencia de TEPT en víctimas de violencia doméstica oscila en torno al 60%, aunque prácticamente el 100% de ellas presenta algún tipo de sintomatología postraumática (Arinero, 2004; Machorrinho, 2022; Machorrinho *et al.*, 2023, Rincón, *et al.*, 2004).

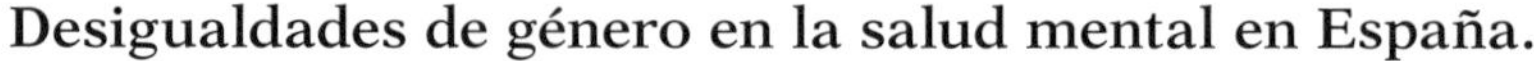

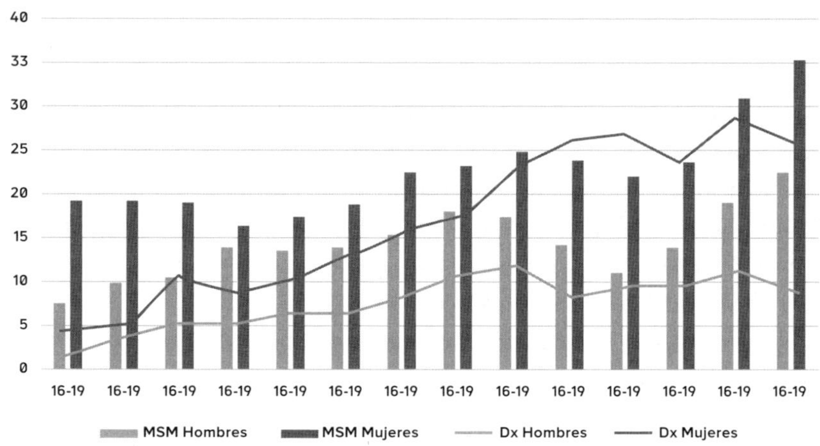

Fuente: Bacigalupe, Cabezas, Baza Bueno y Marín, 2020. Elaboración a partir de la ENSE 2017.

Nota: El gráfico representa las Prevalencias (%) de mala salud mental (MSM) según el GHQ-12 y de diagnósticos (Dx) de depresión o ansiedad según grupos de edad y sexo. Los estudios corroboran la mayor prevalencia de una peor salud mental en las mujeres. La frecuencia de diagnósticos de depresión o ansiedad fue muy superior en las mujeres que en los hombres (Bacigalupe *et al.*, 2017).

Las secuelas físicas y psicológicas de la violencia doméstica son muchas y diversas: problemas de salud a largo plazo, problemas perinatales, síndromes de dolor crónico, dolores articulares, cansancio... (Desai *et al.*, 2022, Golding 1999; Mondal y Paul, 2020; Satyanarayana, 2023; Yilmaz *et al.*, 2022). Además de estas, están las consecuencias de pérdida de recursos económicos y de deterioro de la vida social.

Esta pérdida de recursos y esta afectación de la vida social se explican desde la teoría de la conservación de los recursos (Hobfoll y Lilly, 1993). Una proposición que plantea la hipótesis de que la pérdida de recursos personales y materiales juega un papel importante en las reacciones de estrés, incluido el TEPT, ya que, en tiempos de estrés, las personas se esfuerzan por obtener recursos y movilizar los disponibles para afrontar y prevenir pérdidas futuras. Es decir, cuando el estrés es agudo, todos los recursos se dirigen a la supervivencia, no a la socialización. Esta podría ser la razón por la que las personas estresadas tiendan a aislarse y a rehuir el contacto social.

Hay que incidir en el hecho de que las mujeres que presentan TEPT Complejo no son únicamente las víctimas de violencia de género. También lo presentan las supervivientes de abuso sexual, de acoso sexual laboral o de agresión sexual fuera del hogar (incluso si el agresor es un desconocido), debido a la revictimización que experimentan en su entorno, que viven como una nueva agresión. En muchas ocasiones se las culpa de la agresión sufrida (el famoso "sucedió porque llevaba minifalda"), sea porque "salieron por donde no debían o a la hora que no debían, o vestidas cómo no debían" o por cualquier otra razón espuria. Este tipo de revictimización es tanto más potente cuanto más conservador sea su entorno.

¿Por qué funciona la terapia de Escritura expresiva en mujeres que han sido objeto de violencia?

La Terapia narrativa ha demostrado eficacia para aliviar los síntomas del Trastorno de estrés postraumático y mejorar la regulación de las emociones y las habilidades interpersonales entre personas con traumas complejos, como el abuso infantil (Kato *et al.*, 2022). Puesto que la Escritura expresiva bebe de la terapia narrativa, es lógico suponer que una intervención con Escritura expresiva sería efectiva (Niwa *et al.*, 2022).

Porque, como las mujeres con antecedentes de abuso o maltrato tienen autoesquemas significativamente negativos (Martínez Rodarte *et al.*, 2010; Meston *et al.*, 1999; Meston y Heiman, 2000), una forma poderosa pero simple de impactar sobre el esquema es a través de la escritura, ya que la construcción de una narración escrita desde la emoción sobre un evento o eventos traumáticos ayuda a integrar esa experiencia en el esquema existente y destaca los aspectos significativos de la experiencia para ayudar a construir un nuevo esquema (Batten *et al.*, 2003).

Se ha demostrado que escribir sobre un evento o eventos traumáticos ayuda a las supervivientes de trauma a dar sentido a estas experiencias, a adoptar menos evaluaciones aversivas del evento o eventos y a procesar la experiencia en un contexto más amplio (Hirái *et al.*, 2023). Dicho procesamiento cognitivo a través de la escritura puede ayudar a mejorar las actitudes implícitas hacia una misma y a reorganizar el esquema del yo.

Existen varias teorías para explicar cómo las intervenciones de Escritura expresiva podrían beneficiar a quien las acomete y animarlas a iniciar la regulación de las emociones. Estas teorías incluyen la teoría del procesamiento atencional (Kahneman, 1973), la teoría del proceso dual (Groves y Thompson, 1970) y las teorías del procesamiento de la información (Atkinson y Shiffrin, 1968; Baddeley y Hitch, 1974; Baddeley, 2000; Craik y Lockhart, 1972, 1990; Sampson, Rumelhart y McClelland, 1987).

Si partimos de la teoría del procesamiento atencional, diríamos que las intervenciones de Escritura expresiva permiten a las mujeres centrar su atención en los recuerdos de eventos traumáticos o perturbadores (sobre los que están escribiendo) y redirigir esa atención hacia aspectos de sí mismas que pueden haber sido ignorados u olvidados: su propia resiliencia, su capacidad de supervivencia, su fortaleza (Hirsch & Mathews, 2012; Gutzeit, *et al.*, 2023).

La habituación implica la reducción de la magnitud de una respuesta a un estímulo específico perturbador o traumático con la exposición repetida a ese estímulo (Hartwig, Bhat, y Peters, 2022). Escribir repetidamente sobre un evento traumático puede producir la reactivación, la habituación y la eventual disminución y pérdida de los estados fisiológicos y emocionales relacionados con el trauma (Knaevelsrudy y Böttche, 2013).

Finalmente, las intervenciones de Escritura expresiva pueden ayudar en el procesamiento cognitivo de un evento perturbador o traumático, en términos de búsqueda de significado y reevaluación de la situación. Escribir sobre su trauma permite a las mujeres buscar explicaciones causales e interpretaciones sobre los mismos que pueden ayudar a procesar lo que sucedió (Koopman *et al.*, 2005).

Se cree que la Escritura expresiva puede mejorar la respuesta psicológica y conductual de las mujeres ante sucesos perturbadores o traumáticos, porque facilita la autorregulación emocional, al animar a escribir sobre el trauma y sus emociones asociadas (Gerger *et al.*, 2021). Las mujeres pueden aprender a regular sus emociones al dirigir su atención a diferentes aspectos del evento o eventos traumáticos y desarrollar formas alternativas de responder (Qian *et al.*, 2020). Se ha demostrado que escribir sobre experiencias traumáticas es tan efectivo como la terapia cognitiva para mejorar las creencias relacionadas con el trauma, incluidas las creencias sobre la intimidad, en mujeres sobrevivientes de violencia interpersonal (Pascoe, 2017).

Puesto que la inhibición de las emociones está relacionada con deterioros en la salud física y psicológica, la Escritura expresiva es beneficiosa para promover resultados de salud física y psicológica positivos (Pavlacic y Buchanan 2019). Si bien la divulgación escrita y verbal parece tener beneficios similares en términos de resultados de salud física y psicológica, la escritura ofrece privacidad de manera única, lo que puede hacer que sea más aceptable para las sobrevivientes de trauma, que a veces encuentran problemas a la hora de verbalizar unas experiencias que interiorizan como vergonzantes (Reich, 2023).

La escritura como tratamiento, como vemos, es eficaz.

Además, es simple de administrar.

Y es rentable, ya que requiere un aporte mínimo de personal cualificado.

Base teórica de los ejercicios a utilizar

El ejercicio de la revelación emocional por medio de la Escritura expresiva lo planteamos porque la revelación emocional (tanto positiva como negativa) reduciría los síntomas de ansiedad y depresión (Pennebaker, 2011). Cuando una persona revela (sin guardar, reprimir o evitar) sus emociones negativas –las que percibe al escribir sus sentimientos y pensamientos más profundos–, encuentra un significado al evento o eventos negativos y/o traumáticos y además alcanza a entender los sentimientos de otras personas significativas que han compartido su experiencia.

La Escritura expresiva con un patrón de revelación emocional es eficaz para aliviar la ansiedad y la depresión (Sloan, Marx y Epstein, 2005) y ayuda a exteriorizar las emociones reprimidas y a controlar la rumiación negativa (Baikie, 2008). En un estudio realizado con familiares de personas recientemente fallecidas que habían realizado tareas de Escritura expresiva, los resultados mostraron que el grupo experimental tenía un nivel de duelo disminuido en relación con el grupo de control (Savitri *et al.*, 2019).

El ejercicio de cambio de perspectiva lo planteamos para que cada participante alcance a entender los sentimientos de otras personas significativas. Gracias a ese cambio de perspectiva, se reduciría la ansiedad y la depresión (Pennebaker, 2011). El cambio de perspectiva resulta en un mayor mecanismo cognitivo en el uso de palabras, lo que sugiere que el cambio de perspectiva incita a un mayor procesamiento cognitivo en general en personas que buscan reconocer emociones (tanto positivas como negativas) asociadas a experiencias negativas (Seih, Chung y Pennebaker, 2011). Y, sí, claro que puede haber emociones asociadas a experiencias negativas: por ejemplo, el orgullo de haber sobrevivido a dichas vivencias y de haber aprendido algo de ellas.

El ejercicio de búsqueda de sentido es importante puesto que, específicamente, cuando las personas que han experimentado un evento traumático, inician esfuerzos de creación de significado –alterando sus valores, cambiando sus perspectivas y extrayendo significado de sus experiencias–, se promueve la recuperación y se brinda una oportunidad para un cambio positivo (Park 2010; Schwarzer & Knoll, 2007).

Esta reinterpretación del evento traumático se basa en la teoría del autodistanciamiento, según la cual el cambio de perspectivas de experiencias negativas a nuevos significados ayuda a superar e integrar el evento traumático (Park, Ayduk, y Kross, 2016). Estudios empíricos centrados en este modelo han encontrado que la creación de significado está asociada con afecto positivo, mejoras en el afrontamiento adaptativo y en el procesamiento cognitivo (Kirk, 2011; Miao, Zheng y Gan, 2017; Wang *et al.*, 2015). Por lo tanto, la creación de significado se considera un proceso importante en la promoción del procesamiento cognitivo y la recuperación tras un evento o eventos traumático (Zheng, Lu, y Gan, 2019).

La carta de perdón la proponemos porque perdonar implica desprenderse de las actitudes o emociones negativas, como la ira y la venganza (Reed y Enright, 2006). Y porque existe una relación positiva entre la acción de perdonar y la satisfacción con la vida (Thompson *et al.*, 2005). Los ejercicios de perdón se utilizan para transformar los sentimientos de ira y rencor en emociones neutras o positivas (Rashid, 2015). Escribir sobre un conflicto interpersonal puede reducir el nivel de efectos negativos en los conflictos relacionales (Gordon *et al.*, 2004). El efecto es más rápido si las cartas de perdón se combinan, como en el diseño que proponemos, con ejercicios de búsqueda de sentido, en el que se pide que se escriba sobre qué lecciones han extraído a partir de la experiencia (McCullough *et al.*, 2006).

La escritura sobre el perdón también es útil para elicitar el autoperdón y aumentar la autoestima (Jacinto y Edwards, 2011). Es preciso hacer constar que no es necesario enviar la carta, en particular si la relación víctima/agresor es esencialmente problemática (Lyubomirsky *et al.*, 2006; Pennebaker y Evans, 2014). Las cartas de perdón remiten tanto a una dimensión intrapersonal de la autoestima, la autoconciencia y el sentido de la vida, como a una dimensión interpersonal del desarrollo de la empatía, la compasión y la conexión con los otros (Thompson *et al.*, 2005; Lyubomirsky y Layous, 2013). Las intervenciones de Escritura expresiva para promover el perdón producen efectos terapéuticos sobre la depresión y la ansiedad, pero también el bienestar psicológico (Ruini y Mortara, 2022).

Afecto positivo

El afecto positivo se define como el grado en el que las personas "reconocen e identifican la alegría y el placer de vivir" o "se involucran de una manera placentera con su entorno" (Fredrickson, 2001; Avia y Vázquez, 2011). La emocionalidad positiva es una dimensión temperamental que representa la predisposición de un individuo a vivenciar emociones positivas (Soskin *et al.*, 2012). La tendencia al afecto positivo se define como una serie de conductas, actuaciones y conocimientos que permiten a los individuos mantener un estado de ánimo positivo (Maalouf y Schutte, 2016).

Las personas que sienten altos niveles de afecto positivo tienden a experimentar mejor salud mental y física (Alexander, 2021), mejor calidad en las relaciones interpersonales (Fredrickson *et al.*, 2008; Lyubomirsky *et al.*, 2005; Paolini, 2016; Steptoe, Dockray, y Wardle, 2009; Wood y Tarrier, 2010) y viven más tiempo (Diener y Chan, 2011). Las emociones positivas se pueden utilizar como señal de aviso para indicar la recuperación de un trauma (Larsen, 2002; Lucas, Diener, y Larsen, 2003), pues el afecto positivo se relaciona directamente con la resiliencia (Aydın Sünbül, 2020).

Nuestro análisis cualitativo, por lo tanto, buscará especialmente indicadores de afecto positivo, ya que la predisposición al afecto positivo ha demostrado una relación estadísticamente significativa respecto a diversos indicadores de bienestar como: (1) bienestar psicológico y sus componentes, (2) afecto positivo, (3) resiliencia, (4) satisfacción vital presente y futura, (5) compromiso (Ovejero Bruna y Velázquez Gil, 2017).

Además, los procesos neurofisiológicos que implementan las emociones positivas son dinámicos y modificables (Sander, 2013). Esta conclusión también es parte de *"The Human Affectome Project"* (Cromwell y Lowe 2022; y en Neuroqalia.org), que ha revisado las dimensiones lingüísticas relevantes y la terminología que caracteriza a los afectos positivos en términos de emociones y bienestar. Estas dimensiones lingüísticas se analizan en el contexto de la neurociencia con el objetivo de generar recomendaciones para hacer avanzar la investigación neurocientífica sobre las emociones positivas y el bienestar (Alexander *et al.*, 2020).

Objetivos e hipótesis

Los diseños online con Escritura expresiva suponen una intervención accesible, barata, eficaz y breve, que resulta en una importante reducción tanto en los síntomas depresivos –la baja autoestima, los ataques de llanto y de rabia y la inadaptación, entre otros– como en los síntomas de estrés postraumático, con cambios significativos observables tanto a nivel estadístico como a nivel clínico.

La experiencia me ha demostrado la eficacia de la intervención de Escritura expresiva en mujeres que sufren estrés postraumático complejo. He realizado varias intervenciones de este tipo, en grupos de 20, 30 y 40 mujeres y he constatado que la intervención con Escritura expresiva reduce significativamente los tres grupos centrales de síntomas de estrés postraumático: la reexperimentación del trauma, la hiperexcitación y la evitación de los estímulos asociados al trauma. En todos los casos los valores promedios acabaron por debajo de los puntos de corte para el TEPT. La intervención con Escritura expresiva redujo significativamente los síntomas asociados al estado depresivo, como la baja autoestima, los ataques de llanto y de rabia y la inadaptación.

En las sucesivas intervenciones realizadas con mujeres he probado un tratamiento conocido por mejorar la depresión y el TEPT, como es la Escritura expresiva, y lo he aplicado a una población específica: mujeres con TEPT complejo, desarrollado como consecuencia de experiencias de situaciones de abuso sexual y/o maltrato.

Para estas intervenciones he reclutado a las participantes a través de anuncios en redes sociales, en los que se buscaba a personas que quisieran participar en un taller de escritura dirigido a mujeres que hubieran atravesado una relación tóxica (bien fuera con su familia o con una pareja) o una situación de acoso escolar o laboral. Debían escribirme y contarme lo que les había sucedido. En la mayoría de los casos, se había producido una revictimización. Las mujeres que habían sido objeto de abuso sexual en la infancia repetían el patrón de abuso en sus relaciones adultas.

Las víctimas adultas de abuso sexual infantil muestran una mayor probabilidad de sufrir trastornos emocionales como depresión, ansiedad, baja autoestima o disfunciones en las relaciones sexuales (Berliner y Elliot, 2002; Guerricaechevarría y Eheburúa, 2005). La depresión es uno de los síntomas más frecuentes en adultos abusados sexualmente durante la infancia (Berliner y Elliot, 2002).

En un estudio longitudinal realizado a través de veinticinco años con más de mil niños, en el que se evaluaron los efectos del abuso sexual infantil y del maltrato físico sobre la salud mental, los autores encontraron un efecto muy superior del abuso sexual infantil al del maltrato físico, y especialmente una mayor tasa de depresión (Ferguson, Boden y Horwood, 2008), así como de ansiedad (Guerricaechevarria y Eheburua, 2005; López-Soler, *et al.*, 2012). Las víctimas de abuso sexual presentan una probabilidad hasta cinco veces mayor que el resto de la población de recibir al menos un diagnóstico de un trastorno relacionado con la ansiedad, como trastorno de ansiedad generalizada, fobias, trastorno de pánico o trastorno obsesivo compulsivo (Berliner y Elliott, 2002). En una muestra de ochenta y tres estudiantes universitarios víctimas de abuso sexual infantil, se encontró que presentaban un incremento del 21% en problemas de baja autoestima respecto a una muestra que no lo había sufrido (Cantón y Justicia, 2008).

El abuso sexual infantil puede afectar a las relaciones personales que las mujeres mantienen de adultas. Estas mujeres muestran enormes dificultades para iniciar, mantener y desarrollar relaciones interpersonales y para confiar en los demás (Cortés y Cantón, 2008). En una muestra de estudiantes universitarias se constató que el 42.2% de las mujeres que informaron de una experiencia de abuso sexual infantil informaron también de una agresión sexual durante la edad adulta, en tanto solo únicamente el 14% de quienes no habían sufrido abuso sexual informaron de dichas agresiones sexuales (Filipas y Ullman (2006).

Hablemos ahora de maltrato: Las mujeres que habían sufrido maltrato familiar repetían también el maltrato en relaciones adultas. La posibilidad de que una mujer adulta sufra violencia física por parte de su pareja es, promedialmente, doce puntos porcentuales más alta si fue testigo de violencia física perpetrada hacia su madre. Es más que probable, a día de hoy, que las mujeres repitan patrones de violencia familiar, tal y como los repitieron las mujeres que nacieron décadas atrás. Sea que haya nacido en 1990 o 1970, presenciar violencia en la familia durante la niñez predice el mismo riesgo de experimentarla posteriormente en la pareja. Es decir, el efecto que tiene la violencia intrafamiliar durante la niñez por generaciones prácticamente permanece sin cambios (Duryea y Robles 2017).

El acoso escolar supone otra experiencia de trauma complejo. Las mujeres que habían sufrido acoso escolar reportaron problemas de pareja en la vida adulta. Sufrir acoso acarrea una baja autoestima y crea la idea equivocada de creerse inferior a los demás, de valer menos, lo que hace susceptible a la víctima de ser víctima de maltrato de adulta (Lidberg, J., Berne, S., & Frisén, A. 2023). Se ha descubierto que las consecuencias de la victimización por acoso durante los años escolares persisten y conducen a problemas de salud mental y relaciones sociales en la edad adulta (Arseneault, 2018; Wolke & Lereya, 2015). Sin embargo, estudios previos no han investigado el impacto de la victimización infantil en las características específicas de la fase de desarrollo de la edad adulta emergente, a pesar de las posibles consecuencias graves de tales experiencias en un momento de la vida caracterizado por una mayor inestabilidad (Arnett *et al.*, 2014), estructuras sociales e institucionales debilitadas (Arnett, 2011), nuevas relaciones, egocentrismo y exploración de la identidad (Henin y Berman, 2016), todos aspectos que podrían verse afectados por el impacto de la victimización anterior. Lo que sí pude confirmar es que, en todos los casos con los que yo traté, las mujeres que habían vivido acoso escolar en la infancia habían sido víctimas de maltrato por parte de su pareja en la edad adulta

De forma que a lo largo de los dos años en los que he realizado intervenciones en mujeres que habían atravesado relaciones tóxicas, me he encontrado con lo siguiente. Según mis archivos, el 20% habían sido objeto de abuso sexual en la infancia, lo que coincide con estudios recientes (Bright *et al.*, 2022). Todas las que habían sido objeto de maltrato por parte de sus parejas habían crecido en familias en las que la violencia estaba legitimada y normalizada. Y, como he dicho, las mujeres que habían vivido acoso escolar en la infancia habían sido víctimas de maltrato por parte de su pareja en la edad adulta.

Lo que yo realizaba eran intervenciones breves, basadas en la Escritura expresiva, y en las que se intervino sobre mujeres que han sido objeto de violencia en cualquier ámbito. Todas ellas habían sufrido un trauma complejo y habían sido diagnosticadas, a partir de esa experiencia, con TEPT. Las intervenciones se hacían en grupo y online, pero se enfocaban individualmente, y se diseñaban para mejorar la expresión y el procesamiento emocional durante la adaptación tras haber experimentado un trauma complejo. Se trataba de una intervención terapéutica simple y económica, que consiste en escribir diariamente durante 20 minutos. La primera intervención se hacía en cuatro días consecutivos, tal y como proponen Pennebaker y Beall (Pennebaker y Beall, 1986), y después se completaba con ejercicios durante un mes.

El objetivo era atenuar los síntomas de estrés postraumático complejo en mujeres que han atravesado un evento o eventos traumáticos debido a violencia específicamente ejercida sobre ellas por ser mujeres, así como mejorar su salud psicológica y física.

Como ya he dicho, las participantes se reclutaban a través de redes sociales, y se buscaba a mujeres que hubieran atravesado una experiencia vital que respondiera a las características de un trauma complejo (abuso sexual y/o maltrato infantil, violencia ejercida por la pareja o un compañero sentimental o sexual, acoso...) y cuya lengua materna fuera el español.

Estas intervenciones se realizaron siempre en el marco de talleres de Escritura expresiva, cuando yo todavía no había obtenido mi título ni mi colegiación como psicóloga, y por lo tanto las participantes acudían interesadas porque habían leído mis libros.

El foco de la intervención siempre fue la superación de los síntomas del trauma complejo a través, primero, de un grupo de cuatro ejercicios de revelación emocional, cambio de perspectiva, búsqueda de sentido y liberación emocional mediante el perdón. La intervención se realizaba online (ver Tabla). Hubo también intervenciones en vivo, pero constaté pronto que las mujeres no eran tan sinceras cuando tenían que hablar frente a otras mujeres. Por ejemplo, no se sentían capaces de hablar en público de un abuso infantil.

Obvia decir que en las intervenciones se garantizaban los principios de anonimato, reserva de la identidad, libertad de expresión, y respeto a la dignidad individual y grupal. El equipo terapéutico lo compusieron dos terapeutas y dos estudiantes en prácticas que se ocuparon de la transcripción de los documentos y el análisis de contenido.

Excluí de las intervenciones a las mujeres que habían sufrido episodios de psicosis o manía, o que reportaran un consumo de sustancias que pudiera alterar los resultados de test o ejercicios.

La no estratificación por variantes sociodemográficas no amenazaba la validez de las intervenciones, puesto que la violencia contra la mujer es un fenómeno que se da en todas las clases sociales. Las participantes provenían de todo el territorio español, en muchas ocasiones de México y Argentina y en otras de Francia (pero siempre siendo el español una de sus lenguas), dado que el estudio se realizaba *online*, lo que garantizaba la validez interna.

Acabadas las intervenciones, se administraba a las participantes un cuestionario destinado a estimar la reducción de los síntomas Intervenciones de terapia breve con Escritura expresiva ya han dado resultado en pacientes alcohólicos (Young, Rodríguez y Neighbors, 2013) y en pacientes con duelo complicado (Savitri, 2019). Así se pudo constatar también que podían ser eficaces para el tratamiento del TEPT Complejo en mujeres.

A lo largo de las sucesivas intervenciones comprobé que las instrucciones del primer día lograron ayudar a las participantes a revelar y reconocer las emociones y que las instrucciones del tercer día también pudieron alentar a las participantes a pensar y reinterpretar las lecciones que han aprendido a través de su itinerario vital.

Una limitación importante en este tipo de intervenciones parte del hecho de que el trauma complejo y el Trastorno de estrés postraumático complejo son condiciones que aún están en fase de estudio y que, por lo tanto, no podíamos contar con un test o prueba diagnóstica específica de TEPT Complejo. Otra ha sido la falta de una fase de seguimiento diseñada para probar los efectos a largo plazo de la escritura. Y el hecho de que esta intervención no puede explorar si los beneficios narrativos varían en función de los subtipos específicos de abuso violento sufridos.

En intervenciones futuras se debería explorar de manera más detenida y profunda la naturaleza y origen de la predisposición al afecto positivo, incorporando variables relacionadas con el temperamento y las facetas de los rasgos de personalidad, variables que, debido a la limitación de tiempo y de espacio del trabajo, no han podido ser incluidas. El estudio más detallado de variables temperamentales y de personalidad permitiría quizás establecer un buen mapeado de relaciones entre estas variables y analizar su rol en la recuperación del TEPT complejo.

Tabla 1.
Instrucciones para la manipulación de la variable independiente: *Instrucciones para el grupo de Escritura expresiva.*

Día 1 (ejercicio de revelación emocional). Has llegado aquí porque has atravesado una experiencia de vida muy dura. Por favor, escribe tus pensamientos y sentimientos más profundos acerca de lo que te sucedió. Libera tus emociones, cuenta qué sucedió, cómo te sentiste cuando sucedió y cómo te sientes ahora. (Ejemplo: Mi exmarido me pegaba, desde entonces padezco insomnio, ansiedad, pesadillas, pensamientos intrusivos y recurrentes). Nos gustaría que te dejaras llevar y escribieras sobre tus pensamientos y sentimientos más profundos, sobre un tema emocional extremadamente importante que te ha afectado a ti y a tu vida.
Día 2 (ejercicio de cambio de perspectiva). En este segundo día, trata de asociar tu experiencia traumática con personas, situaciones, momentos, que se encuentren fuera de ti, con asuntos relacionados con tu relación, con tu familia o tus amigos más cercanos, o tu trabajo. ¿Qué crees que las personas que te quieren piensan cuando hablan o reflexionan sobre lo que te sucedió? ¿Cómo lo han vivido otras personas que estuvieron cerca? ¿Lo entendían? ¿Te apoyaban? ¿Cuál crees que es su punto de vista? Puedes vincular el tema a tus relaciones con otras personas, incluidos padres, amigos o parientes.
Día 3 (ejercicio de búsqueda de sentido). En este tercer día, te mantienes enfocado en tu estado emocional, pero trata de pensar en las lecciones que has aprendido o en la fortaleza que has desarrollado y cómo influye y te moldea para ser lo que eres hoy. Cómo influye a tu pasado, a tu presente o a tu futuro, o a quien has sido, a quien te gustaría ser, o a quien eres ahora. Qué has aprendido, qué fortalezas has desarrollado y de qué te van a servir.
Día 4 (ejercicio de perdón). Debes escribir una carta a tu agresor o agresores en la que te liberas del resentimiento, el rencor y la rabia. Recuerda que no te pedimos que quieras volver a ver a tus agresores, mucho menos que le(s) desee(s) nada bueno. Solo te pedimos que te desprendas de emociones negativas como la ira o la venganza. Todo lo que escribas será completamente confidencial.
Nota: No te preocupes por la ortografía, la estructura de las oraciones o la gramática. La única regla es que, una vez que comiences a escribir, continúes haciéndolo hasta que se acabe el tiempo.

PISTAS PARA LA INTERVENCIÓN

Situaciones y vivencias características del estrés postraumático objeto de la intervención (basadas en los factores del DSM5).

Es decir: Exposición a la muerte, lesión grave o violencia sexual, ya sea real o amenaza. (p. ej.: "Mi padrastro me violaba", "mi ex me dio una paliza que por poco me mata", "mi ex me amenazó con matar a mis hijos si le pegaba"). Presencia de uno (o más) de los síntomas de intrusión asociados al suceso traumático, que comienza después del suceso traumático como: Recuerdos angustiosos recurrentes, involuntarios e intrusivos del suceso traumático (p. ej.: "intento no pensar en él, pero de repente voy en el autobús y es como si se me apareciera"). Sueños angustiosos recurrentes en los que el contenido y/o el afecto del sueño está relacionado con el suceso traumático (p. ej.: "sigo teniendo pesadillas en las que él me persigue"). Reacciones disociativas (p. ej.: "cuando él me violaba, yo sentía como que salía de mi cuerpo"). Malestar psicológico intenso o prolongado al exponerse a factores internos o externos que simbolizan o se parecen a un aspecto del suceso traumático (p. ej.: "cada vez que paso por delante del bar en el que solíamos quedar me entran nauseas, nauseas físicas, ganas de vomitar, escalofríos"). Evitación persistente de estímulos asociados al suceso traumático, que comienza tras el suceso traumático, (p. ej.: "cojo el camino más largo de vuelta a casa para evitar ver el bar"), y alteraciones negativas cognitivas y del estado de ánimo asociadas al suceso traumático. (p. ej.: "yo no puedo hacer ya nada", "todo me pasa a mí", "estaría mejor muerta"). También habremos de buscar la revelación emocional en afecto positivo y negativo, ansiedad, depresión, pensamientos intrusivos y evitación cognitiva.

En las cartas de búsqueda de sentido y de perdón debemos buscar contenidos emocionales de afecto positivo.

Por lo tanto, estaríamos buscando expresiones como: "Creo que aprendí de la experiencia", "He aprendido que soy más fuerte de lo que creía", "He aprendido lo que es la resiliencia", "Ahora entiendo que la soledad no es tan mala", "He cambiado mis ideas románticas e infantiles sobre las relaciones por otras más maduras", "Ahora aprecio a mis verdaderos amigos". Buscaremos también palabras relacionadas con el afecto positivo, en todos sus campos semánticos (verbos, sustantivos y palabras sinónimos o derivadas).

Buscamos campos semánticos de temas como amor, aceptación, gratitud, felicidad, serenidad, posibilidad, esperanza, utilidad, oportunidad, desarrollo, apreciación, respeto, solución, etc. Esto a fin de determinar la dinámica psicológica entre los participantes.

Limitaciones de las intervenciones y cómo podemos abordarlas

Las intervenciones realizadas plantean varias limitaciones, como, por ejemplo:

- El reducido tamaño de la muestra.
- La ausencia de seguimiento.
- La ausencia de una prueba diagnóstica específica para el TEPT Complejo.
- La muestra recogida por cuestionarios.
- La deseabilidad social.
- El hecho de que esta intervención no puede explorar si los beneficios narrativos varían en función de los subtipos específicos de abuso violento sufridos.
- La posibilidad de que alguna de las asistentes pudiera estar consumiendo sustancias o padeciera algún tipo de trastorno que supusiera episodios de psicosis o manía.

Voy a analizarlas una por una.

El reducido tamaño de la muestra

El número de participantes que he propuesto es limitado.

Obviamente la muestra es pequeña, porque para hacer un muestreo más grande se necesitaría la colaboración o respaldo de entidades o equipos con capacidad organizativa e investigadora. Por el contrario, mi punto de partida y mi muestra han dependido exclusivamente de los talleres que yo organizaba. Aun así, creo que he llegado a acumular una muestra representativa, puesto que he realizado estos talleres a lo largo de casi diez años, y siempre contaban con una gran aceptación (eran talleres para veinte personas y siempre había lista de espera).

Pero sí que creo que, a futuro, me gustaría realizar estudios más profesionalizados con el apoyo de entidades colaboradoras. A pesar de que se trata de un estudio muy barato y su realización no es particularmente laboriosa, cuanto más grande la muestra, más colaboradores necesitaríamos para analizar los datos obtenidos.

Una muestra más grande, obviamente, proporcionaría mayor evidencia estadística.

El reducido tamaño de la muestra indica que se debe tener precaución al interpretar los resultados, ya que los estudios pequeños pueden arrojar resultados falsos positivos (Forstmeier, Wagenmakers y Parker, 1968). Por lo tanto, y por si no fuera obvio, hay que destacar que nuestras conclusiones tienen una evidencia limitada.

El seguimiento.

Mis intervenciones no incorporaron seguimiento.

Las implicaciones de este tipo de intervenciones no deben considerarse sin sus limitaciones: el estudio actual es transversal y solo puede evaluar una mejora inmediatamente posterior a la intervención. Un posible siguiente paso podría haber sido el de recopilar datos de seguimiento para determinar si la intervención tuvo éxito en la mejora del estado de ánimo en los meses posteriores a la intervención. Una buena opción sería, tal y como se ha hecho en otras intervenciones, realizar varios seguimientos y un estudio que promediara las puntuaciones de seguimiento en todas las evaluaciones realizadas inmediatamente después de la intervención y en cuatro, seis, ocho y diez semanas después de la intervención (De Moor, 2002). Pero, como hemos visto, este tipo de estudios –con un seguimiento así, por supuesto– resultan caros y relativamente complejos.

La ausencia de una prueba diagnóstica específica para el TEPT Complejo

Otra de las limitaciones parte del hecho de que el trauma complejo y el Trastorno de estrés postraumático complejo son condiciones que aún están en fase de estudio, y no contamos aún con pruebas diagnósticas estandarizadas.

¿Cómo podemos abordar esta limitación?

Se ha estudiado la validez de constructo del TEPT y TEPT Complejo en el CIE-11 (según la *International Statistical Classification of Diseases and Related Health Problems* 11 ed.; ICD-11; World Health Organization, 2019) a través de un espectro de tipos de trauma prolongado en el tiempo, que se ha hipotetizado que están relacionados con la traumatización compleja. Las muestras incluidas son diversas con respecto a 1) la edad de exposición al trauma prolongado y 2) el nivel de intensidad interpersonal del trauma prolongado. Y, en general, los resultados obtenidos respaldan la validez de constructo del TEPT y TEPT Complejo de ICD-11 (Palic *et al.*, 2016).

Este manual diagnóstico (ICD-11, CIE-11), publicado en 2019, adoptó una perspectiva de salud pública que enfatiza la utilidad clínica. La utilidad clínica incluye la simplicidad en la estructura diagnóstica y la aplicación transparente a la planificación del tratamiento (Reed, 2010).

La heterogeneidad de síntomas observada entre los sobrevivientes de trauma ha sido reconocida, y organizada en dos trastornos por separado: TEPT y TEPT Complejo. Cada trastorno se ha definido a partir de un conjunto relativamente simplificado de grupos de síntomas, estableciendo así una organización conceptual que resulta fácil de seguir y de entender para los profesionales de la salud mental. Los dos diagnósticos están integrados en la categoría principal de "Trastornos específicamente relacionados con el estrés".

A una persona se le puede diagnosticar TEPT o TEPT Complejo, pero no ambos; si a una persona se le diagnostica TEPT, no puede tener también TEPT Complejo. En este punto, existe evidencia sustancial que respalda la validez discriminativa de los diagnósticos de TEPT y TEPT Complejo (Cloitre, 2020).

La distinción entre TEPT y TEPT Complejo que propone el CIE-11 ha sido apoyada en nueve de cada diez estudios (Brewin *et al.*, 2017). En los estudios de muestras epidemiológicas, comunitarias y clínicas, el perfil de síntomas identificó claramente los subgrupos de las poblaciones de estudio que seguían un perfil de TEPT o un perfil de TEPT Complejo, y estos perfiles se distinguían entre sí. El TEPT complejo se asoció con un deterioro más grave que el TEPT, lo que sugiere que la mayor carga de síntomas representada en el TEPT complejo se tradujo en mayores dificultades en la vida diaria (Alpert, 2023).

Partimos de la base de que nuestras participantes sufren TEPT Complejo. Las mujeres con antecedentes de abuso físico, sexual y/o emocional suelen sufrir TEPT Complejo, puesto que han vivido experiencias traumáticas extendidas en el tiempo y que ocurrieron en un contexto relacional (Rudstam *et al.*, 2022). Es importante repetirlo para que el objetivo de este diseño quede claro: **El estrés postraumático que presenta una mujer que haya sufrido abuso, acoso o maltrato extendido en el tiempo por parte de una persona a la que**

le unía una vinculación afectiva es siempre estrés postraumático complejo.

Por lo tanto, pese a que se puede considerar una limitación el hecho de que, para efectuar el cribado que selecciona a las participantes de entre las candidatas, estas mujeres pasen por una evaluación de TEPT (la escala de Davidson) y no de TEPT Complejo –ya que aún no existe un test estandarizado de TEPT Complejo–, creo que la limitación es mínima y que no afectaría en realidad a los resultados de la intervención.

La muestra recogida por cuestionarios

El uso de una muestra recogida online podría suponer una fuente de sesgo adicional, porque las participantes estarían obligadas a enviaros los textos mecanografiados, en su portátil o en su móvil. Muchas mujeres no tienen ordenador en casa y tienen problemas al escribir desde un móvil. En algunos casos he cambiado la mecánica de la intervención: si alguna mujer quiere escribir a mano, puede hacer una foto o fotos del texto y enviármela.

Los subtipos de abuso y maltrato

Otra limitación del diseño radica en el hecho de que esta intervención no puede explorar si los beneficios narrativos varían en función de los subtipos específicos de abuso violento sufridos. Para solventar esta limitación habría que hacer un diseño de intervención más complejo en la evaluación de los casos, la recogida de datos y su análisis. En un futuro podría plantearse un diseño más ambicioso, segmentado en función del tipo de trauma experimentado. Pero no era esta mi intención en el primer diseño. Repito que siempre me planteé un primer diseño de intervención muy simple.

La deseabilidad social

Otras fuentes de variación que pudieran ser objeto de control son el efecto de determinados sesgos, como, por ejemplo, la deseabilidad social. Trabajando en grupos de Escritura expresiva me he dado cuenta de que, incluso cuando se garantiza a las participantes la total confidencialidad de los textos, estas a veces ocultan datos y suavizan otros, porque saben que alguien va a leer sus escritos. Y, cuanto más alta es la deseabilidad social, más se distorsiona el texto: nadie quiere aparecer como “tonta” o “mala”. Y a demasiadas mujeres se les ha convencido de que ser una víctima es ser tonta o ser mala. Tonta porque una mujer más lista no se habría metido en ese berenjenal, o mala porque está hablando mal de sus familiares o de su marido. Por lo tanto, muchas tienden a suavizar lo sucedido, o a ocultar datos. En futuras investigaciones debería analizarse el efecto de este tipo de sesgos para certificar una generalización de resultados libre de la consecuencia de variables perniciosas.

Abuso de sustancias/ Psicopatología

En los criterios de exclusión he detallado: estar recibiendo en ese momento tratamiento psicológico o farmacológico concurrente, haber sufrido episodios de psicosis o manía, y/o que en exista consumo de sustancias que puedan alterar los resultados de test o de ejercicios. Sin embargo, a lo largo de los años en los que he organizado talleres de Escritura expresiva me he dado cuenta de que muchas mujeres ocultan su consumo de sustancias, bien sea por deseabilidad social, bien sea porque en muchos casos ellas creen que “fumarse un porrito para dormir” o “beber cañas cuando salgo” (aunque salen a diario) no cuenta como consumo de sustancias. El abuso de sustancias es común en mujeres con trauma complejo (Cohen, 2006, Pierce *et al.*, 2023). Y muchas otras pueden tener comorbilidad con otra psicopatologia mayor, (p. ej. trastornos afectivos) de la que a veces no son conscientes o no han sido diagnosticadas, y que incluso su entorno ha podido legitimar y normalizar (“tiene un carácter difícil”, “es un poco excéntrica”) (Gergen y Owen, 2015). Quizás a la hora de la selección sería necesario administrar alguna prueba de *screening* previa, pero creo sinceramente que esta limitación no resta valor ni utilidad a la intervención, como expongo más adelante al hablar de la personalidad.

La variable edad como variable contextual

Obvia decir que no es igual la experiencia de abuso y maltrato que haya vivido una mujer de sesenta años, tras un matrimonio abusivo que haya durado cuarenta, que la que haya podido vivir una adolescente de dieciocho tras una relación que apenas ha durado seis meses. Tampoco es igual la capacidad de reflexionar sobre sus vivencias, ni ambas mujeres presentarán los mismos niveles de procesamiento cognitivo, ni las mismas tasas de atención.

Al observar los hallazgos de Frattaroli (2006) apreciamos que los adolescentes mostraban mayores tasas de abandono en ejercicios de Escritura expresiva. No sabemos las razones últimas. Quizás se pueda atribuir a un procesamiento cognitivo y emocional menos sofisticado en la adolescencia, que conduce a la frustración y al abandono del estudio (Fivush *et al.*, 2007), o a una motivación más baja (Rapp-Paglicci y Savon, 1997). Algunos adolescentes pueden no ser capaces de regular su atención, llegar a la habituación, o crear una narrativa coherente y significativa que les permita regular sus emociones (Alexander, 2004). La regulación emocional y los procesos de toma de significado en la juventud pueden tener un componente interpersonal importante, por lo cual les resulta más difícil de acometer una tarea como la del ejercicio de búsqueda de sentido (Bird y Reese, 2006; Marin, Bohanek y Fivush, 2008; McLean y Mansfield, 2012; Peterson y Roberts, 2003). Por lo tanto, para algunas adolescentes, la intervención en Escritura expresiva se beneficiaría del apoyo interpersonal de un padre, madre, maestro o consejero que pueda ayudarlas a reinterpretar la narrativa y a dar significado a partes de la narrativa que no se ajustan a su visión del mundo.

En un estudio entre estudiantes de secundaria a los que se les asignó un ejercicio de búsqueda de sentido, se demostró que los resultados no eran tan buenos como los obtenidos en la misma tarea con adultos (Facchin *et al.*, 2014). De forma que no se puede afirmar con seguridad que una adolescente pudiera beneficiarse de este tipo de intervención.

La capacidad de funcionamiento reflexivo del cerebro de un adolescente no está completamente desarrollada y no lo estará hasta los 25 años más o menos. (Atención; *teenager*, en inglés, incluye hasta cumplir los 20 años, y es lo que se entiende en el entorno anglosajón por adolescente). De hecho, investigaciones recientes han encontrado que los cerebros de adultos y adolescentes funcionan de manera diferente. Los adultos piensan con la corteza prefrontal, la parte racional del cerebro, los adolescentes no (Keating *et al.*, 2019). Obviamente, adolescentes de la misma edad pueden variar considerablemente en su desarrollo cognitivo y emocional, pero los metaanálisis sobre

Escritura expresiva dificultan la obtención de conclusiones claras sobre su eficacia global para las adolescentes.

Por lo tanto, quizá fuera lo mejor cambiar el criterio de inclusión y especificar que las participantes deban ser mayores de veintiún años. O, si no, segmentar los grupos por edades.

La variable nivel de estudios y otros factores que influyen en las habilidades de lecto-escritura y la comprensión lectora como variable contextual

Vivimos en uno de los países con comprensión lectora y habilidades de lectoescritura más bajos de la UE, según el último informe de la Organización para la Cooperación y el Desarrollo Económicos (OCDE, 2021). Las mujeres que experimentan dificultades a la hora de adquirir habilidades de escritura fluidas y eficientes pueden tener dificultades para generar ideas, para construir oraciones significativas, para secuenciar y organizar sus ideas en párrafos y para usar la gramática de manera adecuada. Estas mujeres también suelen presentar dificultades con la puntuación y la ortografía. Además, la escritura requiere del conocimiento de los géneros, y de la cohesión y coherencia del texto. Es probable que cualquier debilidad en la expresión del lenguaje oral se transfiera al trabajo escrito, ya que es muy raro que alguien pueda escribir material que no puede decir.

La naturaleza compleja de la expresión escrita presenta dificultades para muchas mujeres, particularmente aquellas con discapacidades de aprendizaje o que no han podido acceder a la educación básica, como es el caso de muchas migrantes. La instrucción explícita basada en reglas puede mejorar las habilidades de escritura. Esto es: que cuanto más claras estén las instrucciones, más fácil es conseguir textos que también sean claros (Walker, 2005). Esto es algo que yo también he comprobado a lo largo de los años que llevo impartiendo talleres de Escritura expresiva y de escritura creativa. La investigación en programas de escritura de instrucción directa (DI, *Direct Instructions*) es prometedora, pero limitada en este momento a un pequeño número de estudios de diseño de grupo, aunque los resultados indican que un programa de Escritura expresiva puede mejorar las habilidades de escritura, y que tras el programa los participantes pueden generalizar y mantener las habilidades de escritura aprendidas durante la intervención (Cannon 2022, Walker, 2005).

Es decir, no parece haber necesidad de ninguna capacitación especial, ni tampoco de requisitos de alfabetización de alto nivel para que las mujeres participen en esta intervención. Pero sí es importante detectar a aquellas mujeres que carezcan de las mínimas habilidades en lectoescritura, ya que se ha demostrado que a mayor vocabulario, mayor es el beneficio de la Escritura expresiva (Pennebaker y Beall, 1986; Smyth, 2008). De forma que la variable "competencias en lectoescritura y comprensión lectora" tiene clara influencia en el resultado de la intervención.

Una vez detectadas estas personas, se podría mejorar su rendimiento en la intervención de Escritura expresiva con la adición de pautas a las instrucciones de escritura (como estructura narrativa, procesamiento, uso de palabras, etc.). La especificidad de las instrucciones escritas se ha asociado con un mejor resultado (Frattaroli, 2006).

Por lo tanto, ¿podríamos incluir los estudios completados como variable? Es decir ¿deberíamos segmentar a las participantes entre aquellas que no han llegado a acabar los estudios secundarios, las que han terminado los estudios secundarios y las que han acabado la Universidad?

Sería interesante ver el efecto de esta variable, pero mi intuición es que quizá no sería tan importante. Si bien es cierto que las habilidades de escritura de las mujeres que no han terminado la secundaria son más bajas, eso no les impide terminar una tarea simple de escritura. Pero sí que he visto que en mujeres migrantes y que trabajan en ocupaciones precarias y feminizadas (limpieza, especialmente), las habilidades de escritura son muy escasas. Quizá sería conveniente segmentar esta variable previamente a la intervención, pero personalmente no me inclino por excluir a mujeres con bajas habilidades de lectoescritura. En todo caso, yo sería partidaria de ofrecerles ayuda y guía para ayudarles a escribir.

En una intervención pequeña como la que propongo, la posibilidad de que aparezca una mujer con un nivel de lectoescritura bajísimo es muy escasa, pero si replicáramos el estudio con una muestra más grande, creo que sería necesario segmentar previamente esta variable. Esto se podría hacer con el test ECOMPLEC (León, Escudero y Olmos, 2012).

El ECOMPLEC evalúa la competencia lectora de forma parecida a como se realiza en los estudios PISA. Permite analizar la competencia en distintos tipos de textos (narrativos, expositivos y discontinuos), en los diferentes niveles de representación (más profunda o superficial) y ante varios tipos de comprensión (científica, orientada a metas, metacognitiva…). Como el ECOMPLEC es una prueba complicada, y no se puede completar online, sería necesario diseñar una versión simplificada del test, que sirviera para evaluar los puntos anteriores, así como la capacidad para realizar inferencias. Hay que recordar que estaríamos buscando que nuestras participantes tuvieran un nivel mínimo como para redactar textos cortos, de forma que tampoco haría falta una prueba muy sofisticada. Nos bastaría con adaptar el ECOMPLEC y resumirlo para hacer un test más conciso que las participantes pudieran completar online.

Otra variable a tener en cuenta es la variabilidad individual en la capacidad física y cognitiva. Algunas de las mujeres participantes pueden presentar discapacidades que les impidan participar en la tarea de Escritura expresiva tradicional, por lo que es esencial que tengamos en cuenta estos problemas. Las discapacidades físicas, las discapacidades de aprendizaje (dislexias no detectadas o dificultades cognitivas) pueden influir en la voluntad y la capacidad de las mujeres para escribir. Estas mujeres no podrían pasar la prueba de comprensión lectora. Una alternativa para las personas que no puedan escribir podría ser la divulgación privada de sus experiencias en una grabadora (Smyth 2008).

Sobre afecto positivo y variables de la personalidad, como variables asociadas al trauma que pudieran marcar diferentes grupos

Si esta intervención pasara de ser un mero diseño, si pudiera materializarse en una intervención real, quizá podríamos explorar de manera más detenida y profunda la naturaleza y el origen de la predisposición al afecto positivo. Porque es lógico pensar que una persona con determinados rasgos de personalidad y de temperamento se beneficiaría más de esta intervención.

Podríamos explorar variables relacionadas con el temperamento y los rasgos de personalidad. Variables que, debido a la limitación de tiempo y de espacio del trabajo, no he podido incluir en el diseño de intervención que he presentado.

El estudio más al detalle de variables temperamentales y de personalidad podría permitirnos trazar un buen mapeado de relaciones entre estas variables y examinar su rol en la recuperación del TEPT Complejo.

Si definimos el afecto positivo como el grado en el que las personas "identifican la alegría y el placer de vivir" o "se involucran de una manera placentera con su entorno" (Avia y Vázquez, 2011¸ Fredrickson, 2001), entonces la emocionalidad positiva sería una dimensión temperamental que incorporaría la predisposición de un individuo a experimentar emociones positivas (Soskin *et al.*, 2012). Es decir, a llevar a cabo conductas y actuaciones o integrar conocimientos que le sirvieran para mantener un estado de ánimo positivo (Maalouf y Schutte, 2016).

Pero lo que nos importa en esta intervención es el hecho de que las emociones positivas se pueden utilizar como un indicador que anuncia la recuperación de un trauma (Larsen, 2002; Lucas, Diener, y Larsen, 2003), pues el afecto positivo se relaciona directamente con la resiliencia (Aydın Sünbül, 2020; Pillay, Nel y van Zyl, 2022). Los supervivientes de trauma que puntúan más alto en afecto positivo presentan una recuperación más rápida (Valdez y Lily, 2016; Veronese *et al.*, 2018). Y las personas que muestran altos niveles de afecto positivo muestran una tendencia a vivenciar una mejor salud mental y física (Alexander, 2019) y a experimentar relaciones interpersonales de mejor calidad (Alexander *et al.*, 2021 Fredrickson *et al.*, 2008; Lyubomirsky *et al.*, 2005 y 2006; Paolini, 2016; Steptoe, Dockray y Wardle, 2009; Wood y Tarrier, 2010). El afecto positivo correlaciona además con el hecho de que los individuos encuentren sentido a la vida (Işık, y Üzbe, 2015).

Nuestro análisis cualitativo, por lo tanto, buscaría especialmente indicadores de afecto positivo, puesto que la predisposición a este positivo ha demostrado una relación estadísticamente significativa respecto a diversos indicadores de bienestar, tales como: (1) bienestar psicológico y sus componentes, (2) resiliencia, (3) satisfacción vital presente y futura, (4) y compromiso (Ovejero Bruna y Velázquez Gil, 2017). Además, los procesos neurofisiológicos que se asocian a las emociones positivas son dinámicos y modificables (Sander, 2013, Cromwell y Lowe 2022), y por lo tanto nos interesa confirmar si tras la intervención las participantes puntúan más alto en una escala de afecto positivo.

La afectividad positiva puede estar estrechamente relacionada con los rasgos de la personalidad, pero la naturaleza de esta relación es en parte desconocida (Diener, Oishi, y Tay, 2018; Jebb *et al.*, 2018). Existe un conocimiento limitado sobre qué aspectos específicos o facetas de la personalidad son más importantes a la hora de crear afecto positivo. Además, la personalidad está influenciada por factores genéticos (Bartels, 2015; Nes y Roysamb 2015). Pero tenemos una comprensión inadecuada del papel de los factores genéticos y ambientales en la explicación de los vínculos entre la personalidad y la afectividad positiva.

Los estudios previos de bienestar y satisfacción de la vida nos indican que el afecto positivo está influenciado por factores genéticos, con heredabilidades en el rango de 30-40% (Bartels, 2015, Nes y Røysamb, 2015). También existen asociaciones sustanciales entre bienestar y personalidad, tanto por los rasgos generales de neuroticismo y extraversión, como por facetas específicas. Aproximadamente dos tercios de la varianza genética en la satisfacción de la vida se deben a estas facetas (Anglim y Grant, 2016; DeNeve, K. M. y Cooper, 1998; Schimmack, U., Diener, E. y Oishi, S., 2002). Además, el afecto positivo parece desempeñar un papel importante en la conducción de las asociaciones entre la personalidad y la satisfacción de la vida, señalando la importancia de las emociones como fuentes de vías directas e indirectas que contribuyen al bienestar.

Pero ¿qué sería primero, el huevo o la gallina? Es decir, ¿la intervención ayuda a manifestar afecto positivo o algunas de las participantes partían con unos rasgos de personalidad que les predisponían a beneficiarse de esta intervención?

Para aclarar esta cuestión, a nuestras participantes se les podría administrar *l*a escala de Afecto Positivo Negativo (PANAS) (Watson, Clark, y Tellegen, 1988), antes y después de la intervención. Una ventaja de la PANAS es que es una escala breve y es fácil que las participantes la completen online.

La PANAS es una de las escalas más utilizadas para medir el estado de ánimo o la emoción. Fue diseñada para medir el efecto en diversos contextos, como en el momento actual, el día, semana, o año, o en general (en promedio). Por lo tanto, la escala se puede utilizar para medir el efecto del estado, el afecto de la disposición o el rasgo, las fluctuaciones emocionales a lo largo de un período de tiempo específico, o respuestas emocionales a eventos. Es decir, nos permitiría saber si la intervención ha cambiado de alguna manera la predisposición al afecto positivo de las participantes.

De forma que podríamos segmentar los grupos entre mujeres que han puntuado en la escala PANAS por encima de un punto de corte y mujeres que han puntuado por debajo. La escala PANAS consta de 20 preguntas en total, puntuables entre 1 y 5. La máxima puntuación posible en cada categoría es de 50, y la mínima de 10. Los autores de la Lista de Emociones Positivas y Negativas no han establecido puntos de corte, pero normalmente podríamos situarlo en una media de 25.

Y esto nos permitiría:

- Confirmar si una predisposición al afecto positivo correlaciona con unos mejores resultados de la intervención.
- Comparar diferencias en resultados de unos grupos y otros.
- Cotejar si en el análisis cualitativo efectivamente están correlacionadas las puntuaciones del PANAS con las muestras de afecto positivo que encontramos con nuestro análisis.
- Precisar si esta intervención incrementa la predisposición al afecto positivo.

En cuanto a los rasgos de personalidad, habremos de tener en cuenta que la personalidad se refiere a patrones relativamente estables y característicos de cognición, emoción y comportamiento que varían entre individuos. Estos patrones se describen comúnmente en términos de rasgos de personalidad específicos. Los modelos de rasgos más conocidos hoy en día son los cinco factores, los cinco grandes (Costa y Mc Rae, 2008), que convergen en cinco rasgos de personalidad amplios, incluyendo la extraversión, el neuroticismo, la apertura, la conciencia y la amabilidad.

A pesar de las pruebas sólidas de las relaciones entre los cinco grandes factores generales y el bienestar, todavía hay un conocimiento limitado sobre qué facetas de los rasgos son las que más contribuyen al bienestar. Teóricamente, las facetas interpersonales, como la calidez y la sociabilidad, contribuyen indirectamente al afecto positivo al crear relaciones sociales que funcionan bien y que posteriormente influyen en el bienestar.

Se ha encontrado que el apoyo social y las buenas relaciones sociales se correlacionan positivamente con el bienestar (Harandi *et al.*, 2017) y en parte pueden estar influenciados por los rasgos y facetas de la personalidad. Los rasgos de neuroticismo y extraversión explican consistentemente cantidades sustanciales de variación en el bienestar (Johnson y Krueger, 2004; Jovanovic 2019). También hay razones teóricas para esperar que los factores que contribuyen a los logros y el logro de la meta, en el dominio de la conciencia, sean importantes para el desarrollo del afecto positivo (Stoll *et al.*, 2020).

Por lo tanto, si quisiéramos ir todavía más allá, una vez acabada la intervención podríamos evaluar la personalidad de las participantes a partir de las puntuaciones arrojadas por el NEO-PI-R (Costa y Mc Rae, 2008) El NEO-PI-R contiene 240 ítems referidos los cinco factores generales de la personalidad. A saber: el neuroticismo, la extraversión, la apertura a la experiencia, la amabilidad y la conciencia. Dentro de cada uno de estos factores, o dominios, el NEO-PI-R mide seis facetas o subfactores. Cada una de estas facetas se mide por ocho elementos. El NEO-PI-R es un instrumento bien establecido, con propiedades psicométricas, y una de sus principales ventajas, en nuestro caso, es que nuestras participantes pueden pasar el test NEO-PI-R online.

Y podríamos después establecer correlaciones para examinar las asociaciones bivariadas entre aquellas participantes que puntuaron alto en afecto positivo con los rasgos de personalidad y sus facetas. Después, podríamos utilizar un análisis de regresión para examinar las contribuciones únicas de los cinco rasgos de personalidad amplios, y para identificar las facetas que son importantes para la asociación entre la personalidad y el afecto positivo. Debido a la no-dependencia de las observaciones dentro de pares gemelos, podríamos utilizar las ecuaciones de estimación generalizadas (GEE), y así dar cuenta de la estructura emparejada para obtener errores estándar correctos y niveles de significación.

Y, puestos a hipotetizar, y teniendo en cuenta que estoy diseñando esta idea a futuro partiendo de la base de que se cuenta con un equipo que nos ayude, para ajustar las pruebas múltiples podríamos realizar análisis posteriores, quizá haciendo uso de la tasa de descubrimiento falso *False Discovery Rate* (FDR) (Benjamini y Hochberg, 1995).

Epílogo

¿Qué he aprendido a lo largo de estos años?

Lo que sé, y lo que me han transmitido las más de quinientas mujeres con las que he trabajado a lo largo de los años, es que las intervenciones con Escritura Expresiva, en primer lugar, ofrecen a las mujeres que sufren (sufrimos) trauma complejo una validación que frecuentemente no encuentran (encontramos) en el modelo sociosanitario.

Y conste que hablo en primera persona, ya que si he elegido este tema es obviamente porque lo conozco de primera mano. No solo hablo de mi propia experiencia, sino también de la que viví cuando hice las prácticas y me encontré con que, en una reunión de evaluación, el equipo del centro hizo todo tipo de observaciones casi hirientes sobre una paciente que había padecido veinte años de relación abusiva, a la que uno de los profesionales calificó muy alegremente de "neurótica" y a la que se había diagnosticado erróneamente como Trastorno límite de personalidad, un error de diagnóstico muy común por otra parte (Ford y Courtouis, 2021; Heffernan y Cloitre, 2000; Strauss, 2012, Weiss, 2012), aunque una evaluación posterior por parte de la psiquiatra asociada al centro confirmó que en realidad se trataba de un Trastorno por estrés postraumático.

Creo que no fue casualidad que el primer diagnóstico lo emitiera un psicólogo clínico hombre y el segundo una psiquiatra mujer, puesto que las recientes investigaciones de Price sobre estereotipos en salud mental (Price 2022) y de Castro Mosqueda y Rodríguez Sánchez (2022) sobre estereotipos sexistas en la prensa de habla hispana confirman mi experiencia.

Este tipo de intervenciones ayuda a identificar a mujeres que restan importancia a sus síntomas o los ocultan. La expresión más frecuente de emociones positivas puede reflejar una disminución de la capacidad para afrontar activamente el trauma, lo que contribuye a mejorar los problemas de salud relacionados con el estrés. Y puede, por lo tanto, enmascarar los mecanismos de defensa de evitación y negación, como es típico en los casos de violencia interpersonal. Las mujeres maltratadas a menudo tratan de sobrellevar su trauma restando importancia a la gravedad del abuso o subestimando su impacto en ellas mismas (Sarasúa, 2012), porque separan el afecto negativo del positivo, exagerando este último (Bandura, 2016).

Una intervención de este tipo debería confirmar la importancia de entender los procesos cognitivos y emocionales específicos como predictivos de beneficios para la salud y ampliar nuestra comprensión de cómo funcionan las intervenciones de Escritura expresiva y cómo hacerlas más eficaces, ya que puede ser valiosa como un método de bajo costo que también puede informar y acortar la psicoterapia posterior (Kuester, Niemeyer y Knaevelsrud, 2016).

Tras realizar una revisión no se han encontrado intervenciones de estas características en lengua española, y sería interesante (por no decir urgente) implementar intervenciones así en nuestro entorno, porque son eficaces, rápidas y de bajo coste.

Desde el 2018, los resultados y los efectos de la Escritura expresiva y de la Terapia de exposición narrativa se han convertido en los puntos calientes de la investigación en este campo. Además, debido al rápido desarrollo de la psicología positiva, la investigación centrada en el estrés, el trauma y el dolor parece haberse reorientado hacia los efectos positivos, como el crecimiento postraumático, la calidad de vida y la resiliencia (Pavlacic y Buchanan, 2019).

La pandemia de COVID ha facilitado este enfoque y se ha encontrado que la intervención de Escritura expresiva online en la población general resulta efectiva para mejorar la resiliencia (Bechard *et al.*, 2021). Así, la aplicación de la Escritura expresiva se amplía a nuevas circunstancias, como ayudar a las personas a reducir el impacto negativo creado por la pandemia, demostrando su valor práctico y el potencial futuro de su uso en diferentes campos y situaciones.

La Escritura expresiva ha demostrado ser una herramienta barata, rápida y sumamente eficiente para enfrentarse al trauma complejo, lo que nos permite afirmar que la implantación de programas de este tipo en la sanidad pública o en servicios de atención psicológica sería una alternativa muy interesante.

En primer lugar, por su accesibilidad, ya que permite acercar un método de ayuda eficaz a una población necesitada pero que no se puede permitir intervenciones privadas, al no poder afrontar el gasto que suponen. En segundo lugar, por eficacia, al mejorar en este sentido a otros tratamientos como el farmacológico.

En lo personal, no es que crea que estos tratamientos de Escritura expresiva se van a implantar a futuro en nuestro idioma, es que estoy absolutamente segura de que se implantarán, de la misma forma que ya están implantados en Estados Unidos, Canadá o China. Por eso me parece urgente iniciar la implantación de este tipo de intervenciones y confirmar su eficacia en lengua española.

Siendo adulta he sido consciente de que mi vocación por la escritura nacía de un deseo profundo de conectarme con los demás y de encontrar, de alguna manera, una conectividad mutua y equilibrada, Las mujeres que hemos vivido experiencias traumáticas concedemos un gran valor a la conexión y la pertenencia, pero a veces no sabemos cómo crearla. Buscamos espacios en los que reconocernos con los demás y en los que sentirnos aceptadas y qué duda cabe que la escritura es uno de ellos.

Como un hilo rojo, los temas de violencia, sufrimiento, dolor y pérdida recorren las mejores obras de la literatura. Para muchos de los escritores y escritoras más admiradas de todos los tiempos, el dolor dio forma a sus obras más honestas.

Una muestra de estos maestros heridos parece un quién es quién de los íconos literarios: Ernest Hemingway, Martha Gellhorn, Charles Dickens, George Eliot, Graham Greene, George Orwell, Maya Angelou, Richard Wright, Dorothy Parker, Norman Mailer, Sherwood Anderson, Ambrose Bierce, Jonathan Swift, Truman Capote, Katherine Anne Porter, Virginia Woolf, Zelda Fitzgerald, Kurt Vonnegut, Mark Twain, Ana María Matute, Carmen Laforet, Annie Ernaux, Boris Cyrulnik, Louis-Ferdinand Céline, Primo Levi, Anne Sexton, J.M. Coetzee, Sylvia Plath, Alejandra Pizarnik… La lista es infinita.

Por poner el ejemplo de Hemingway: Su vida se vio profundamente afectada por acontecimientos traumáticos, desde pérdidas en la primera infancia (suicidio de su padre, madre ausente) hasta la guerra (conductor de ambulancia en combate en la Primera Guerra Mundial, heridas graves), pasando por los problemas de relación (matrimonios fallidos), la pérdida de empleo (le fueron echando de la mayoría de los periódicos en los que trabajaba), el abuso de sustancias (alcoholismo), la depresión y, finalmente, el suicidio. Hemingway también fue influenciado por otros escritores cuyo trabajo surgió de un trauma, desde Dickens y Twain hasta Sherwood Anderson.

Hemingway puede ser un ejemplo extremo de un escritor cuyas vivencias impulsaron su arte, pero no es una excepción. Basta echar un vistazo a las biografías de los más interesantes autores de la historia de la literatura para reparar en la cantidad de experiencias traumáticas que aparecen en sus vidas. Jonathan Swift tenía problemas familiares que afectaron la textura y el tono de "Los viajes de Gulliver" sobre lo que era perderse en un mundo que no entendía. Las experiencias de Daniel Defoe al ser encarcelado por sus escritos periodísticos pueden relacionarse con sus novelas sobre renegados, réprobos y personas abandonadas en islas desiertas. Bret Harte nunca volvió a escribir sobre el lado oscuro de la vida fronteriza después de que lo echaran de la ciudad por informar sobre cómo los lugareños habían masacrado a una banda de nativos americanos mientras él era periodista en California. Las experiencias de Walt Whitman cuidando a los soldados moribundos de la Unión pusieron fin a su poesía optimista. Los problemas de Umberto Eco con el academicismo italiano inspiran lo que sucede en "El nombre de la rosa". Y si nos ponemos a mirar en escritoras, prácticamente la gran mayoría de las autoras contemporáneas han vivido alguna historia de abuso o maltrato. (De ese capítulo en particular, el de las escritoras que han plasmado en sus obras su vida más o menos transformada por el crisol de la literatura, ya hablé extensamente en otro libro: "Mujeres Extraordinarias", en el que explicaba cómo los eventos traumáticos sufridos por Virginia Woolf, Sylvia Plath, Anne Sexton, Ana María Matute, Carmen Laforet y Alejandra Pizarnik habían determinado el contenido de sus obras).

Cuando estamos traumatizados, nos quedamos atrapados en un bucle narrativo. Para los escritores, se trata de un proceso de dos pasos.

Primero debemos reconocer que hay un bucle traumático, admitir que estamos atrapados en ese bucle y que el trauma nos ha afectado. Pero hay un segundo paso. Una vez que uno identifica la historia y es capaz de entender y asumir que un bucle de trauma está operando, el siguiente paso es introducir nuevas narrativas en la propia vida. ¿Cómo rompes con las narrativas del trauma para que no te sostengan y te controlen de maneras que te lleven a hacer cosas disfuncionales?

Contar tu historia a personas comprensivas y descubrir que hay otros que entienden tu historia en profundidad ayuda. Escribir en una novela es como lanzar una botella al mar y esperar que alguien la recoja y la entienda. Pero para otras personas no se trata de escribir una novela sino de escribir poesía, o cuentos cortos, o reflexiones. De hacer ejercicios en los que transforman las experiencias vividas en textos que les abren los ojos y les tienden un puente para atravesar un territorio de dolor y llegar a un territorio de sanación.

Entender el trauma es la forma en que podemos entender la política mundial, la diplomacia y todo lo demás. A medida que nos damos cuenta de la naturaleza del trauma, puede hacernos más empáticos y conscientes de las experiencias difíciles de la vida, y nos une de maneras que compartimos, porque todos experimentamos el trauma en un nivel u otro.

Escribir me ha hecho mejor persona. Y enseñar a otras personas a escribir –no desde una perspectiva literaria, sino desde una perspectiva psicológica– me ha hecho muchísimo mejor persona. Aunque, por supuesto, demostrar eso sería imposible, porque la bondad es una cuestión muy subjetiva. Lo que es perfectamente objetivo y demostrable es el hecho de que actualmente soy una persona mucho más serena y tranquila, y con unas relaciones personales más estables y positivas.

Espero que este libro pueda ayudar a otras personas a traer a su vida la serenidad y la paz que estoy yo intentando traer a la mía. Que les recuerde que tu peor intento siempre acaba por conseguir algo, incluso si no era aquello que al principio te habías planteado. Y que por eso siempre es mejor intentarlo que no atreverse a hacerlo. Que les enseñe que la paz interior y la serenidad es un proceso largo que debemos acometer pasito a pasito, porque implica la conquista del territorio más difícil, el de nuestro interior: jamás conseguiremos una paz en el territorio que nos rodea si no la hemos encontrado de la piel hacia adentro.

Bibliografía

Abercrombie, N., Hill, S., & Turner, B. S. (1986). *Sovereign individuals of capitalism*. Allen & Unwin.

Abu-Odah, H., Su, J. J., Wang, M., Sheffield, D., & Molassiotis, A. (2024). Systematic review and meta-analysis of the effectiveness of expressive writing disclosure on cancer and palliative care patients' health-related outcomes. *Supportive Care in Cancer, 32*(70). https://doi.org/10.1007/s00520-023-08255-8

Acosta Quintero, J., García Sedeño, M. A., & Aguilar Villagrán, M. (2017). La violencia en las relaciones de pareja entre adolescentes de la Bahía de Cádiz: Validación de un modelo explicativo desde la perspectiva ecológica. *Universidad de Cádiz*.

Ağilkaya Şahin, Z. (2018). Cumhuriyet ilahiyat dergisi, *22*(3), 1607–1632. https://doi.org/10.18505/cuid.466215

Alexander, A. O. (2004). *Narrative completeness, narrative coherence, and psychological adjustment*. Columbia University Press.

Alexander, R., Aragón, O. R., Bookwala, J., Cherbuin, N., Gatt, J. M., Kahrilas, I. J., Kästner, N., Lawrence, A., Lowe, L., Morrison, R. G., Mueller, S. C., Nusslock, R., Papadelis, C., Polnaszek, K. L., Richter, S. H., Silton, R. L., & Styliadis, C. (2021). The neuroscience of positive emotions and affect: Implications for cultivating happiness and wellbeing. *Neuroscience and Biobehavioral Reviews, 121*, 220–249. https://doi.org/10.1016/j.neubiorev.2020.12.002

Allen, S. F., Wetherell, M. A., & Smith, M. A. (2020). Online writing about positive life experiences reduces depression and perceived stress reactivity in socially inhibited individuals. *Psychiatry Research, 284*, 112697. https://doi.org/10.1016/j.psychres.201+9.112697

Alpert, E., Hayes, A. M., Barnes, J. B., & Sloan, D. M. (2023). Using client narratives to identify predictors of outcome in written exposure therapy and cognitive processing therapy. *Behavior Therapy, 54*(2), 185–199. https://doi.org/10.1016/j.beth.2022.09.002

American Psychiatric Association. (2013). *Diagnostic and statistical manual of mental disorders* (5ª ed.). American Psychiatric Publishing.

American Psychiatric Association. (2022a). *Diagnostic and statistical manual of mental disorders* (5ª ed., text rev.). https://doi.org/10.1176/appi.books.9780890425787

American Psychiatric Association. (2022b). Trauma- and stressor-related disorders. In *Diagnostic and statistical manual of mental disorders* (5th ed., text rev.).

American Psychological Association. (2017). *Ethical principles of psychologists and code of conduct*. https://www.apa.org/ethics/code/index.aspx

American Psychological Association. (2019). Guideline Development Panel for the Treatment of PTSD in Adults. Summary of the clinical practice guideline for the treatment of posttraumatic stress disorder (PTSD) in adults. *The American Psychologist, 74*(5), 596–607. https://doi.org/10.1037/amp0000473

Anderson, M. C., & Levy, B. J. (2009). Suppressing unwanted memories. *Current Directions in Psychological Science, 18*(4), 189–194. https://doi.org/10.1111/j.1467-8721.2009.01634.x

Andersson, M. A., & Conley, C. S. (2008). Expecting to heal through self-expression: A perceived control theory of writing and health. *Health Psychology Review, 2*(2), 138–162. https://doi.org/10.1080/17437190802660890

Angelini, C. R., Pacagnella, R. C., Parpinelli, M. A., Silveira, C., Andreucci, C. B., Ferreira, E. C., Santos, J. P., Zanardi, D. M., Souza, R. T., & Cecatti, J. G. (2018). Post-traumatic stress disorder and severe maternal morbidity: Is there an association? *Clinics (São Paulo, Brazil), 73,* e309. https://doi.org/10.6061/clinics/2018/e309

Anglim, J., & Grant, S. (2016). Predicting psychological and subjective well-being from personality: Incremental prediction from 30 facets over the Big 5. *Journal of Happiness Studies, 17*(1), 59–80. https://doi.org/10.1007/s10902-014-9583-7

Ansaldi, J. (2004). *Lire Lacan: Le discours de Rome suivi de L'angoisse, le Séminaire X*. Champ Social.

App-Paglicci, L., & Savon, A. (1997). How can treatment motivation enhance youth prevention programs? *Best Practices in Mental Health, 5,* 44–51.

Aranda Maiz, N., & Lekanda Alzibar, A. (2022). Revictimización de las mujeres víctimas de violencia de género en el sistema judicial-penal: Análisis de caso. *WARMI, 2*(2), 29–46. https://doi.org/10.46363/warmi.v2i2.2

Aranda, M. D. A., & Valverde, C. V. (2018). *Optimismo inteligente: Psicología de las emociones positivas*. Alianza Editorial.

Arinero, M., & Crespo, M. (2004). Evaluación de la eficacia de un programa de tratamiento cognitivo-conductual para mujeres víctimas de maltrato doméstico. *Psicología Conductual, 12*(2), 233–249.

Arnett, J. J. (2007). Emerging adulthood: What is it, and what is it good for? *Child Development Perspectives, 1*(2), 68–73. https://doi.org/10.1111/j.1750-8606.2007.00016.x

Arnett, J. J. (2011). Emerging adulthood(s). In Jensen, L. A. (Ed.), *Bridging cultural and developmental approaches to psychology: New syntheses in theory, research, and policy* (pp. 256–276). Oxford University Press.

Arnett, J. J., Žukauskien⊠, R., & Sugimura, K. (2014). The new life stage of emerging adulthood at ages 18–29 years: Implications for mental health. *The Lancet Psychiatry, 1*(7), 569–576. https://doi.org/10.1016/S2215-0366(14)00080-7

Arseneault, L. (2018). Annual research review: The persistent and pervasive impact of being bullied in childhood and adolescence: Implications for policy and practice. *Journal of Child Psychology and Psychiatry, 59*(4), 405–421. https://doi.org/10.1111/jcpp.12841

Atkinson, R. C., & Shiffrin, R. M. (1968a). Human memory: A proposed system and its control processes. In *The psychology of learning and motivation* (Vol. 2, pp. 89–195). Academic Press.

Atkinson, R. C., & Shiffrin, R. M. (1968b). Human memory: A proposed system and its control processes. In *Psychology of Learning and Motivation* (pp. 89–195). Elsevier.

Avia, M. D., & Vazquez, C. (1999). *Optimismo inteligente: Psicología de las emociones positivas.* Alianza Editorial.

Aydın Sünbül, Z. (2020). Mindfulness, positive affection, and cognitive flexibility as antecedents of trait resilience. *Studia Psychologica, 62*(4), 277–290. https://doi.org/10.31577/sp.2020.04.805

Bacigalupe, A., Cabezas, A., Bueno, M. B., & Martín, U. (2020). El género como determinante de la salud mental y su medicalización. Informe SESPAS 2020. *Gaceta Sanitaria, 34*(1), 61–67. https://doi.org/10.1016/j.gaceta.2020.06.013

Bacigalupe, A., González-Rábago, Y., & Jiménez-Carrillo, M. (2022). Desigualdad de género y medicalización de la salud mental: Factores socioculturales determinantes desde el análisis de percepciones expertas. *Atención Primaria, 54*(7), 102378. https://doi.org/10.1016/j.aprim.2022.102378

Baddeley, A. (2000). The episodic buffer: A new component of working memory? *Trends in Cognitive Sciences, 4*(11), 417–423. https://doi.org/10.1016/S1364-6613(00)01538-2

Baddeley, A. D., & Hitch, G. (1974). Working memory. In G. H. Bower (Ed.), *The psychology of learning and motivation: Advances in research and theory* (Vol. 8, pp. 47–89). Academic Press. https://doi.org/10.1016/S0079-7421(08)60452-1

Bahiyah, S., & Savitri, S. (2018). Validasi struktur internal alat ukur refleksi diri adaptif melalui CFA. *Jurnal Psikologi, 45*, 107–131.

Baikie, K. A. (2008). Who does expressive writing work for? Examination of alexithymia, splitting, and repressive coping style as moderators of the expressive writing paradigm. *British Journal of Health Psychology, 13*(1), 61–66. https://doi.org/10.1348/135910707X250893

Bailey, E. (1990). The implicit religion of contemporary society: Some studies and reflections. *Social Compass, 37*(4), 483–497. https://doi.org/10.1177/003776890037004006

Bailey, T. D., & Brown, L. S. (2020). Complex trauma: Missed and misdiagnosis in forensic evaluations. *Psychological Injury and Law, 13*(2), 109–123. https://doi.org/10.1007/s12207-020-09383-w

Baldry, A. C. (2021). The decision to leave the abusive partner by women survivors of intimate partner violence and risk of further revictimization: The role of gratitude and risk perception. *Violence Against Women*. https://doi.org/10.1177/10778012209352

Bancroft, L. (2003). *Why does he do that? Inside the minds of angry and controlling men*. Berkley Books.

Bandura, A. (2016). *Moral disengagement: How people do harm and live with themselves*. Worth Publishers.

Barclay, L. J., & Skarlicki, D. P. (2009). Healing the wounds of organizational injustice: Examining the benefits of expressive writing. *The Journal of Applied Psychology, 94*(2), 511–523. https://doi.org/10.1037/a0013451

Barnat, D. (2022). Between religion and psychotherapy: Responses to violence in a secular age. *Religions, 13*(9), 860. https://doi.org/10.3390/rel13090860

Bartels, M. (2015). Genetics of well-being and its components: Satisfaction with life, happiness, and quality of life: A review and meta-analysis of heritability studies. *Behavior Genetics, 45*(2), 137–156. https://doi.org/10.1007/s10519-015-9713-y

Bass, B. M., & Avolio, B. J. (1995). *Multifactor Leadership Questionnaire (MLQ)*. APA PsycTests. https://doi.org/10.1037/t03624-000

Baumrind, D. (1966). Effects of authoritative parental control on child behavior. *Child Development, 37*(4), 887–907. https://doi.org/10.1111/j.1467-8624.1966.tb05416.x

Beaufort Memorial Hospital. (2023). PTSD symptoms and treatment. Recuperado el 7 de mayo de 2023, de https://www.bmhsc.org/services/adult-mental-health/mental-health-conditions-we-treat/post-traumatic-stress-disorder-ptsd-symptoms-treatment

Bechard, E., Evans, J., Cho, E., Lin, Y., Kozhumam, A., Jones, J., Grob, S., & Glass, O. (2021). Feasibility, acceptability, and potential effectiveness of an online expressive writing intervention for COVID-19 resilience. *Complementary Therapies in Clinical Practice, 45*(101460), 101460. https://doi.org/10.1016/j.ctcp.2021.101460

Beck, A. T. (Ed.). (1979). *Cognitive therapy of depression*. Guilford Press.

Beck, A. T., Steer, R. A., & Brown, G. (1996). *Beck Depression Inventory–II (BDI-II).* APA PsycTests.

Beck, A. T., Steer, R. A., & Brown, G. (2011). Beck Depression Inventory–II. In *PsycTESTS Dataset*. American Psychological Association (APA). https://doi.org/10.1037/t00742-000

Beesdo, K., Knappe, S., & Pine, D. S. (2009). Anxiety and anxiety disorders in children and adolescents: Developmental issues and implications for DSM-V. *Psychiatric Clinics of North America, 32*(3), 483–524. https://doi.org/10.1016/j.psc.2009.06.002

Bendeck Sotillos, S. (2022). Towards an Islamic psychology and psychotherapy. *Spiritual Psychology and Counseling,* 7(3), 182. https://doi.org/10.37898/spc.2022.7.3.182

Benedicto, C. (2018). Malestares de género y socialización: El feminismo como grieta. *Revista de la Asociación Española de Neuropsiquiatría, 134,* 607–625.

Benjamini, Y., & Hochberg, Y. (1995). Controlling the false discovery rate: A practical and powerful approach to multiple testing. *Journal of the Royal Statistical Society: Series B (Methodological), 57*(1), 289–300. https://doi.org/10.1111/rssb.1995.57.issue-1

Berliner, L., & Elliott, D. M. (2002). Sexual abuse of children. In J. E. B. Myers, L. Berliner, J. Briere, C. T. Hendrix, C. Jenny, & T. A. Reid (Eds.), *The APSAC Handbook on Child Maltreatment* (pp. 55–78). Sage Publications.

Bettelheim, B. (1976). *The uses of enchantment: The meaning and importance of fairy tales.* Knopf.

Bird, A., & Reese, E. (2006). Emotional reminiscing and the development of an autobiographical self. *Developmental Psychology, 42*(4), 613–626. https://doi.org/10.1037/0012-1649.42.4.613

Bisquerra, R., & Mateo, J. (2019). *Competencias emocionales para un cambio de paradigma en educación.* Horsori Editorial.

Black, D. (2006). Psychoanalysis and religion in the 21st century: Competitors or collaborators? In D. Black (Ed.), *Psychoanalysis and Religion in the 21st Century* (pp. 1–20). Routledge.

Blass, R. (2006). Beyond illusion: Psychoanalysis and the question of religious truth. In D. Black (Ed.), *Psychoanalysis and Religion in the 21st Century: Competitors or Collaborators?* Routledge.

Blevins, C. A., Weathers, F. W., Davis, M. T., Witte, T. K., & Domino, J. L. (2015). The Posttraumatic Stress Disorder Checklist for DSM-5 (PCL-5): Development and initial psychometric evaluation. *Journal of Traumatic Stress, 28*(6), 489–498. https://doi.org/10.1002/jts.22059

Bobes, J., Calcedo Barba, A., García, M., François, M., Rico Villademoros, F., González, M. P., Bascarán, M. T., Bousoño, M., & Grupo Español de Trabajo para el Estudio del Trastorno por Estrés Postraumático. (s. f.). Evaluación de las propiedades psicométricas de la versión española de cinco cuestionarios para la evaluación del trastorno de estrés postraumático. *Actas Españolas de Psiquiatría, 28*(4), 207–218. Recuperado de https://www.ncbi.nlm.nih.gov/pubmed/37062770

Bonanno, G. A., Wortman, C. B., Lehman, D. R., Tweed, R. G., Haring, M., Sonnega, J., Carr, D., & Nesse, R. M. (2002). Resilience to loss and chronic grief: A prospective study from preloss to 18 months postloss. *Journal of Personality and Social Psychology, 83*(5), 1150–1164. https://doi.org/10.1037/0022-3514.83.5.1150

Bongaerts, H., Voorendonk, E. M., Van Minnen, A., Rozendaal, L., Telkamp, B. S. D., & de Jongh, A. (2022). Fully remote intensive trauma-focused treatment for PTSD and complex PTSD. *European Journal of Psychotraumatology, 13*(2), 2103287. https://doi.org/10.1080/20008066.2022.2103287

Botella, C., Baños, R. M., & Guillén, V. (2017). Positive technologies for improving health and well-being. In C. Proctor (Ed.), *Positive Psychology Interventions in Practice* (pp. 219–234). Springer. https://doi.org/10.1007/978-3-319-51787-2

Bourdieu, P. (1979). *La distinction: Critique sociale du jugement.* Éditions de Minuit.

Bourdieu, P. (1999). *La distinción.* Taurus.

Bourdieu, P. (2021). Le champ religieux dans le champ de manipulation symbolique. In Collectif (Ed.), *Choses dites* (pp. 255–261). Genève: Labor et Fides.

Bowlby, J. (1982). *Attachment and loss (Vol. 3).* Basic Books.

Brewin, C. R., Cloitre, M., Hyland, P., Shevlin, M., Maercker, A., Bryant, R. A., Humayun, A., Jones, L. M., Kagee, A., Rousseau, C., Somasundaram, D., Suzuki, Y., Wessely, S., van Ommeren, M., & Reed, G. M. (2017). A review of current evidence regarding the ICD-11 proposals for diagnosing PTSD and complex PTSD. *Clinical Psychology Review, 58,* 1–15. https://doi.org/10.1016/j.cpr.2017.09.001

Bright, M. A., Huq, M. S., Patel, S., Miller, M. D., & Finkelhor, D. (2022). Child Safety Matters: Randomized Control Trial of a School-Based, Child Victimization Prevention Curriculum. *Journal of Interpersonal Violence, 37*(1–2), 538–556. https://doi.org/10.1177/0886260520909185

Brines, F. (1998). *Obra completa, 1960–1997.* Tusquets Editores.

Broderick, J. E., Junghaenel, D. U., & Schwartz, J. E. (2005). Written emotional expression produces health benefits in fibromyalgia patients. *Psychosomatic Medicine, 67*(2), 326–334.

Bruder, M. (2008). Holocaustos y resiliencia: Sanando heridas a través de la escritura y el cuento terapéutico. *Psicodebate. Psicología, Cultura y Sociedad, 8,* 7–16.

Bruner, J. (2004). Life as narrative. *Social Research, 71,* 691–710.

Burton, C. M., & King, L. A. (2009). The health benefits of writing about positive experiences: The role of broadened cognition. *Psychology & Health, 24*(8), 867–879. https://doi.org/10.1080/08870440801989946

Butcher, J. N., Atlis, M. M., & Hahn, J. (2004). The Minnesota Multiphasic Personality Inventory-2 (MMPI-2). In M. J. Hilsenroth & D. L. Segal (Eds.), *Comprehensive handbook of psychological assessment, Vol. 2: Personality assessment* (pp. 30–38). John Wiley & Sons.

Butler, A. C., Chapman, J. E., Forman, E. M., & Beck, A. T. (2006). The empirical status of cognitive–behavioral therapy: A review of meta-analyses. *Clinical Psychology Review, 26*(1), 17–31. https://doi.org/10.1016/j.cpr.2005.07.003

Cairns, K. E., Yap, M. B. H., Pilkington, P. D., & Jorm, A. F. (2014). Risk and protective factors for depression that adolescents can modify: A systematic review and meta-analysis of longitudinal studies. *Journal of Affective Disorders, 169,* 61–75. https://doi.org/10.1016/j.jad.2014.08.006

Calestro, K. M. (1972). Psychotherapy, faith healing, and suggestion. *International Journal of Psychiatry.*

Cannon, M. (2023). Digital media arts and critical media education: An alchemy of creative literacy practices. In *International Encyclopedia of Education (Fourth Edition)* (pp. 497–502). Elsevier.

Cantón, D., & Justicia, F. (2008). Afrontamiento del abuso sexual infantil y ajuste psicológico a largo plazo. *Psicothema, 20,* 509–515.

Casañas, R., & Lalucat, L. (2018). Promoción de la salud mental, prevención de los trastornos mentales y lucha contra el estigma: Estrategias y recursos para la alfabetización emocional de los adolescentes. *Revista de Estudios de Juventud, 121,* 117–132.

Cash, P., Stanković, T., & Štorga, M. (Eds.). (2016). *Experimental design research: Approaches, perspectives, applications* (1ª ed.). Springer International Publishing. https://doi.org/10.1007/978-3-319-33781-4

Castillo, Y., & Fischer, J. M. (2017). Expressive writing: Enhancing the emotional intelligence of human services majors. *College Student Journal, 51*(2), 183–192.

Castro-Mosqueda, H., & Rodríguez Sánchez, I. (2022). Estereotipos sexistas en la prensa de habla hispana: Un análisis de colocaciones de los lemas hombre y mujer. *Revista de Humanidades Digitales, 7,* 57–59. https://doi.org/10.5944/rhd.vol.7.2022.34108

Cava, M. J. (2003). Comunicación familiar y bienestar psicosocial en adolescentes. In *Actas del VIII Congreso Nacional de Psicología Social* (Vol. 1, No. 1, pp. 23–27). Universidad de Málaga.

Ceballos, E., & Rodrigo, M. J. (1998). Las metas y estrategias de socialización entre padres e hijos. In M. J. Rodrigo & J. Rodrigo (Eds.), *Familia y desarrollo humano* (pp. 225–243). Alianza Editorial.

Ceberio, M. R. (2015). *Guía para padres de adolescentes.* Ediciones B.

Ceberio, M. R., Daverio, R., Labandeira, L., Álvarez, L., Stagliano, M. A., Nani, M. E., & Díaz Videla, M. (2020a). Condicionalidad e incondicionalidad amorosa en las relaciones parento-filiales en comparación con las conyugales. *Ajayu: Órgano de Difusión Científica del Departamento de Psicología UCBSP, 18*(2), 527–548.

Ceberio, M. R., Ungaretti, J., & Agostinelli, J. (2020b). Condicionalidad e incondicionalidad de las relaciones afectivas parento-filiales en comparación con las conyugales. *Revista de Investigación del Departamento de Humanidades y Ciencias Sociales, 18,* 49–67.

Ceberio, M. R., Nicolás, F., & Elgier, A. (2022). Advice-guide to teen's parents: Therapists' suggestions to improve the bond. *Journal of Social Sciences: Transformations & Transitions (JOSSTT), 2*(3), 11. https://doi.org/10.52459/josstt23110122

Cheung, R. Y. M., Chung, H. S., & Ng, M. C. Y. (2021). Expressive writing and well-being in Chinese emerging adults: Is emotion regulation an underlying mechanism? *Emerging Adulthood, 9*(6), 679–689. https://doi.org/10.1177/2167696818824719

Chimmack, U., Oishi, S., Furr, R. M., & Funder, D. C. (2004). Personality and life satisfaction: A facet-level analysis. *Personality and Social Psychology Bulletin, 30,* 1062–1075. https://doi.org/10.1177/0146167204264292

Chomsky, N. (1988). *Current issues in linguistic theory.* Mouton de Gruyter. https://doi.org/10.1515/9783110867565

Chomsky, N. (2002). *Syntactic structures.* Mouton de Gruyter. https://doi.org/10.1515/9783110218329

Chomsky, N. (2015). *Aspects of the theory of syntax* (50ª ed.). MIT Press. ISBN: 9780262530071

Christiansen, D. M., & Berke, E. T. (2020). Gender- and sex-based contributors to sex differences in PTSD. *Current Psychiatry Reports, 22*(4), 1–9. https://doi.org/10.1007/s11920-020-1140-y

Christiansen, D. M., & Hansen, M. (2015). Accounting for sex differences in PTSD: A multi-variable mediation model. *European Journal of Psychotraumatology, 6*(1), Article 26068. https://doi.org/10.3402/ejpt.v6.26068

Chung, C. K., & Pennebaker, J. W. (2011). Experimental manipulations of perspective-taking and perspective-switching in expressive writing. *Cognition and Emotion, 25*(5), 926–938. https://doi.org/10.1080/02699931.2010.512123

Chung, C., & Pennebaker, J. W. (2007). The psychological functions of function words. In K. Fiedler (Ed.), *Social Communication* (pp. 343–359). Psychology Press.

Çimşir, E., & Akdoğan, R. (2021). Childhood Emotional Incest Scale (CEIS): Development, validation, cross-validation, and reliability. *Journal of Counseling Psychology, 68*(1), 98–111. https://doi.org/10.1037/cou0000439

Clark, B. D. (1991). Empathic transactions in the deconfusion of child ego states. *Transactional Analysis Journal, 21,* 92–98.

Cloitre, M. (2020). ICD-11 complex post-traumatic stress disorder: Simplifying diagnosis in trauma populations. *The British Journal of Psychiatry, 216*(3), 129–131. https://doi.org/10.1192/bjp.2020.43

Cohen, L. R., & Hien, D. A. (2006). Treatment outcomes for women with substance abuse and PTSD who have experienced complex trauma. *Psychiatric Services, 57*(1), 100–106. https://doi.org/10.1176/appi.ps.57.1.100

Cohen, Z. D., DeRubeis, R. J., Hayes, R., Watkins, E. R., Lewis, G., Byng, R., Byford, S., Crane, C., Kuyken, W., Dalgleish, T., & Schweizer, S. (2023). The development and internal evaluation of a predictive model to identify for whom mindfulness-based cognitive therapy offers superior relapse prevention for recurrent depression versus maintenance antidepressant medication. *Clinical Psychological Science, 11*(1), 59–76. https://doi.org/10.1177/21677026221076832

Condon, M., Bloomfield, M. A. P., Nicholls, H., & Billings, J. (2023). Expert international trauma clinicians' views on the definition, composition, and delivery of reintegration interventions for complex PTSD. *European Journal of Psychotraumatology, 14*(1), 2165024. https://doi.org/10.1080/20008066.2023.2165024

Cooper, P. (2014). Using writing as therapy: Finding identity. *The British Journal of Occupational Therapy, 77*(12), 619–622.

Colegio Oficial de Psicólogos de Madrid (COP Madrid). (2018). ¿Cuántos psicólogos sanitarios hay en España? Recuperado de https://www.copmadrid.org/wp/cuantos-psicologos-sanitarios-hay-en-espana/

Cortés, M. R., & Cantón, J. (2008). El abuso sexual infantil: Un grave problema social. En J. Cantón & M. R. Cortés, *Guía para la evaluación del abuso sexual infantil* (pp. 13–52). Pirámide.

Costa, P. T., & McCrae, R. R. (2008). The Revised NEO Personality Inventory (NEO-PI-R). En G. J. Boyle, G. Matthews, & D. H. Saklofske (Eds.), *The SAGE Handbook of Personality Theory and Assessment: Volume 2 — Personality Measurement and Testing* (pp. 179–198). SAGE Publications Ltd. https://doi.org/10.4135/9781849200479.n9

Craik, F. I. M., & Lockhart, R. S. (1972). Levels of processing: A framework for memory research. *Journal of Verbal Learning and Verbal Behavior, 11*(6), 671–684. https://doi.org/10.1016/S0022-5371(72)80001-X

Crawley, R., Ayers, S., Button, S., Thornton, A., Field, A. P., Lee, S., Eagle, A., Bradley, R., Moore, D., Gyte, G., & Smith, H. (2018). Feasibility and acceptability of expressive writing with postpartum women: A randomised controlled trial. *BMC Pregnancy and Childbirth, 18*(1), 75.

Cregg, D. R., & Cheavens, J. S. (2021). Gratitude interventions: Effective self-help? A meta-analysis of the impact on symptoms of depression and anxiety. *Journal of Happiness Studies, 22*(1), 413–445. https://doi.org/10.1007/s10902-020-00236-6

Crestani Calegaro, V., Canova Mosele, P. H., Lorenzi Negretto, B., Zatti, C., Miralha da Cunha, A. B., & Machado Freitas, L. H. (2019). The role of personality in posttraumatic stress disorder, trait resilience, and quality of life in people exposed to the Kiss nightclub fire. *PLOS One, 14*(7), e0220472. https://doi.org/10.1371/journal.pone.0220472

Creswell, J. W. (2013). *Research design: Qualitative, quantitative, and mixed methods approaches* (4ª ed.). SAGE Publications, Inc.

Cromwell, H. C., & Lowe, L. J. (2022). The Human Affectome Project: A dedication to Jaak Panksepp. *Neuroscience and Biobehavioral Reviews, 138,* Article 104693. https://doi.org/10.1016/j.neubiorev.2022.104693

Cuijpers, P., Noma, H., Karyotaki, E., Vinkers, C. H., Cipriani, A., & Furukawa, T. A. (2020). A network meta-analysis of the effects of psychotherapies, pharmacotherapies, and their combination in the treatment of adult depression. *World Psychiatry, 19*(1), 92–107. https://doi.org/10.1002/wps.20701

Cukor, J., Olden, M., Lee, F., & Difede, J. (2010). Evidence-based treatments for PTSD, new directions, and special challenges. *Annals of the New York Academy of Sciences, 1208*(1), 82–89. https://doi.org/10.1111/j.1749-6632.2010.05793.x

Dalton, J. J., & Glenwick, D. S. (2009). Effects of expressive writing on standardized graduate entrance exam performance and physical health functioning. *The Journal of Psychology, 143*(3), 279–292. https://doi.org/10.3200/JRLP.143.3.279-292

Dariienko, D. (2023). Phenomenological method and philosophy of psychiatry: History and prospects of interaction. *NaUKMA Research Papers in Philosophy and Religious Studies, 9–10,* 60–67. https://doi.org/10.18523/2617-1678.2022.9-10.60-67

Darling, N., & Steinberg, L. (1993). Parenting styles as context: An integrative model. *Psychological Bulletin, 113,* 487–496. https://doi.org/10.1037/0033-2909.113.3.487

Davidson, J. R. T., Book, S. W., Colket, J. T., Tupler, L. A., Roth, S., & David, D. (1997). Assessment of a new self-rating scale for posttraumatic stress disorder. *Psychological Medicine, 27*(1), 153–160. https://doi.org/10.1017/S0033291796004229

Davidson, J. R. T., Tharwani, H. M., & Connor, K. M. (2002). Davidson Trauma Scale (DTS): Normative scores in the general population and effect sizes in placebo-controlled SSRI trials. *Depression and Anxiety, 15*(2), 75–78. https://doi.org/10.1002/da.10021

De Abreu Costa, M., & Moreira-Almeida, A. (2022). Religion-adapted cognitive behavioral therapy: A review and description of techniques. *Journal of Religion and Health, 61*(1), 443–466. https://doi.org/10.1007/s10943-021-01345-z

De Botton, A. (2012a). *Religion for atheists: A non-believer's guide to the uses of religion.* Penguin Books.

De Botton, A. (2012b, marzo 7). New priesthood: Psychotherapy and the care of the soul. *ABC News.* https://www.abc.net.au/religion/new-priesthood-psychotherapy-and-the-care-of-the-soul/10100744

De Casey, G., & Hellman, C. (2019). *Hope rising.* Morgan James Publisher.

De Groot, C. N. (1998). Sociology of religion looks at psychotherapy. *Recherches Sociologiques, 29*(2), 3–17.

De Moor, C., Sterner, J., Hall, M., Warneke, C., Gilani, Z., Amato, R., & Cohen, L. (2002). A pilot study of the effects of expressive writing on psychological and behavioral adjustment in patients enrolled in a Phase II trial of vaccine therapy for metastatic renal cell carcinoma. *Health Psychology, 21*(6), 615–619. https://doi.org/10.1037/0278-6133.21.6.615

De Vries, G.-J., & Olff, M. (2009). The lifetime prevalence of traumatic events and posttraumatic stress disorder in the Netherlands. *Journal of Traumatic Stress, 22*(4), 259–267. https://doi.org/10.1002/jts.20429

Dekker, M. C., Ferdinand, R. F., Van Lang, N. D., Bongers, I. L., Van Der Ende, J., & Verhulst, F. C. (2007). Developmental trajectories of depressive symptoms from early childhood to late adolescence: Gender differences and adult outcome. *Journal of Child Psychology and Psychiatry, 48*(7), 657–666. https://doi.org/10.1111/j.1469-7610.2007.01742.x

Del Pino, T., Peñate, W., Fumero, A., Bethencourt, J. M., & Zambrano, S. (2016). The efficacy of expressive writing intervention: The role of optimism and alexithymia. *European Journal of Investigation in Health, Psychology and Education, 6*(3), 193–205. https://doi.org/10.3390/ejihpe6030014

Del Río-Pedraza, C. (s/f). La medicalización del malestar en la mujer: Una valoración crítica. *Revista de la Asociación Española de Neuropsiquiatría, 42*(141).

Delgado-Álvarez, C., & Sánchez-Prada, A. (2022). Stereotypes about battered women and victim's self-defense: Legal implications. *Journal of Interpersonal Violence.* https://doi.org/10.1177/0886260521105515

Deneve, K. M., & Cooper, H. (1998). The happy personality: A meta-analysis of 137 personality traits and subjective well-being. *Psychological Bulletin, 124*(2), 197–229. https://doi.org/10.1037/0033-2909.124.2.197

Denscombe, M. (2010). *The Good Research Guide for Small Scale Research Projects.* Open University Press.

Denscombe, M. (2012). *Research Proposals: A Practical Guide.* Open University Press.

Desai, G. S., Ghosh, K., & Pandya, S. V. (2022). Prevalence and associated risk factors of reproductive morbidity in Gujarat: Evidences from National Family Health Survey-IV. *International Journal of Community Medicine and Public Health, 9*(6), 2493–2500. https://doi.org/10.18203/2394-6040.ijcmph20221525

Desai, R., Bandyopadhyay, S., Zafar, S., & Bradbury-Jones, C. (2022). The experiences of post-separation survivors of domestic violence during the COVID-19 pandemic: Findings from a qualitative study in the United Kingdom. *Violence Against Women.* https://doi.org/10.1177/10778012221142914

Deslauriers, N. (1967). The empty fortress: Infantile autism and the birth of the self. *Archives of General Psychiatry, 17*(4), 510. https://doi.org/10.1001/archpsyc.1967.01730280126018

Dickens, L. R. (2017). Using gratitude to promote positive change: A series of meta-analyses investigating the effectiveness of gratitude interventions.

Basic and Applied Social Psychology, 39(4), 193–208. https://doi.org/10.1080/01973533.2017.1323638

Diener, E., & Chan, M. Y. (2011). Happy people live longer: Subjective well-being contributes to health and longevity. *Applied Psychology: Health and Well-Being, 3*(1), 1–43. https://doi.org/10.1111/j.1758-0854.2010.01045.x

Diener, E., Oishi, S., & Tay, L. (2018). Advances in subjective well-being research. *Nature Human Behaviour.*

DiMenichi, B. C., Ceceli, A. O., Bhanji, J. P., & Tricomi, E. (2019). Effects of expressive writing on neural processing during learning. *Frontiers in Human Neuroscience, 13,* Article 389. https://doi.org/10.3389/fnhum.2019.00389

DiMenichi, B. C., *et al.*, (2018). Writing about past failures attenuates cortisol responses and sustained attention deficits following psychosocial stress. *Frontiers in Behavioral Neuroscience, 12,* Article 45. https://doi.org/10.3389/fnbeh.2018.00045

Dorahy, M. J., Corry, M., Black, R., Matheson, L., Coles, H., Curran, D., Seager, L., Middleton, W., & Dyer, K. F. W. (2017). Shame, dissociation, and complex PTSD symptoms in traumatized psychiatric and control groups: Direct and indirect associations with relationship distress. *Journal of Clinical Psychology, 73*(4), 439–448. https://doi.org/10.1002/jclp.22339

Dow, J. (1986a). Mental hygiene and the class structure. *Psychiatry, 1,* 55–65.

Dow, J. (1986b). Universal aspects of symbolic healing: A theoretical synthesis. *American Anthropologist, 88*(1), 56–69. https://doi.org/10.1525/aa.1986.88.1.02a00040

Drozek, R. (2018). Psychoanalysis as an ethical process: Ethical intersubjectivity and therapeutic action. *Psychoanalytic Dialogues, 28,* 538–556.

Drury, R. M., Taylor, N., & Porter, C. (2022). Medical students' perception of psychotherapy and predictors for self-utilization and prospective patient referrals. *Behavioral Sciences, 13*(1), Article 17. https://doi.org/10.3390/bs13010017

Dudoit, E. (2018). La chair souffre, pourtant le coeur palpite… Une posture existentielle et/ou spirituelle en thérapie. *Psycho-Oncologie, 12*(4), 290–295. https://doi.org/10.3166/pson-2019-0068

Duryea, S., & Robles, M. (2017). *Social Pulse in Latin America and the Caribbean 2017: Family legacy, breaking the mold or repeating patterns?* IDB Publications.

Ebbers, J. (1987). *Coping with loss: The therapeutic use of leavetaking rituals.* Irvington Publishers.

Echeburúa, E., *et al.*, (2017). Escala de Gravedad de Síntomas Revisada del trastorno de estrés postraumático (EGS-F). *Anuario de Psicología Jurídica, 27*(1), 3–9.

Ehrenwald, J. (1966). *Psychotherapy: Myth and method.* Grune & Stratton.

Elbert, T., & Schauer, M. (2002). Psychological trauma: Burnt into memory. *Nature, 419*(6910), 883.

Erskine, R. G., Moursund, J. P., & Trautasman, R. L. (2012). *Más allá de la empatía.* Desclée De Brouwer.

Erskine, R. G. (1997). *Theories and methods of an integrative transactional analysis: A volume of selected articles.* TA Press.

Erskine, R. G. (2010). Vergüenza y arrogancia: Perspectivas del análisis transaccional e intervenciones clínicas. *Revista de Análisis Transaccional y Psicología Humanista,* 330–352.

Erskine, R. G. (2015a). *Transactional analysis in contemporary psychotherapy.* Karnac Books.

Erskine, R. G. (2015b). *Presencia terapéutica, patrones relacionales: Conceptos y práctica de la psicoterapia integrativa* (A. Pérez Burgos, Trad.). Karnac Books.

Erskine, R. G., & Moursund, J. P. (2013). *La psicoterapia integrativa en acción.* Desclée De Brouwer.

Estévez López, E., Musitu Ochoa, G., Herrero, J., & Olaizola, J. (2005). El rol de la comunicación familiar y del ajuste escolar en la salud mental del adolescente. *Artemisa, Salut Mentla, 28*(4), 81–89.

European Commission. (2014). *Joint Action on Mental Health and Well-being: Mental Health in All Policies. Situation analysis and recommendations for action.*

Evans, J. F. (2012, August 15). Expressive writing. *Psychology Today.* https://www.psychologytoday.com/us/blog/write-yourself-well/201208/expressive-writing

Falkenström, F., & Holmqvist, R. (2022). Therapist in-session feelings predict change in depressive symptoms in interpersonal and BRT. *Psychotherapy Research, 32*(5), 571–584.

Fasihi Harandi, T., Mohammad Taghinasab, M., & Dehghan Nayeri, T. (2017). The correlation of social support with mental health: A meta-analysis. *Electronic Physician, 9*(9), 5212–5222. https://doi.org/10.19082/5212

Feeny, N. C., Silva, S. G., Reinecke, M. A., McNulty, S., Findling, R. L., Rohde, P., Curry, J. F., Ginsburg, G. S., Kratochvil, C. J., Pathak, S. M., May, D. E., Kennard, B. D., Simons, A. D., Wells, K. C., Robins, M., Rosenberg, D., & March, J. S. (2009). An exploratory analysis of the impact of family functioning on treatment for depression in adolescents. *Journal of Clinical Child and Adolescent Psychology, 38*(6), 814–825.

Fenichel, O. (1995). *Teoría psicoanalítica de la neurosis.* Ediciones Paidós Ibérica.

Fenichel, O. (1997). *The collected papers of Otto Fenichel* (H. Fenichel & D. Rapaport, Eds.). W.W. Norton.

Ferenczi, S. (1995). *The clinical diary of Sandor Ferenczi* (M. Balint & N. Z. Jackson, Trads.). Harvard University Press.

Fernández, C. (2004). Consideraciones sobre la victimización secundaria en la atención social a las víctimas de la violencia de género. *Portularia, Revista de Trabajo Social, 4,* 61–66.

Fernández, I., Páez, D., & Pennebaker, J. W. (2004). Escritura expresiva, deber de memoria y afrontamiento tras el impacto del 11-M: un estudio experimental. *Ansiedad y Estrés,* 10(2-3), 233-245.

Fernández, M., & Ardanaz, M. (1989). Depresión en la infancia y adolescencia. *Revista de Enfermería de Barcelona.*

Ferreres, V., Pena-Garijo, J., Ballester Gil de Pareja, M., Edo, S., Sanjurjo, I., & Ysern, L. (2012). ¿Psicoterapia, farmacoterapia o tratamiento combinado?: Influencia de diferentes variables clínicas en la elección del tratamiento. *Revista de la Asociación Española de Neuropsiquiatría, 32*(114), 271–286. https://doi.org/10.4321/s0211-57352012000200005

Filipas, H. H., & Ullman, S. E. (2006). Child sexual abuse, coping responses, self-blame, posttraumatic stress disorder, and adult sexual revictimization. *Journal of Interpersonal Violence, 21*(5), 652–672.

Fivush, R., Marin, K., Crawford, M., Reynolds, M., & Brewin, C. R. (2007). Children's narratives and well-being. *Cognition & Emotion, 21*(7), 1414–1434. https://doi.org/10.1080/02699930601109531

Fletcher, J. M. (2009). Childhood mistreatment and adolescent and young adult depression. *Social Science & Medicine, 68*(5), 799–806. https://doi.org/10.1016/j.socscimed.2008.12.005

Follette, V., Palm, K. M., & Pearson, A. N. (2006). Mindfulness and trauma: Implications for treatment. *Journal of Rational-Emotive and Cognitive-Behavior Therapy, 24*(1), 45–61. https://doi.org/10.1007/s10942-006-0025-2

Fontanil, Y. (2022). Atención a las mujeres víctimas de violencia de género desde los servicios de urgencias hospitalarias. *Monográfico: Retos de la Era COVID desde una Perspectiva Feminista, 13*(1).

Ford, C., & Duvvury, N. (2021). Survivor-led relational psychotherapy and embodied trauma: A qualitative inquiry. *Counselling and Psychotherapy Research.*

Ford, J. D., & Courtois, C. A. (2021). Complex PTSD and borderline personality disorder. *Borderline Personality Disorder and Emotion Dysregulation, 8*(1), Article 16. https://doi.org/10.1186/s40479-021-00155-9

Forstmeier, W., Wagenmakers, E.-J., & Parker, T. H. (2017). Detecting and avoiding likely false-positive findings: A practical guide. *Biological Reviews of the Cambridge Philosophical Society, 92*(4), 1941–1968. https://doi.org/10.1111/brv.12315

Foucault, M. (1980). *History of sexuality.* Random House.

Francis, M. E., & Pennebaker, J. W. (1992). Putting stress into words: The impact of writing on physiological, absentee, and self-reported emotional well-being measures. *American Journal of Health Promotion, 6*(4), 280–287.

Francis, R. J. (1993). Linguistic inquiry and word count. *Behaviour Research and Therapy, 31*(6), 539–548.

Frankl, V. (2021a). *Búsqueda de Dios y sentido de la vida: Diálogo entre un teólogo y un psicólogo* (G. C. Marcos, Trad.). Herder & Herder.

Frankl, V. (2021b). *La presencia ignorada de Dios: Psicoterapia y religión.* Herder & Herder.

Frankl, V. (2023). *Asumir lo efímero de la existencia.* Herder & Herder.

Frankl, V. E. (1969). *The will to meaning: Foundations and applications of logotherapy.* World Publishing Co.

Frattaroli, J. (2006). Experimental disclosure and its moderators: A meta-analysis. *Psychological Bulletin, 132*(6), 823–865. https://doi.org/10.1037/0033-2909.132.6.823

Fredrickson, B. L. (2001). The role of positive emotions in positive psychology: The broaden-and-build theory of positive emotions. *American Psychologist, 56*(3), 218–226. https://doi.org/10.1037//0003-066X.56.3.218

Fredrickson, B. L. (2005). The broaden-and-build theory of positive emotions. In F. A. Huppert, N. Baylis, & B. Keverne (Eds.), *The science of well-being* (pp. 217–238). Oxford University Press. https://doi.org/10.1093/acprof:oso/9780198567523.003.0008

Fredrickson, B. L., Cohn, M. A., Coffey, K. A., Pek, J., & Finkel, S. M. (2008). Open hearts build lives: Positive emotions, induced through loving-kindness meditation, build consequential personal resources. *Journal of Personality and Social Psychology, 95*(5), 1045–1062. https://doi.org/10.1037/a0013262

Freud, S. (1927). *El malestar en la cultura y otras obras.* Amorrortu Editores.

Freud, S. (1927). *Obras completas. El porvenir de una ilusión. El malestar en la cultura y otras obras.* (Vol. XXI). Amorrortu Editores.

Freud, S. (2012). *The Future of an Illusion* (T. Dufresne, Ed.; G. C. Richter, Trad.). Broadview Press.

Frisina, P. G., Lepore, S. J., & Borod, J. C. (2005). Written emotional disclosure and clinical populations: Confirming and updating our meta-analytic findings. *The Journal of Nervous and Mental Disease, 193*(6), 425–426. https://doi.org/10.1097/01.nmd.0000165299.16000.0b

Frisina, P. G., Borod, J. C., & Lepore, S. J. (2004). A meta-analysis of the effects of written emotional disclosure on the health outcomes of clinical populations. *Journal of Nervous and Mental Disease, 192*(9), 629–634. https://doi.org/10.1097/01.nmd.0000138317.30764.63

Gao, X. (2022). Research on expressive writing in psychology: A forty-year bibliometric analysis and visualization of current status and research trends. *Frontiers in Psychology, 13,* 825626. https://doi.org/10.3389/fpsyg.2022.825626

García Gutiérrez, A. (2020). Aproximación psicosocial al estudio del acoso escolar: Aplicación de la Escritura expresiva y la práctica centrada en soluciones (Tesis doctoral). UNED, Universidad Nacional de Educación a Distancia, España.

Garzón-Segura, A. M. (2016). *El papel del género en la psicología: Una revisión desde la investigación e intervención psicológica.* Universidad Cooperativa de Colombia.

Gay, P. (1989). *A Godless Jew: Freud, atheism, and the making of psychoanalysis.* Yale University Press.

Gayle, L. (1998). From ghosts to ancestors: The psychoanalytic vision of Hans Loewald. *The American Journal of Psychoanalysis, 58,* 337–338.

Gergel, T., & Owen, G. S. (2015). Fluctuating capacity and advance decision-making in bipolar affective disorder — Self-binding directives and self-determination. *International Journal of Law and Psychiatry, 40,* 92–101. https://doi.org/10.1016/j.ijlp.2015.04.004

Gerger, H., Werner, C. P., & Gaab, J. (2022). Comparative efficacy and acceptability of expressive writing treatments compared with psychotherapy, other writing treatments, and waiting list control for adult trauma survivors: A systematic review and network meta-analysis. *Psychological Medicine.* https://doi.org/10.1017/S0033291721000143

Gidron, Y., Peri, T., Connolly, J. F., *et al.,* (1996). Written disclosure in posttraumatic stress disorder: Is it beneficial for the patient? *Journal of Nervous and Mental Disease, 184,* 505–507.

Glaser, B., & Strauss, A. L. (1967). *The discovery of grounded theory: Strategies for qualitative research.* Aldine.

Glass, O., Dreusicke, M., Evans, J., Bechard, E., & Wolever, R. Q. (2019). Expressive writing to improve resilience to trauma: A clinical feasibility trial. *Complementary Therapies in Clinical Practice, 34,* 240–246.

Glück, J., Bluck, S., Baron, J., & McAdams, D. P. (2005). The wisdom of experience: Autobiographical narratives across adulthood. *International Journal of Behavioral Development, 29*(3), 197–208.

Golding, J. (1999). Intimate partner violence as a risk factor for mental disorders: A meta-analysis. *Journal of Family Violence, 14,* 99–132. https://doi.org/10.1023/A:1022079418229

Gollnick, J. (2004). Religion, spirituality and implicit religion in psychotherapy. *Implicit Religion: Journal of the Centre for the Study of Implicit Religion and Contemporary Spirituality,* 7(2), 120–141. https://doi.org/10.1558/imre.7.2.120.53112

González-Robles, A., Suso-Ribera, C., Díaz-García, A., García-Palacios, A., López, D. C., & Botella, C. (2021). Predicting response to transdiagnostic iCBT for emotional disorders from patient and therapist involvement. *Internet Interventions.* https://doi.org/10.1016/j.invent.2021.100420

Gordon, A. K., Musher-Eizenman, D. R., Holub, S. C., & Dalrymple, J. (2004). What are children thankful for? An archival analysis of gratitude before and after the attacks of September 11. *Journal of Applied Developmental Psychology, 25*(5), 541–553. https://doi.org/10.1016/j.appdev.2004.08.004

Gordon, K. C., Baucom, D. H., & Snyder, D. K. (2004). An integrative intervention for promoting recovery from extramarital affairs. *Journal of Marital and Family Therapy, 30*(2), 213–231.

Gortner, E.-M., Rude, S. S., & Pennebaker, J. W. (2006). Benefits of expressive writing in lowering rumination and depressive symptoms. *Behavior*

Therapy, 37(3), 292–303. https://www.sciencedirect.com/science/article/abs/pii/S0005789406000487

Greenberg, L. S. (2002). Integrating an emotion-focused approach to treatment into psychotherapy integration. *Journal of Psychotherapy Integration, 12*(2), 154–189. https://doi.org/10.1037/1053-0479.12.2.154

Greenberg, M. A., & Lepore, S. J. (2004). Theoretical mechanisms involved in disclosure: From inhibition to self-regulation. In I. Nyklíček, L. Temoshok, & A. Vingerhoets (Eds.), *Advances in theory, assessment and clinical applications* (pp. 43–60). Brunner-Routledge.

Greenberg, M. A., Wortman, C. B., & Stone, A. A. (1996). Emotional expression and physical health: Revising traumatic memories or fostering self-regulation? *Journal of Personality and Social Psychology, 71*(3), 588–602. https://doi.org/10.1037/0022-3514.71.3.588

Groves, P. M., & Thompson, R. F. (1970). Habituation: A dual-process theory. *Psychological Review, 77*(5), 419–450. https://doi.org/10.1037/h0029810

Guerricaechevarría, C., & Echeburúa, E. (2005). *Abuso sexual en la infancia: Víctimas y agresores: Un enfoque clínico.* Ariel.

Gutzeit, J., Weller, L., Kürten, J., & Huestegge, L. (2023). Intentional binding: Merely a procedural confound? *Journal of Experimental Psychology: Human Perception and Performance.* https://doi.org/10.1037/xhp0001110

Guzmán Torres, E., Krause-Utz, A., & Sack, M. (2023). Predictors of complex PTSD: The role of trauma characteristics, dissociation, and comorbid psychopathology. *Borderline Personality Disorder and Emotion Dysregulation, 10*(1), Article 1. https://doi.org/10.1186/s40479-022-00208-7

Gwinn, C., & Hellman, C. (2019). *Hope Rising: How the Science of Hope Can Change Your Life.* Morgan James Publisher.

Hameed, M., O'Doherty, L., Gilchrist, G., Tirado-Muñoz, J., Taft, A., Chondros, P., Feder, G., Tan, M., & Hegarty, K. (2020). Psychological therapies for women who experience intimate partner violence. *The Cochrane Library, 2020*(7). https://doi.org/10.1002/14651858.cd013017.pub2

Hameed, M., O'Doherty, L., Gilchrist, G., Tirado-Muñoz, J., Taft, A., Chondros, P., Feder, G., Tan, M., & Hegarty, K. (2021). Psychological therapies for women who experience intimate partner violence: A Cochrane Review. *BJPsych Advances, 27*(6), 356–356. https://doi.org/10.1192/bja.2021.36

Hamilton, I. J. (2016). Understanding grief and bereavement. *British Journal of General Practice, 66*(651), 523–523. https://doi.org/10.3399/bjgp16X68732

Harandi, T. F., Taghinasab, M. M., & Nayeri, T. D. (2017). The correlation of social support with mental health: A meta-analysis. *Electronic Physician, 9*(9), 5212–5222. https://doi.org/10.19082/5212

Harber, K. D., & Pennebaker, J. W. (1992). Overcoming traumatic memories. In S.-Å. Christianson (Ed.), *The Handbook of Emotion and Memory: Research and Theory* (pp. 359–387). Lawrence Erlbaum.

Harkness, K. L., & Hayden, E. P. (Eds.). (2020). Expressive writing and stress-related disorders. In *The Oxford Handbook of Stress and Mental Health* (pp. 705–724). Oxford University Press.

Harrington, S. J., Morrison, O.-P., & Pascual-Leone, A. (2018). Emotional processing in an expressive writing task on trauma. *Complementary Therapies in Clinical Practice, 32,* 116–122. https://doi.org/10.1016/j.ctcp.2018.06.001

Harsen, L. H. (2022). Letter writing as a clinical tool in grief psychotherapy. *Omega: Journal of Death and Dying.*

Hart, A. S., Erskine, R. M., McLaughlin, T. J., & Clark, D. R. (2022). Physical characteristics explain ball-carrying capability in sub-elite rugby union players. *Journal of Science in Sport and Exercise.* https://doi.org/10.1007/s42978-022-00178-w

Hartwig, M., Bhat, A., & Peters, A. (2022). How stress can change our deepest preferences: Stress habituation explained using the free energy principle. *Frontiers in Psychology, 13.* https://doi.org/10.3389/fpsyg.2022.865203

Hatzenbuehler, M. L., & Pachankis, J. E. (2021). Does stigma moderate the efficacy of mental- and behavioral-health interventions? Examining individual and contextual sources of treatment-effect heterogeneity. *Current Directions in Psychological Science, 30*(6), 476–484. https://doi.org/10.1177/09637214211043884

Hayes, S. C. (2004). Acceptance and commitment therapy, relational frame theory, and the third wave of behavioral and cognitive therapies. *Behavior Therapy, 35*(4), 639–665.

Heeke, C., Kampisiou, C., Niemeyer, H., & Knaevelsrud, C. (2017). A systematic review and meta-analysis of correlates of prolonged grief disorder in adults exposed to violent loss. *European Journal of Psychotraumatology, 8*(6). https://doi.org/10.1080/20008198.2019.1583524

Heffernan, K., & Cloitre, M. (2000). A comparison of posttraumatic stress disorder with and without borderline personality disorder among women with a history of childhood sexual abuse: Etiological and clinical characteristics. *The Journal of Nervous and Mental Disease, 188*(9), 589–595. https://doi.org/10.1097/00005053-200009000-00005

Heng, L., Lu, Q., & Gan, Y. (2019). Effects of expressive writing and use of cognitive words on meaning making and post-traumatic growth. *Journal of Pacific Rim Psychology, 13.* https://doi.org/10.1017/prp.2018.31

Henin, A., & Berman, N. (2016). The promise and peril of emerging adulthood: Introduction to the special issue. *Cognitive and Behavioral Practice, 23*(3), 263–269.

Herman, J. L. (1992). Complex PTSD: A syndrome in survivors of prolonged and repeated trauma. *Journal of Traumatic Stress, 5*(3), 377–391. https://doi.org/10.1002/jts.2490050305

Hirai, M., Skidmore, S. T., Clum, G. A., & Dolma, S. (2012). An investigation of the efficacy of online expressive writing for trauma-related psychological distress in Hispanic individuals. *Behavior Therapy, 43*(4), 812–824. https://doi.org/10.1016/j.beth.2012.04.006

Hirsch, C. R., & Mathews, A. (2012). A cognitive model of pathological worry. *Behaviour Research and Therapy, 50*(10), 636–646. https://doi.org/10.1016/j.brat.2012.06.007

Hobfoll, S. E., & Lilly, R. S. (1993). Resource conservation as a strategy for community psychology. *Journal of Community Psychology, 21*(2), 128–148. https://doi.org/10.1002/1520-6629(199304)21:2<128::aid-jcop2290210206>3.0.co;2-5

Holtzclaw, M. J., & Kempler, W. (1975). Principles of gestalt family therapy. *Family Coordinator, 24*(1), 117. https://doi.org/10.2307/583094

Hooper, L. (2007). The application of attachment theory and family systems theory to the phenomena of parentification. *The Family Journal, 15*(3), 217–223.

Hoyt, T., & Yeater, E. A. (2011). The effects of negative emotion and expressive writing on posttraumatic stress symptoms. *Journal of Social and Clinical Psychology, 30*(6), 549–569. https://doi.org/10.1521/jscp.2011.30.6.549

Huamán Chura, K. E. (2016). Estilos parentales e indicadores de salud mental adolescente. *Temática Psicológica, 12*(12), 35–46. https://doi.org/10.33539/tematpsicol.2016.n12.1071

Hufford, D. J. (2005). An analysis of the field of spirituality, religion, and health. *Metanexus.*

Hull, T. D., & Mahan, K. (2017). A study of asynchronous mobile-enabled SMS text psychotherapy. *Telemedicine and e-Health, 23*(3), 240–247.

Hunt, C. (2010). Therapeutic effects of writing fictional autobiography. *Life Writing, 7*(3), 231–244.

Hyland, P., Karatzias, T., Shevlin, M., McElroy, E., Ben-Ezra, M., Cloitre, M., & Brewin, C. R. (2021). Does requiring trauma exposure affect rates of ICD-11 PTSD and complex PTSD? Implications for DSM-5. *Psychological Trauma: Theory, Research, Practice and Policy, 13*(2), 133–141. https://doi.org/10.1037/tra0000908

ICD-11. World Health Organization. (2019). *International statistical classification of diseases and related health problems* (11ª ed.). Recuperado el 6 de julio de 2023, de https://icd.who.int/

INFOCOP. (2018, enero 17). El acceso a los tratamientos psicológicos en España y su coste-eficacia. Recuperado de https://www.infocop.es/viewarticle/?articleid=7361

Institute of Medicine, Board on the Health of Select Populations, & Committee on the Assessment of Ongoing Efforts in the Treatment of Posttraumatic Stress Disorder. (2012). *Treatment for Posttraumatic Stress Disorder in Military and Veteran Populations: Initial Assessment.* National Academies Press.

International Classification of Diseases for Mortality and Morbidity Statistics. (2018). *World Health Organization.*

Işık, Ş., & Üzbe, N. (2015). Personality traits and positive/negative affects: An analysis of meaning in life among adults. *Educational Sciences: Theory & Practice, 15*(3), 587–599. https://doi.org/10.12738/estp.2015.3.2436

Jacinto, G. A., & Edwards, B. L. (2011). Therapeutic stages of forgiveness and self-forgiveness. *Journal of Human Behavior in the Social Environment, 21*(4), 423–437.

Jacka, F. N., Reavley, N. J., Jorm, A. F., Toumbourou, J. W., Lewis, A. J., & Berk, M. (2013). Prevention of common mental disorders: What can we learn from those who have gone before and where do we go next? *Australian & New Zealand Journal of Psychiatry, 47*(10), 920–929.

Jakobson, R. (1961). Structure of language and its mathematical aspects. *American Mathematical Society.*

Jakobson, R., & Halle, M. (1956). *Fundamentals of language.* Mouton & Co.

Jang, K. L., Livesley, W. J., & Vernon, P. A. (1996). Heritability of the big five personality dimensions and their facets: A twin study. *Journal of Personality, 64*(3), 577–591. https://doi.org/10.1111/j.1467-6494.1996.tb00522.x

Jans-Beken, L., Jacobs, N., Janssens, M., Peters, S., Reijnders, J., Lechner, L., & Lataster, J. (2020). Gratitude and health: An updated review. *The Journal of Positive Psychology, 15*(6), 743–782.

Janz, N. K., & Becker, M. H. (1984). The Health Belief Model: A decade later. *Health Education Quarterly, 11*(1), 1–47. https://doi.org/10.1177/109019818401100101

Jebb, A. T., Tay, L., Diener, E., & Oishi, S. (2018). Happiness, income satiation and turning points around the world. *Nature Human Behaviour, 2*(1), 33–38. https://doi.org/10.1038/s41562-017-0277-0

Ji, L. L., Lu, Q., Wang, L. J., Sun, X. L., Wang, H. D., Han, B. X., Ma, Y. F., & Lu, G. H. (2020). The benefits of expressive writing among newly diagnosed mainland Chinese breast cancer patients. *Journal of Behavioral Medicine, 43*(3), 468–478.

Jiménez-Leciñena, J. (2022). Review of *The Queerness of Home. Gender, Sexuality & the Politics of Domesticity after World War II,* by S. Vider. *Investigaciones Feministas, 13*(1), 541–542. https://doi.org/10.5209/infe.80783

Johnson, D. M., Zlotnick, C., & Perez, S. (2008). The relative contribution of abuse severity and PTSD severity on the psychiatric and social morbidity of battered women in shelters. *Behavior Therapy, 39*(3), 232–241. https://doi.org/10.1016/j.beth.2007.08.003

Johnson, D. M., Zlotnick, C., & Perez, S. (2011). Cognitive behavioral treatment of PTSD in residents of battered women's shelters: Results of a randomized clinical trial. *Journal of Consulting and Clinical Psychology, 79*(4), 542–551. https://doi.org/10.1037/a0023822

Johnson, W., & Krueger, R. F. (2004). Genetic and environmental structure of adjectives describing the domains of the Big Five Model of personality: A nationwide US twin study. *Journal of Research in Personality, 38*(5), 448–472. https://doi.org/10.1016/j.jrp.2003.11.001

Johnston, W. M., & Gay, P. (1989). A godless Jew: Freud, atheism, and the making of psychoanalysis. *The American Historical Review, 94*(1), 100. https://doi.org/10.2307/1862083

Jones, J. W. (2001). Hans Loewald: The psychoanalyst as mystic. *The Psychoanalytic Review, 88,* 793–809.

Jorm, A. F., Morgan, A. J., & Wright, A. (2008). First aid strategies that are helpful to young people developing a mental disorder: Beliefs of health professionals compared to young people and parents. *BMC Psychiatry, 8,* Article 42. https://doi.org/10.1186/1471-244X-8-42

Jorm, A. F., Kitchener, B. A., Sawyer, M. G., Scales, H., & Cvetkovski, S. (2010). Mental health first aid training for high school teachers: A cluster randomized trial. *BMC Psychiatry, 10,* Article 51. https://doi.org/10.1186/1471-244X-10-51

Joseph, S. (2015). *Positive therapy: Building bridges between positive psychology and person-centred therapy.* Routledge.

Jovanović, V. (2019). Adolescent life satisfaction: The role of negative life events and the Big Five personality traits. *Personality and Individual Differences, 151,* Article 109548. https://doi.org/10.1016/j.paid.2019. 109548

Kaczmarek, L. D., Kashdan, T. B., Drążkowski, D., Enko, J., Kosakowski, M., Szäefer, A., & Bujacz, A. (2015). Why do people prefer gratitude journaling over gratitude letters? The influence of individual differences in motivation and personality on web-based interventions. *Personality and Individual Differences, 75,* 1–6.

Kahneman, D. (1973). *Attention and Effort.* Prentice Hall.

Kakar, S. (1983). *Shamans, Mystics, and Doctors: A Psychological Inquiry into India and its Healing Traditions.* Beacon Press.

Kakar, S. (2006). *Mira y el Mahatma.* Circe.

Kakar, S. (2007). *The Analyst and the Mystic: Psychoanalytic Reflections on Religion and Mysticism.* Penguin Books.

Kakar, S. (2009). *Mad and Divine: Spirit and Psyche in the Modern World.* University of Chicago Press.

Kazdin, A. E. (1999). The meanings and measurement of clinical significance. *Journal of Consulting and Clinical Psychology, 67*(3), 332–339. https://doi.org/10.1037/0022-006x.67.3.332

Kazlauskas, E., Jovarauskaite, L., & Gelezelyte, O. (2022). Measuring mental health professionals' trauma care competencies: Psychometric properties of the novel readiness to work with trauma-exposed patients scale. *Psychological Trauma: Theory, Research, Practice and Policy.* https://doi.org/10.1037/tra0001231

Kearns, M. C., Edwards, K. M., Calhoun, K. S., & Gidycz, C. A. (2010). Disclosure of sexual victimization: The effects of Pennebaker's emotional disclosure paradigm on physical and psychological distress. *Journal of Trauma & Dissociation, 11*(2), 193–209. https://doi.org/10.1080/15299730903502979

Keating, D. P., Demidenko, M. I., & Kelly, D. (2019). Cognitive and neurocognitive development in adolescence. In *Reference Module in Neuroscience and Biobehavioral Psychology.* Elsevier.

Kempler, W. (1984). *Principles of Gestalt Family Therapy.* Oslo: Joh. Nordahls Trykkeri.

Kessler, R. C., Petukhova, M., Sampson, N. A., Zaslavsky, A. M., & Wittchen, H.-U. (2012). Twelve-month and lifetime prevalence and lifetime morbid risk of anxiety and mood disorders in the United States. *International Journal of Methods in Psychiatric Research, 21*(3), 169–184. https://doi.org/10.1002/mpr.1359

Kessler, R. C., Angermeyer, M., Anthony, J. C., De Graaf, R., Demyttenaere, K., Gasquet, I., *et al.*, (2007). Lifetime prevalence and age-of-onset distributions of mental disorders in the World Health Organization's World Mental Health Survey Initiative. *World Psychiatry, 6*(3), 168–176.

Kilpatrick, D. G., Resnick, H. S., Milanak, M. E., Miller, M. W., Keyes, K. M., & Friedman, M. J. (2013). National estimates of exposure to traumatic events and PTSD prevalence using DSM-IV and DSM-5 criteria. *Journal of Traumatic Stress, 26*, 537–547. https://doi.org/10.1002/jts.21848

Kim, A. W., Said Mohamed, R., Norris, S. A., Richter, L. M., & Kuzawa, C. W. (2023). Psychological legacies of intergenerational trauma under South African apartheid: Prenatal stress predicts greater vulnerability to the psychological impacts of future stress exposure during late adolescence and early adulthood in Soweto, South Africa. *Journal of Child Psychology and Psychiatry, 64*(1), 110–124. https://doi.org/10.1111/jcpp.13672

Kim, Y. (2008). Effects of expressive writing among bilinguals: Exploring psychological well-being and social behavior. *British Journal of Health Psychology, 13*(Pt 1), 43–47. https://doi.org/10.1348/135910707X251225

Kimerling, R., Allen, M. C., & Duncan, L. E. (2018). Chromosomes to social contexts: Sex and gender differences in PTSD. *Current Psychiatry Reports, 20*(12), Article 98. https://doi.org/10.1007/s11920-018-0981-0

King, B. R., & Boswell, J. F. (2019). Therapeutic strategies and techniques in early cognitive–behavioral therapy. *Psychotherapy, 56*(1), 35–40.

King, L. A. (2001). The health benefits of writing about life goals. *Personality and Social Psychology Bulletin, 27*(7), 798–807.

Kirk, B. A., Schutte, N. S., & Hine, D. W. (2011). The effect of an expressive-writing intervention for employees on emotional self-efficacy, emotional intelligence, affection, and workplace incivility. *Journal of Applied Social Psychology, 41*(1), 179–195.

Kliethermes, M., Schratt, M., & Drewry, M. (2014). Complex trauma. *Child and Adolescent Psychiatric Clinics of North America, 23*(2), 339–361. https://doi.org/10.1016/j.chc.2013.12.009

Knaevelsrud, C., & Böttche, M. (2013). Schreibtherapie nach traumatischen Belastungen: Therapieansätze und Wirkmechanismen. *Psychotherapie, Psychosomatik, Medizinische Psychologie, 63*(9/10), 391–397. https://doi.org/10.1055/s-0033-1349078

Koenig, H. (2005). *Faith and Mental Health: Religious Resources for Health.* Templeton Foundation Press.

Koerting, J., Smith, E., Knowles, M., Latter, S., Elsey, H., McCann, D., *et al.*, (2013). Barriers to, and facilitators of, parenting programmes for childhood behaviour problems: A qualitative synthesis of studies of parents' and professionals' perceptions. *European Child & Adolescent Psychiatry, 22*(11), 653–670.

Kolmogorov, A. N. (1933). *Grundbegriffe der Wahrscheinlichkeitsrechnung*. Springer Berlin Heidelberg. También en: Kolmogorov, A. N. (1933). Sulla determinazione empirica di una legge di distribuzione. *Giornale dell'Istituto Italiano degli Attuari, 4*(1), 83–91.

Koopman, C., Ismailji, T., Holmes, D., Classen, C. C., Palesh, O., & Wales, T. (2005). The effects of expressive writing on pain, depression and posttraumatic stress disorder symptoms in survivors of intimate partner violence. *Journal of Health Psychology, 10*(2), 211–221. https://doi.org/10.1177/1359105305049769

Kovac, S. H., & Range, L. M. (2002). Does writing about suicidal thoughts and feelings reduce them? *Suicide and Life-Threatening Behavior, 32*(4), 428–440.

Krippendorff, K. (2004). *Content Analysis: An Introduction to Its Methodology*. Sage Publications.

Kubany, E. S., & Ralston, T. (2008). *Treating PTSD in Battered Women: A Step-by-Step Manual for Therapists and Counselors*. New Harbinger Publications.

Kuester, A., Niemeyer, H., & Knaevelsrud, C. (2016). Internet-based interventions for posttraumatic stress: A meta-analysis of randomized controlled trials. *Clinical Psychology Review, 43*, 1–16. https://doi.org/10.1016/j.cpr.2015.11.004

Kumar, S. A., Brand, B. L., & Courtois, C. A. (2022). The need for trauma training: Clinicians' reactions to training on complex trauma. *Psychological Trauma: Theory, Research, Practice, and Policy, 14*(8), 1387–1394. https://doi.org/10.1037/tra0000515

Kupeli, N., *et al.*, (2019). Expressive writing as a therapeutic intervention for people with advanced disease: A systematic review. *BMC Palliative Care, 18*, Article 65. https://www.ncbi.nlm.nih.gov/pmc/articles/PMC6676535/. 8

Labrador, F. J., & Alonso, E. (2007). Eficacia a corto plazo de un programa de intervención para el trastorno de estrés postraumático en mujeres mexicanas víctimas de violencia doméstica. *Revista de Psicopatología y Psicología Clínica, 12*(2), 97–108. https://doi.org/10.5944/rppc.vol.12.num.2.2007.4038

Lacan, J. (1966). Fonction et champ de la parole et du langage. En *Écrits* (pp. 319–339). Seuil.

Lacan, J. (1958). La dirección de la cura y los principios de su poder. En *Escritos II*. Siglo XXI.

Lacan, J. (1953). *Los escritos técnicos de Freud*. (J.-A. Miller, Ed.). Paidós.

Lalli, N. (2010). Limiti e possibilità della psicoterapia: Una lettura critica. *Rivista di Psichiatria, 45*(4), 201–208.

Lambert, N. M., Clark, M. S., Durtschi, J., Fincham, F. D., & Graham, S. M. (2010). Benefits of expressing gratitude to a partner: Changes in one's view of the relationship. *Psychological Science, 21*(4), 574–580.

Lange-Nielsen, I. I., Kolltveit, S., Thabet, A. A. M., Dyregrov, A., Pallesen, S., Johnsen, T. B., & Laberg, J. C. (2012). Short-term effects of a writing intervention among adolescents in Gaza. *Journal of Loss and Trauma, 17*(5), 403–422. https://doi.org/10.1080/15325024.2011.650128

Larsen, L. H. (2022). Letter writing as a clinical tool in grief psychotherapy. *Omega: Journal of Death and Dying.* https://doi.org/10.1177/00302228211070155

Lawrence, D., Johnson, S., Hafekost, J., Boterhoven de Haan, K., Sawyer, M., & Ainley, J. (2015). *The Mental Health of Children and Adolescents: Report on the Second Australian Child and Adolescent Survey of Mental Health and Wellbeing.* Canberra: Department of Health.

Leblanc, N. J., Simon, N. M., Reynolds, C. F., Shear, K., Skritskaya, M., & Zisook, N. (2019). Relationship between complicated grief and depression: Relevance, etiological mechanisms, and implications. *Neurobiology of Depression,* 231–239.

Lee, D. J., Weathers, F. W., Thompson-Hollands, J., Sloan, D. M., & Marx, B. P. (2022). Concordance in PTSD symptom change between DSM-5 versions of the Clinician-Administered PTSD Scale (CAPS-5) and PTSD Checklist (PCL-5). *Psychological Assessment, 34*(6), 604–609. https://doi.org/10.1037/pas0001130

Lee, E.-K. O. (2007). Religion and spirituality as predictors of well-being among Chinese American and Korean American older adults. *Journal of Religion, Spirituality & Aging, 19*(3), 77–100. https://doi.org/10.1300/J496v19n03_06

Lee, S., & Cho, S. (2022). Effects of expressive writing through self-distancing on emotion and pain outcomes in individuals who use emotional suppression. *Korean Journal of Stress Research, 30*(3), 129–138. https://doi.org/10.17547/kjsr.2022.30.3.129

Lehmann, E. L. (1992). Introduction to T Student (1908): The probable error of a mean. En *Springer Series in Statistics* (pp. 29–32). Springer New York.

Leidman, M. B., & Wiggins, B. E. (2009). Developing a paradigm for describing diversity and multiculturalism in modern America. *SSRN Electronic Journal.* https://doi.org/10.2139/ssrn.1491317

Leiva-Bianchi, M. C., & Araneda, A. C. (2013). Validation of the Davidson Trauma Scale in its original and a new shorter version in people exposed to the F-27 earthquake in Chile. *European Journal of Psychotraumatology, 4*(1). https://doi.org/10.3402/ejpt.v4i0.21239

León, J. A., Escudero, I., & Olmos, R. (2012). *Evaluación de la comprensión lectora (ECOMPLEC).* Madrid: TEA Ediciones.

Leong, F. T. L., Kim, H. H. W., & Gupta, A. (2011). Attitudes toward professional counseling among Asian-American college students: Acculturation, conceptions of mental illness, and loss of face. *Asian American Journal of Psychology, 2*(2), 140–153. https://doi.org/10.1037/a0024172

Lepore, S. J. (1997). Expressive writing moderates the relation between intrusive thoughts and depressive symptoms. *Journal of Personality and Social Psychology, 73*(5), 1030–1037.

Lepore, S. J., & Greenberg, M. A. (2002). Mending broken hearts: Effects of expressive writing on mood, cognitive processing, social adjustment, and health following a relationship breakup. *Psychology & Health, 17*(5), 547–560. https://doi.org/10.1080/08870440290025768

Lepore, S. J., & Smyth, J. M. (2002). The writing cure: An overview. En S. J. Lepore & J. M. Smyth (Eds.), *The writing cure: How expressive writing promotes health and emotional well-being* (pp. 3–14). American Psychological Association.

Lepore, S. J., Greenberg, M. A., Bruno, M., & Smyth, J. M. (2004). Expressive writing and health: Self-regulation of emotion-related experience, physiology, and behavior. En *The writing cure: How expressive writing promotes health and emotional well-being* (pp. 99–117). American Psychological Association.

Letcher, P., Smart, D., Sanson, A. V., & Toumbourou, J. W. (2009). Psychosocial precursors and correlates of differing internalizing trajectories from 3 to 15 years. *Journal of Social Development, 18*(3), 618–646. https://doi.org/10.1111/j.1467-9507.2008.00500.x

Levene, H. (1960). Robust tests for equality of variances. En H. Hotelling *et al.*, (Eds.), *Contributions to Probability and Statistics* (pp. 278–292). Stanford University Press.

Lewis, A. J., Bertino, M. D., Skewes, J., *et al.*, (2013). Adolescent depressive disorders and family-based interventions in the family options multicenter evaluation: Study protocol for a randomized controlled trial. *Trials, 14*, Article 384. https://doi.org/10.1186/1745-6215-14-384

Lewis, S. J., Arseneault, L., Caspi, A., Fisher, H. L., Matthews, T., Moffitt, T. E., *et al.*, (2019). The epidemiology of trauma and post-traumatic stress disorder in a representative cohort of young people in England and Wales. *The Lancet Psychiatry, 6*(3), 247–256. https://doi.org/10.1016/S2215-0366(19)30031-8

Lichter, I., Mooney, J., & Boyd, M. (1993). Biography as therapy. *Palliative Medicine, 7*(2), 133–137.

Lidberg, J., Berne, S., & Frisén, A. (2023). Challenges in emerging adulthood related to the impact of childhood bullying victimization. *Emerging Adulthood, 11*(2), 346–364. https://doi.org/10.1177/21676968211051475

Llosa Martínez, S., Canetti Wasser, A. (2019). Depresión e ideación suicida en mujeres víctimas de violencia de pareja. *Psicología Conocimiento y Sociedad, 9*(1). https://doi.org/10.26864/pcs.v9.n1.1

Lockhart, R. S., & Craik, F. I. M. (1990). Levels of processing: A retrospective commentary on a framework for memory research. *Canadian Journal of Psychology, 44*(1), 87–112. https://doi.org/10.1037/h0084237

Loewald, H. W. (2000). The waning of the Oedipus complex: Introduction. *Journal of Psychotherapy, Practice and Research.*

López-Soler, C., Fernández, M. V., Prieto, M., Alcántara, M. V., Castro, M., & López-Pina, J. A. (2012). Prevalencia de las alteraciones emocionales en una muestra de menores maltratados. *Anales de Psicología, 28,* 780–788.

Loss, C. P. (2002). Religion and the therapeutic ethos in twentieth-century American history. *American Studies International, 40,* 61–76.

Loveday, P. M., Lovell, G. P., & Jones, C. M. (2018). The best possible selves intervention: A review of the literature to evaluate efficacy and guide future research. *Journal of Happiness Studies, 19*(2), 607–628.

Low, C. A., Stanton, A. L., & Danoff-Burg, S. (2006). Expressive disclosure and benefit finding among breast cancer patients: Mechanisms for positive health effects. *Health Psychology, 25*(2), 181–189. https://doi.org/10.1037/0278-6133.25.2.181

Lucas, R. E., Diener, E., & Larsen, R. J. (2003). Measuring positive emotions. En *Positive Psychological Assessment: A Handbook of Models and Measures* (pp. 201–218). American Psychological Association.

Lundorff, M., Holmgren, H., Zachariae, R., Farver-Vestergaard, I., & O'Connor, M. (2017). Prevalence of prolonged grief disorder in adult bereavement: A systematic review and meta-analysis. *Journal of Affective Disorders, 212,* 138–149. https://doi.org/10.1016/j.jad.2017.01.030

Lussier-Howard, S. I. (2018). Fairytale therapy: The use of invented fairytales in complex trauma cases. *ProQuest Dissertations and Theses.* Northcentral University.

Lyubomirsky, S., Sousa, L., & Dickerhoof, R. (2006). The costs and benefits of writing, talking, and thinking about life's triumphs and defeats. *Journal of Personality and Social Psychology, 90*(4), 692–708. https://doi.org/10.1037/0022-3514.90.4.692

Lyubomirsky, S., & Layous, K. (2013). How do simple positive activities increase well-being? *Current Directions in Psychological Science, 22*(1), 57–62.

Lyubomirsky, S., Sheldon, K. M., & Schkade, D. (2005). Pursuing happiness: The architecture of sustainable change. *Review of General Psychology,* 9(2), 111–131. https://doi.org/10.1037/1089-2680.9.2.111

Machorrinho, J., Veiga, G., Santos, G., & Marmeleira, J. (2022). Embodiment-related risk factors for posttraumatic stress, anxiety, and depression in female victims of intimate partner violence. *Journal of Trauma & Dissociation, 23*(3), 212–228. https://doi.org/10.1080/15299732.2021.1989109

Machorrinho, J. J. (2023). Battered body, battered self: A cross-sectional study of the embodiment-related impairments of female victims of intimate partner violence. *Journal of Aggression and Trauma.*

Maciejewski, P. K., Maercker, A., Boelen, P. A., & Prigerson, H. G. (2016). "Prolonged grief disorder" and "persistent complex bereavement disorder," but not "complicated grief," are one and the same diagnostic entity: An analysis of data from the Yale Bereavement Study. *World Psychiatry, 15*(3), 266–275.

Maercker, A., Brewin, C. R., Bryant, R. A., Cloitre, M., Reed, G. M., van Ommeren, M., *et al.*, (2013). Proposals for mental disorders specifically associated with stress in the International Classification of Diseases-11. *The Lancet, 381*(9878), 1683–1685. https://doi.org/10.1016/S0140-6736(12)62191-6

Magyar-Moe, J. L., Owens, R. L., & Conoley, C. W. (2015). Positive psychological interventions in counseling: What every counseling psychologist should know. *The Counseling Psychologist, 43*(4), 508–557. https://doi.org/10.1177/0011000015573776

Maitta, I., Cedeño, M. J., & Escolar, M. V. (2018). Factores biológicos, psicológicos y sociales que afectan la salud mental. *Caribeña de Ciencias Sociales.*

Malouff, J. M., & Schutte, N. S. (2017). Can psychological interventions increase optimism? A meta-analysis. *The Journal of Positive Psychology, 12*(6), 594–604. https://doi.org/10.1080/17439760.2016.1221122

Manchego Carnero, B. A., Manchego Carnero, R. E., & Leyva Márquez, E. (2022). Salud mental y riesgo de violencia en mujeres y adultos mayores víctimas de violencia. *Enfermería Global, 21*(4), 309–335. https://doi.org/10.6018/eglobal.512101

Mandelkow, L., Austad, A., & Freund, H. (2022). Stepping carefully on sacred ground: Religion and spirituality in psychotherapy. *Journal of Spirituality in Mental Health, 24*(3), 288–308. https://doi.org/10.1080/19349637.2021.1939834

Manfrida, G., Albertini, V., & Eisenberg, E. (2017). Connected: Recommendations and techniques in order to employ internet tools for the enhancement of online therapeutic relationships. Experiences from Italy. *Contemporary Family Therapy, 39*(4), 314–328.

Marin, K. A., Bohanek, J. G., & Fivush, R. (2008). Positive effects of talking about the negative: Family narratives of negative experiences and preadolescents' perceived competence. *Journal of Research on Adolescence, 18*(3), 573–593.

Martín Corcuera, B., & Gómez Masana, M. (2021). Diagnosis relacional: Una evaluación dinámica y transteórica enfocada en la persona a través de la relación. *Revista de Psicoterapia, 32*(118), 25–45. https://doi.org/10.33898/rdp.v32i118.483

Martin, R. C., & Dahlen, E. R. (2005). Cognitive emotion regulation in the prediction of depression, anxiety, stress, and anger. *Personality and Individual Differences, 39*(7), 1249–1260.

Martínez Farrero, P. (2006). Del motivo de consulta a la demanda en psicología. *Revista de la Asociación Española de Neuropsiquiatría, 26*(1). https://doi.org/10.4321/s0211-57352006000100004

Martínez Pérez, A. M. (2015). Perfil externalizante e internalizante y estrés postraumático en menores expuestos a violencia de género: Características y comorbilidad. [Proyecto de investigación]. http://hdl.handle.net/10201/47129

Martínez Rodarte, I., Lagunes, I., & Paredes Guerrero, R. G. (2010). Autoesquema sexual femenino: Construcción y validación de una escala para población mexicana. *Revista Iberoamericana de Diagnóstico y Evaluación Psicológica.*

Maslej, M., Rheaume, A. R., Schmidt, L. A., & Andrews, P. W. (2020). Using expressive writing to test an evolutionary hypothesis about depressive rumination: Sadness coincides with causal analysis of a personal problem, not problem-solving analysis. *Evolutionary Psychological Science, 6*(2), 119–135. https://doi.org/10.1007/s40806-019-00219-8

Masoni, L. (2019). *Tale, performance, and culture in EFL storytelling with young learners: Stories meant to be told.* Cambridge Scholars Publishing.

Mayring, P. (2015). Qualitative content analysis: Theoretical background and procedures. En *Advances in Mathematics Education* (pp. 365–380). Springer Netherlands.

McAdams, D. P. (2008). Life story: The encyclopedia of adulthood and aging. En O. P. John, R. W. Robins, & L. A. Pervin (Eds.), *Handbook of personality: Theory and research* (pp. 242–262). Guilford Press.

McAdams, D. P., Bauer, J. J., Sakaeda, A. R., *et al.*, (2006). Continuity and change in the life story: A longitudinal study of autobiographical memories in emerging adulthood. *Journal of Personality, 74*(5), 1371–1400.

McConnell, D., & Phelan, S. K. (2022). Intimate partner violence against women with intellectual disability: A relational framework for inclusive, trauma-informed social services. *Health & Social Care in the Community, 30*(6), e5156–e5166. https://doi.org/10.1111/hsc.13932

McCullough, M. E., Root, L. M., & Cohen, A. D. (2006). Writing about the benefits of an interpersonal transgression facilitates forgiveness. *Journal of Consulting and Clinical Psychology, 74*(5), 887–897. https://doi.org/10.1037/0022-006X.74.5.887

McGinty, G., Fox, R., Ben-Ezra, M., *et al.*, (2021). Sex and age differences in ICD-11 PTSD and complex PTSD: An analysis of four general population samples. *European Psychiatry, 64*(1), Article e66. https://doi.org/10.1192/j.eurpsy.2021.2239

McGuire, K. M. B., Greenberg, M. A., & Gevirtz, R. (2005). Autonomic effects of expressive writing in individuals with elevated blood pressure. *Journal of Health Psychology, 10*(2), 197–209.

McKinley, C. E., & Knipp, H. (2022). "You can get away with anything here… No justice at all": Sexual violence against U.S. Indigenous females and its consequences. *Gender Issues, 39*(3), 291–319. https://doi.org/10.1007/s12147-021-09291-6

McKinley, C. E., & Liddell, J. L. (2022). Why I stayed in that relationship: Barriers to Indigenous women's ability to leave violent relationships. *Violence Against Women, 28*(14), 3352–3374. https://doi.org/10.1177/10778012221104507

McLean, K. C., & Mansfield, C. D. (2012). The co-construction of adolescent narrative identity: Narrative processing as a function of adolescence. *Journal of Research on Adolescence, 22*(3), 491–508.

McLennan, G. (2010). The postsecular turn. *Theory, Culture & Society, 27*(4), 3–20. https://doi.org/10.1177/0263276410372239

McMinn, M. R., & Dominguez, A. W. (2005). *Psychology and the church*. Nova Science.

Medina, R. (2004). Nuevos padres. *Perspectivas Sistémicas, 47*, 7–15.

Meissner, W. W. (1984). *Psychoanalysis and religious experience*. Yale University Press.

Mellado Yáñez, C., Méndez-Bustos, P., & Cárcamo Vásquez, H. (2021). Apoyo parental, psicopatología e ideación suicida. *Psychology, Society & Education, 13*(2), 103–115. https://doi.org/10.25115/psye.v13i2.3012

Meltzer, E. C., Averbuch, T., Samet, J. H., Saitz, R., Jabbar, K., Lloyd-Travaglini, C., & Liebschutz, J. M. (2012). Discrepancy in diagnosis and treatment of post-traumatic stress disorder (PTSD): Treatment for the wrong reason. *The Journal of Behavioral Health Services & Research, 39*(2), 190–201. https://doi.org/10.1007/s11414-011-9263-x

Memarian, N., Torre, J. B., Haltom, K. E., Stanton, A. L., & Lieberman, M. D. (2017). Neural activity during affect labeling predicts expressive writing effects on well-being: GLM and SVM approaches. *Social Cognitive and Affective Neuroscience, 12*(9), 1437–1447. https://doi.org/10.1093/scan/nsx074

Mentores, L. (2019). *Resumen del libro "El hombre en busca de sentido" (Man's Search for Meaning) del autor Viktor Frankl*. Independently Published.

Merz, E. L., Fox, R. S., & Malcarne, V. L. (2014). Expressive writing interventions in cancer patients: A systematic review. *Health Psychology Review, 8*(3), 339–361.

Meston, C. M., & Heiman, J. R. (2000). Sexual abuse and sexual function: An examination of sexually relevant cognitive processes. *Journal of Consulting and Clinical Psychology, 68*(3), 399–406. https://doi.org/10.1037/0022-006X.68.3.399

Meston, C. M., Heiman, J. R., & Trapnell, P. D. (1999). The relation between early abuse and adult sexuality. *Journal of Sex Research, 36*(4), 385–395. https://doi.org/10.1080/00224499909552011

Meston, C. M., Lorenz, T. A., & Stephenson, K. R. (2013). Effects of expressive writing on sexual dysfunction, depression, and PTSD in women with a history of childhood sexual abuse: Results from a randomized clinical trial. *Sexual Medicine, 10*(9), 2177–2189.

Miao, M., Zheng, L., & Gan, Y. (2017). Meaning in life promotes proactive coping via positive affect: A daily diary study. *Journal of Happiness Studies, 18*(6), 1683–1696. https://doi.org/10.1007/s10902-016-9791-4

Mikocka-Walus, A. (2020). Expressive writing to combat distress associated with the COVID-19 pandemic in people with inflammatory bowel disease. *Journal of Psychosomatic Research*. https://doi.org/10.1016/j.jpsychores.2020.110286

Milbury, K., *et al.*, (2014). Randomized controlled trial of expressive writing for patients with renal cell carcinoma. *Journal of Clinical Oncology, 32*(6), 663–670. https://doi.org/10.1200/JCO.2013.50.3532

Miller, J. A. (1988). *La lógica del significante. Matemas II.* Manantial.

Miller, J. A. (1986). Introducción a variantes de la cura tipo. En *Umbrales del análisis.* Manantial.

Ministerio de Igualdad. Subdirección General de Sensibilización, Prevención y Estudios de la Violencia de Género. (2020). *Macroencuesta de violencia contra la mujer 2019.* Recuperado de https://violenciagenero.igualdad.gob.es/violenciaEnCifras/macroencuesta2015/Macroencuesta2019/home.htm

Minuchin, S. (1982). *Familias y terapia familiar.* Gedisa.

Mogk, C., Otte, S., Reinhold-Hurley, B., & Kröner-Herwig, B. (2006). Health effects of expressive writing on stressful or traumatic experiences: A meta-analysis. *Psycho-Social Medicine, 3,* Doc06. https://pmc.ncbi.nlm.nih.gov/articles/PMC2736499/

Moreira, A., Moreira, A. C., & Rocha, J. C. (2022). Randomized controlled trial: Cognitive-narrative therapy for IPV victims. *Journal of Interpersonal Violence, 37*(5–6), NP2998–NP3014. https://doi.org/10.1177/0886260520943719

Morey, L. C. (2004). The Personality Assessment Inventory (PAI). En M. E. Maruish (Ed.), *The use of psychological testing for treatment planning and outcomes assessment: Instruments for adults* (pp. 509–551). Lawrence Erlbaum Associates Publishers.

Moriconi, V., & Barbero, J. (2020). *Guía de acompañamiento al duelo, COVID-19.* COP Madrid.

Mrazek, P., & Haggerty, R. (1994). *Reducing risks for mental disorders: Frontiers for preventive intervention research.* National Academies Press.

Mugerwa, S., & Holden, J. D. (2012). Writing therapy: A new tool for general practice? *British Journal of General Practice, 62*(604), 661–663. https://www.ncbi.nlm.nih.gov/pmc/articles/PMC3505408/

Muñiz, J., & Fernández Hermida, J. R. (2000). La utilización de los tests en España. *Papeles del Psicólogo, 76,* 41–49.

Muñoz-Rivas, M., Bellot, A., Montorio, I., Ronzón-Tirado, R., & Redondo, N. (2021). Profiles of emotion regulation and post-traumatic stress severity among female victims of intimate partner violence. *International Journal of Environmental Research and Public Health, 18*(13), 6865. https://doi.org/10.3390/ijerph18136865

Murphy, D., Heary, C., & Hennessy, E. (2022). A systematic review of help-seeking interventions for parents of adolescents. *Journal of Adolescent Health, 70*(6), 954–965. https://doi.org/10.1016/j.jadohealth.2021.07.004

National Collaborating Centre for Mental Health (UK). (2005). *Post-traumatic stress disorder: The management of PTSD in adults and children in primary and secondary care.* Gaskell. PMID: 21834189.

National Health Services (NHS), UK. (s. f.). Complex PTSD: Post-traumatic stress disorder guide. Recuperado el 6 de mayo de 2023, de https://www.

nhs.uk/mental-health/conditions/post-traumatic-stress-disorder-ptsd/complex/

National Prevention Council. (2011). *National Prevention Strategy: America's Plan for Better Health and Wellness.* Department of Health and Human Services. https://www.surgeongeneral.gov/priorities/prevention/strategy/report.pdf

Nes, R. B., & Røysamb, E. (2015). *Genetics of psychological well-being.* Oxford University Press.

Neuroqualia. (s. f.). The Human Affectome Project. Recuperado el 7 de mayo de 2023, de http://neuroqualia.org/background.php

Nicholls, S. (2009). Beyond expressive writing: Evolving models of developmental creative writing. *Journal of Health Psychology, 14*(2), 171–180.

Niwa, M., Kato, T., Narita-Ohtaki, R., Otomo, R., Suga, Y., Sugawara, M., Narita, Z., Hori, H., Kamo, T., & Kim, Y. (2022). Skills training in affective and interpersonal regulation narrative therapy for women with ICD-11 complex PTSD related to childhood abuse in Japan: A pilot study. *European Journal of Psychotraumatology, 13*(1), 2080933. https://doi.org/10.1080/20008198.2022.2080933

Norman, S. A., Lumley, M. A., Dooley, J. A., *et al.*, (2004). For whom does it work? Moderators of the effects of written emotional disclosure in a randomized trial among women with chronic pelvic pain. *Psychosomatic Medicine, 66,* 174–183.

Norris, F. H., & Slone, L. B. (2007). The epidemiology of trauma and PTSD. En M. J. Friedman, T. M. Keane, & A. Resick (Eds.), *Handbook of PTSD: Science and practice* (pp. 78–98). The Guilford Press.

Norris, F. H., Murphy, A. D., Baker, C. K., Perilla, J. L., Rodríguez, F. G., & Rodríguez, J. de J. G. (2003). Epidemiology of trauma and posttraumatic stress disorder in Mexico. *Journal of Abnormal Psychology, 112*(4), 646–656. https://doi.org/10.1037/0021-843X.112.4.646

Norris, F. H., Slone, L. B., Baker, C. K., & Murphy, A. D. (2006). Early physical health consequences of disaster exposure and acute disaster-related PTSD. *Anxiety, Stress, and Coping, 19*(2), 95–110. https://doi.org/10.1080/10615800600652209

Oakley, L. D., Kuo, W.-C., Kowalkowski, J. A., & Park, W. (2021). Meta-analysis of cultural influences in trauma exposure and PTSD prevalence rates. *Journal of Transcultural Nursing, 32*(4), 412–424. https://doi.org/10.1177/1043659621993909

Ochoa, C., Casellas-Grau, A., Vives, J., Font, A., & Borràs, J.-M. (2017). Positive psychotherapy for distressed cancer survivors: Posttraumatic growth facilitation reduces posttraumatic stress. *International Journal of Clinical and Health Psychology: IJCHP, 17*(1), 28–37. https://doi.org/10.1016/j.ijchp.2016.09.002

OECD. (2021). *OECD Skills Outlook 2021: Learning for Life.* https://www.oecd.org/education/oecd-skills-outlook-e11c1c2d-en.htm

Olff, M. (2017). Sex and gender differences in post-traumatic stress disorder: An update. *European Journal of Psychotraumatology, 8*(sup4). https://doi.org/10.1080/20008198.2017.1351204

Olivari, C., & Mellado, C. (2019). Reconocimiento de trastornos de salud mental en adolescentes escolarizados: estudio descriptivo. *Medwave, 19*(3), e7617.

OMS - World Health Organization (WHO). (2013). *Mental health action plan.* Document Production Services. Ginebra, Suiza.

Ortiz Granja, D. (2008). *La Terapia Familiar Sistémica.* Ediciones Universitarias Universidad Politécnica Salesiana. Quito, Ecuador.

Ovejero Bruna, M., & Velázquez, M. (2017). La predisposición al afecto positivo y su relación con el bienestar: un estudio ex post facto prospectivo en población española. *Revista Mexicana de Investigación en Psicología, 9,* 34–42.

Palic, S., Zerach, G., Shevlin, M., Zeligman, Z., Elklit, A., & Solomon, Z. (2016). Evidence of complex posttraumatic stress disorder (CPTSD) across populations with prolonged trauma of varying interpersonal intensity and ages of exposure. *Psychiatry Research, 246,* 692–699. https://doi.org/10.1016/j.psychres.2016.10.062

Pan American Health Organization (PAHO). (2021). *The burden of interpersonal violence in the Region of the Americas, 2000-2019.* https://vaw-data.srhr.org/

Paolini, A. (2016). School counsellors: Promoting healthy body image amongst adolescents. *International Journal of School and Cognitive Psychology, 3*(1). https://doi.org/10.4172/2469-9837.1000160

Paolini, S., Hewstone, M., Voci, A., Harwood, J., & Cairns, E. (2006). Intergroup contact and the promotion of intergroup harmony: The influence of intergroup emotions. En R. Brown & D. Capozza (Eds.), *Social Identities: Motivational, Emotional and Cultural Influences* (pp. 209–238). Psychology Press.

Park, C. L. (2010). Making sense of the meaning literature: An integrative review of meaning making and its effects on adjustment to stressful life events. *Psychological Bulletin, 136*(2), 257–301. https://doi.org/10.1037/a0018301

Park, J., Ayduk, Ö., & Kross, E. (2016). Stepping back to move forward: Expressive writing promotes self-distancing. *Emotion, 16*(3), 349–364. https://doi.org/10.1037/emo0000121

Parker-Pope, T. (2020, October 8). How to be happy. *New York Times.* https://www.nytimes.com/interactive/2017/well/mind/well-happiness-guide.html

Parra Jiménez, Águeda, & Oliva Delgado, A. (2002). Comunicación y conflicto familiar durante la adolescencia. *Anales de Psicología / Annals of Psychology, 18*(2), 215–231. Recuperado a partir de https://revistas.um.es/analesps/article/view/28421

Pascoe, P. E. (s. f.). Using patient writings in psychotherapy: Review of evidence for expressive writing and cognitive-behavioral writing therapy.

American Journal of Psychiatry, 11(3), 3–6. https://doi.org/10.1176/appi.ajp-rj.2016.110302

Paul, P., & Mondal, D. (2020). Maternal experience of intimate partner violence and its association with morbidity and mortality of children: Evidence from India. *PloS One, 15*(4), e0232454. https://doi.org/10.1371/journal.pone.0232454

Pavlacic, J. M., & Buchanan, E. M. (2019). A meta-analysis of expressive writing on posttraumatic stress, posttraumatic growth, and quality of life. *Review of General Psychology, 23*(1), 166–187.

Payás-Puigarnau, A. (2010). *Las tareas del duelo. Psicoterapia de duelo desde un modelo integrativo-relacional.* Paidós.

Pennebaker, J. W. (2018). Expressive writing in psychological science. *Perspectives on Psychological Science, 13*(2), 226–229.

Pennebaker, J. W., & Fernández Sedano, I. (2011). La superación del trauma a través de la escritura. En *Depurando la violencia y construyendo una cultura de paz* (pp. 343–352).

Pennebaker, J. W. (1985). Traumatic experience and psychosomatic disease: Exploring the roles of behavioural inhibition, obsession, and confiding. *Psychologie Canadienne [Canadian Psychology], 26*(2), 82–95. https://doi.org/10.1037/h0080025

Pennebaker, J. W. (1997). Writing about emotional experiences as a therapeutic process. *Psychological Science, 8*(3), 162–166. https://doi.org/10.1111/j.1467-9280.1997.tb00403.x

Pennebaker, J. W. (2013). *The secret life of pronouns: What our words say about us.* Bloomsbury Press.

Pennebaker, J. W., & Beall, S. K. (1986). Confronting a traumatic event: Toward an understanding of inhibition and disease. *Journal of Abnormal Psychology, 95*(3), 274–281. https://doi.org/10.1037/0021-843X.95.3.274

Pennebaker, J. W., & Chung, C. K. (2007). Expressive writing, emotional upheavals, and health. En H. Friedman & R. Silver (Eds.), *Foundations of health psychology* (pp. 263–284). Oxford University Press.

Pennebaker, J. W., & Chung, C. K. (2011). Expressive writing: Connections to physical and mental health. En H. S. Friedman (Ed.), *The Oxford handbook of health psychology* (pp. 417–437). Oxford University Press.

Pennebaker, J. W., & Evans, J. (2014). *Expressive writing: Words that heal.* Idyll Arbor.

Pennebaker, J. W., Barger, S. D., & Tiebout, J. (1989). Disclosure of traumas and health among Holocaust survivors. *Psychosomatic Medicine, 51*(5), 577–589.

Pennebaker, J. W., Boyd, R. L., Jordan, K., & Blackburn, K. (2015). *The development and psychometric properties of LIWC2015.* University of Texas at Austin.

Pennebaker, J. W., Colder, M., & Sharp, L. K. (1990). Accelerating the coping process. *Journal of Personality and Social Psychology, 58*(3), 528–537. https://doi.org/10.1037/0022-3514.58.3.528

Pennebaker, J. W., Francis, M. E., & Booth, R. J. (2001). *Linguistic inquiry and word count: LIWC 2001.* Lawrence Erlbaum Associates.

Pennebaker, J. W., Mayne, T. J., & Francis, M. E. (1997). Linguistic predictors of adaptive bereavement. *Journal of Personality and Social Psychology, 72*(4), 863–871. https://doi.org/10.1037//0022-3514.72.4.863

Pennebaker, J. W., Mehl, M. R., & Niederhoffer, K. G. (2003). Psychological aspects of natural language use: Our words, our selves. *Annual Review of Psychology, 54*(1), 547–577. https://doi.org/10.1146/annurev.psych.54.101601.145041

Pennebaker, J. W., Zech, E., & Rimé, B. (2001). Disclosing and sharing emotion: Psychological, social, and health consequences. En *Handbook of bereavement research: Consequences, coping, and care* (pp. 517–543). American Psychological Association.

Peterson, C., & Roberts, C. (2003). Like mother, like daughter: Similarities in narrative style. *Developmental Psychology, 39*(3), 551–562. https://doi.org/10.1037/0012-1649.39.3.551

Pfeiffer, S., & In-Albon, T. (2023). Gender specificity of self-stigma, public stigma, and help-seeking sources of mental disorders in youths. *Stigma and Health, 8*(1), 124–132. https://doi.org/10.1037/sah0000366

Pierce, B., Kirsh, T., Ferguson, A. R., Neylan, T. C., Ma, S., Kummerfeld, E., Cohen, B. E., & Nielson, J. L. (2023). Causal discovery replicates symptomatic and functional interrelations of posttraumatic stress across five patient populations. *Frontiers in Psychiatry, 13.* https://doi.org/10.3389/fpsyt.2023.1018111

Pietrzak, R. H., Goldstein, R. B., Southwick, S. M., & Grant, B. F. (2011). Personality disorders associated with full and partial posttraumatic stress disorder in the U.S. population: Results from Wave 2 of the National Epidemiologic Survey on Alcohol and Related Conditions. *Journal of Psychiatric Research, 45*(5), 678–686. https://doi.org/10.1016/j.jpsychires.2010.09.013

Pillay, D., Nel, P., & van Zyl, E. (2022). Positive affect and resilience: Exploring the role of self-efficacy and self-regulation. A serial mediation model. *SA Journal of Industrial Psychology, 48.* https://doi.org/10.4102/sajip.v48i0.1913

Plante, T. G. (2021). Relationship between religion, spirituality, and psychotherapy: An ethical perspective. En M. Trachsel, J. Gaab, N. Biller-Andorno, Ş. Tekin, & J. Z. Sadler (Eds.), *Oxford Handbook of Psychotherapy Ethics* (pp. 483–495). Oxford University Press.

Plante, T., & Sherman, A. (2001). *Faith and health: Psychological perspectives.* The Guilford Press.

Ponterotto, J. G. (1998). Charting a course for research in multicultural counseling training. *The Counseling Psychologist, 26*(1), 43–68. https://doi.org/10.1177/0011000098261004

Powers, A., Fani, N., Carter, S., Cross, D., Cloitre, M., & Bradley, B. (2017). Differential predictors of DSM-5 PTSD and ICD-11 complex PTSD among

African American women. *European Journal of Psychotraumatology, 8*(1), 1338914. https://doi.org/10.1080/20008198.2017.1338914

Price, M. A., McKetta, S., Weisz, J. R., Ford, J. V., Lattanner, M. R., Skov, H., Wolock, E., & Hatzenbuehler, M. L. (2021). Cultural sexism moderates efficacy of psychotherapy: Results from a spatial meta-analysis. *Clinical Psychology, 28*(3), 299–312. https://doi.org/10.1037/cps0000031

Prigerson, H. G., *et al.*, (2009). Prolonged grief disorder: Psychometric validation of criteria proposed for DSM-V and ICD-11. *PLoS Medicine, 6*(8), e1000121. https://doi.org/10.1371/journal.pmed.1000121

Prigerson, H. G., & MaCiejewski, P. K. (2006). A call for sound empirical testing and evaluation of criteria for Complicated Grief proposed for DSM-V. *Omega, 52*(1), 9–19. https://doi.org/10.2190/ANKH-BB2H-D52N-X99Y

Procaccia, R., & Castiglioni, M. (2022). The mediating effect of cognitive and emotional processing on PTSD and depression symptoms reduction in women victims of IPV. *Frontiers in Psychology, 13,* 1071477. https://doi.org/10.3389/fpsyg.2022.1071477

Prochaska, J. O., & Velicer, W. F. (1997). The transtheoretical model of health behavior change. *American Journal of Health Promotion, 12*(1), 38–48. https://doi.org/10.4278/0890-1171-12.1.38

Prusak, J. (2016). Differential diagnosis of "Religious or Spiritual Problem" – Possibilities and limitations implied by the V-code 62.89 in DSM-5. *Psychiatria Polska, 50*(1), 175–186. https://doi.org/10.12740/pp/59115

Pulverman, C. S., Kilimnik, C. D., & Meston, C. M. (2018). The impact of childhood sexual abuse on women's sexual health: A comprehensive review. *Sexual Medicine Reviews, 6*(2), 188–200. https://doi.org/10.1016/j.sxmr.2017.12.002

Qian, J., Zhou, X., Sun, X., Wu, M., Sun, S., & Yu, X. (2020). Effects of expressive writing intervention for women's PTSD, depression, anxiety and stress related to pregnancy: A meta-analysis of randomized controlled trials. *Psychiatry Research, 288,* 112933. https://doi.org/10.1016/j.psychres.2020.112933

Rabiepoor, S., Vatankhah-Alamdary, N., & Khalkhali, H. R. (2020). The effect of expressive writing on postpartum depression and stress of mothers with a preterm infant in NICU. *Clinical Psychology in Medical Settings, 27.*

Rapee, R. M. (2012). Family factors in the development and management of anxiety disorders. *Clinical Child and Family Psychology Review, 15*(1), 69–80.

Rash, J. A., Matsuba, M. K., & Prkachin, K. M. (2011). Gratitude and well-being: Who benefits the most from a gratitude intervention? *Applied Psychology: Health and Well-Being, 3*(3), 350–369.

Rashid, T. (2015). Positive psychotherapy: A strength-based approach. *The Journal of Positive Psychology, 10*(1), 25–40. https://doi.org/10.1080/17439760.2014.920411

Rashid, T., & Seligman, M. P. (2018). *Positive psychotherapy: Clinician manual.* Oxford University Press.

Rathore, L. N., & Kriplani, V. (2023). Integrating spirituality into psychotherapy practice in mental health: Ethical issues, challenges and possible way out. *International Journal of Health Sciences and Research, 13*(3), 167–173. https://doi.org/10.52403/ijhsr.20230316

Rattaroli, J. (2006). Experimental disclosure and its moderators: A meta-analysis. *Psychological Bulletin, 132*(6), 823–865.

Reed, G. L., & Enright, R. D. (2006). The effects of forgiveness therapy on depression, anxiety, and posttraumatic stress for women after spousal emotional abuse. *Journal of Consulting and Clinical Psychology, 74*(5), 920–929. https://doi.org/10.1037/0022-006X.74.5.920

Reed, G. M. (2010). Toward ICD-11: Improving the clinical utility of WHO's International Classification of mental disorders. *Professional Psychology, Research and Practice, 41*(6), 457–464. https://doi.org/10. 1037/a0021701

Reese, H. W. (2013). *The perception of stimulus relations: Discrimination learning and transposition.* London Academic Press.

Reguera, B., Mínguez, A., Barranco, A., Rubert, L., Calle, A., & Rodríguez, A. (2014). La Lista de Verificación del Trastorno por Estrés Postraumático (PCL): Propiedades psicométricas de una versión española en víctimas de terrorismo. *Congreso de Psicología de la Comunidad Valenciana,* Valencia.

Reich, C. M., McKnight, K., Sacks, S. A., Farahid, N., Mulzon, T., Pegel, G., & Jamieson, J. (2023). Types of trauma-related blame following interpersonal trauma. *Psychological Trauma: Theory, Research, Practice and Policy, 15*(2), 287–294. https://doi.org/10.1037/tra0001139

Reinhold, M., Bürkner, P.-C., & Holling, H. (2018). Effects of expressive writing on depressive symptoms: A meta-analysis. *Clinical Psychology: A Publication of the Division of Clinical Psychology of the American Psychological Association, 25*(1). https://doi.org/10.1037/h0101749

Reker, G. T., Birren, J. E., & Svensson, C. (2014). Self-aspect reconstruction through guided autobiography: Exploring underlying processes. *The International Journal of Reminiscence and Life Review, 2*(1), 1–15.

Resick, P. A., Bovin, M. J., Calloway, A. L., Dick, A. M., King, M. W., Mitchell, K. S., Suvak, M. K., Wells, S. Y., Stirman, S. W., & Wolf, E. J. (2012). A critical evaluation of the complex PTSD literature: Implications for DSM-5. *Journal of Traumatic Stress, 25*(3), 241–251. https://doi.org/10.1002/jts.21699

Restifo, K., & Bögels, S. (2009). Family processes in the development of youth depression: Translating the evidence to treatment. *Clinical Psychology Review, 29*(4), 294–316.

Richards, J. M., Beal, W. E., Seagal, J. D., & Pennebaker, J. W. (2000). Effects of disclosure of traumatic events on illness behavior among psychiatric prison inmates. *Journal of Abnormal Psychology, 109*(1), 156–160.

Richards, S., & Bergin, A. (2005). *Handbook of psychotherapy and religious diversity.* American Psychological Association.

Rickwood, D. J., Deane, F. P., & Wilson, C. J. (2007). When and how do young people seek professional help for mental health problems? *Medical Journal of Australia, 187*(7 Suppl), S35–S39.

Riddle, J. P., Smith, H. E., & Jones, C. J. (2016). Does written emotional disclosure improve the psychological and physical health of caregivers? A systematic review and meta-analysis. *Behavior Research and Therapy, 80,* 23–32. hhttps://www.sciencedirect.com/science/article/abs/pii/S0005796716300407

Rieff, P. (1966). The triumph of the therapeutic: Uses of faith after Freud. *American Sociological Review, 31*(6), 896. https://doi.org/10.2307/2091708

Rincón, P., Labrador, F., Arinero, M., & Crespo, M. (2004). Efectos psicopatológicos del maltrato doméstico. *Avances en Psicología Latinoamericana, 22,* 105–116.

Riquelme, F. (2021). Del bienestar terapéutico a la crítica de la "anti-cultura" posmoderna. *La Razón Histórica: Revista Hispanoamericana de Historia de las Ideas, 50,* 100–110.

Rizzuto, A. M. (1979). *The birth of the living God: A psychoanalytic study.* University of Chicago Press.

Robertson, S. M. C., Short, S. D., Asper, A., Venezia, K., Yetman, C., Connelly, M., & Trumbull, J. (2019). The effect of expressive writing on symptoms of depression in college students: Randomized controlled trial. *Journal of Social and Clinical Psychology, 38*(5), 427–450. https://doi.org/10.1521/jscp.2019.38.5.427

Rose, G. (1992). *The strategy of preventive medicine.* Oxford University Press.

Rothman, A. (2021). *Developing a model of Islamic psychology and psychotherapy: Islamic theology and contemporary understandings of psychology.* Routledge.

Røysamb, E., Nes, R. B., Czajkowski, N. O., & Vassend, O. (2018). Genetics, personality and wellbeing: A twin study of traits, facets and life satisfaction. *Scientific Reports, 8*(1), 12298. https://doi.org/10.1038/s41598-018-29881-x

Roze, M., Vandentorren, S., & Melchior, M. (2019). Mental health of mothers and children of homeless families in Ile de France: Results of the ENFAMS survey. *Neuropsychiatrie de l'Enfance et de l'Adolescence.* https://doi.org/10.1016/j.neurenf.2019.07.002

Rubin, M., Hawkins, B., Cobb, A., & Telch, M. J. (2020). Emotional reactivity to grief-related expressive writing. *Death Studies, 44*(9), 552–560.

Rubin, J. (2006). Psychoanalysis and spirituality. En D. Black (Ed.), *Psychoanalysis and Religion in the 21st Century: Competitors or Collaborators?* Routledge.

Rudstam, G., Elofsson, U. O. E., Söndergaard, H. P., Bonde, L. O., & Beck, B. D. (2022). Trauma-focused group music and imagery with women suffering from PTSD/Complex PTSD: A randomized controlled study. *European Journal of Trauma & Dissociation, 6*(3), 100277. https://doi.org/10.1016/j.ejtd.2022.100277

Ruini, C., & Mortara, C. C. (2022). Writing technique across psychotherapies—from traditional expressive writing to new positive psychology interventions: A narrative review. *Journal of Contemporary Psychotherapy, 52*(1), 23–34. https://doi.org/10.1007/s10879-021-09520-9

Ruini, C. (2014). The use of well-being therapy in clinical settings. *The Journal of Happiness & Well-Being, 2*(1), 75–84.

Ruini, C. (2017). *Positive psychology in the clinical domains: Research and practice*. Springer.

Ruini, C., & Ottolini, F. (2014). The use of narrative strategies based on fairytales as a novel, integrative ingredient in CBT: A case report. *EXPLORE: The Journal of Science and Healing, 10*(2), 121–124.

Ruini, C., Albieri, E., Ottolini, F., & Vescovelli, F. (2020). Once upon a time: A school positive narrative intervention for promoting well-being and creativity in elementary school children. *Psychology of Aesthetics, Creativity, and the Arts*. https://doi.org/10.1037/aca0000362

Rumelhart, D. E., & McClelland, J. L. (1987). Learning the past tenses of English verbs: Implicit rules or parallel distributed processing? En B. Macwhinney (Ed.), *Mechanisms of Language Acquisition* (pp. 195–248). Lawrence Erlbaum Associates.

Sabo Mordechay, D., Nir, B., & Eviatar, Z. (2019). Expressive writing—who is it good for? Individual differences in the improvement of mental health resulting from expressive writing. *Complementary Therapies in Clinical Practice, 37,* 115–121. https://doi.org/10.1016/j.ctcp.2019.101064

Sampson, G., Rumelhart, D. E., McClelland, J. L., & The PDP Research Group. (1987). Parallel distributed processing: Explorations in the microstructures of cognition. *Language, 63*(4), 871. https://doi.org/10.2307/415721

Sánchez, P., & Cohen, D. S. (2020). Ansiedad y depresión en niños y adolescentes. *ADOLESCERE: Revista de Formación Continuada de la Sociedad Española de Medicina de la Adolescencia, VIII*.

Sander, D. (2013). *The Cambridge Handbook of Human Affective Neuroscience* (J. Armony & P. Vuilleumier, Eds.). Cambridge University Press.

Sandler, I., Schoenfelder, E., Wolchik, S., & MacKinnon, D. (2011). Long-term impact of prevention programs to promote effective parenting: Lasting effects but uncertain processes. *Annual Review of Psychology, 62,* 299–329.

Sandstrom, M. J., & Cramer, P. (2003). Defense mechanisms and psychological adjustment in childhood. *The Journal of Nervous and Mental Disease, 191*(8), 487–495.

Sarasua Sanz, B., Anguera, P., & Odriozola, E. E. (2012). Factores de vulnerabilidad y de protección del impacto emocional en mujeres adultas víctimas de agresiones sexuales. *Terapia Psicológica, 30,* 7–18.

Sarasua, B., Zubizarreta, I., De Corral, P., & Echeburúa, E. (2013). Tratamiento psicológico de mujeres adultas víctimas de abuso sexual en la infancia: Resultados a largo plazo. *Anales de Psicología, 29*(1). https://doi.org/10.6018/analesps.29.1.145281

Sardinha, L., Maheu-Giroux, M., Stöckl, H., Meyer, S. R., & García-Moreno, C. (2022). Global, regional, and national prevalence estimates of physical or sexual, or both, intimate partner violence against women in 2018. *Lancet, 399*(10327), 803–813. https://doi.org/10.1016/S0140-6736(21)02664-7

Satyanarayana, V. A., Chandra, P. S., & Vaddiparti, K. (2015). Mental health consequences of violence against women and girls. *Current Opinion in Psychiatry, 28*(5), 350–356. https://doi.org/10.1097/YCO.0000000000000182

Savitri, S., Takwin, B., & Ariyanto, A. (2019). Expressive writing changes grief into meaning: A sequential explanatory design approach. *The International Journal of Counseling and Education, 4*(3), 102–113.

Scheringa, M. (2023). *El problema del trauma: La búsqueda para descubrir cómo las creencias se convierten en hechos.* Declée De Brower.

Schleider, J. L., & Weisz, J. R. (2017). Family process and youth internalizing problems: A triadic model of etiology and intervention. *Development and Psychopathology, 29*(1), 273–301.

Schutte, N. S., & Malouff, J. M. (2015). Facility for sustained positive affect as an individual difference characteristic. *Cogent Psychology, 2*(1), 997422. https://doi.org/10.1080/23311908.2014.997422

Schwartz, A. (2020). *A practical guide to complex PTSD: Compassionate strategies to begin healing from childhood trauma.* Rockridge Press.

Schwartz, O. S., Dudgeon, P., Sheeber, L. B., Simmons, J. G., & Allen, N. B. (2012). Parental behaviors during family interactions predict changes in depression and anxiety symptoms during adolescence. *Journal of Abnormal Child Psychology, 40*(1), 59–71. https://doi.org/10.1007/s10802-011-9542-2

Schwarzer, R., & Knoll, N. (2003). Positive psychological assessment: A handbook of models and measures. En S. J. Lopez & C. R. Snyder (Eds.), *American Psychological Association.*

Schwarzer, R., & Knoll, N. (2007). Functional roles of social support within the stress and coping process: A theoretical and empirical overview. *International Journal of Psychology, 42*(4), 243–252. https://doi.org/10.1080/00207590701396641

Seih, Y.-T., Chung, C. K., & Pennebaker, J. W. (2011). Experimental manipulations of perspective taking and perspective switching in expressive writing. *Cognition & Emotion, 25*(5), 926–938. https://doi.org/10.1080/02699931.2010.512123

Seixas Magalhães, A., Cosmo Monteiro, M., & Féres-Carneiro, T. (2021). Care among siblings and repercussions of generational transmission on the sibling group. *Psicologia Clínica.*

Serrano Serrano, J., & Galán Rodríguez, A. (2009). Actitudes trianguladoras familiares y psicopatología infanto-juvenil. *International Journal of Developmental and Educational Psychology.*

Seyedfatemi, N., Ghezeljeh, T. N., & Bolhari, J. (2021). Effects of family-based dignity intervention and expressive writing on anticipatory grief of family caregivers of patients with cancer: A study protocol for a four-arm randomized controlled trial and a qualitative process evaluation. *Trials, 22,* 751. https://doi.org/10.1186/s13063-021-05718-3

Shear, M. K., Simon, N., Wall, M., Zisook, S., Neimeyer, R., Duan, N., ... & Keshaviah, A. (2011). Complicated grief and related bereavement issues for DSM-5. *Depression and Anxiety, 28*(2), 103–117. https://doi.org/10.1002/da.20780

Sheeber, L., Hops, H., & Davis, B. (2001). Family processes in adolescent depression. *Clinical Child and Family Psychology Review, 4*(1), 19–35.

Sheldon, K. M., & Lyubomirsky, S. (2006). How to increase and sustain positive emotion: The effects of expressing gratitude and visualizing best possible selves. *The Journal of Positive Psychology, 1*(2), 73–82.

Shelestyuk, E. V. (2023). Frame-conceptual composition and speech impact means of the American popular psychology discourse. *Discourse, 9*(1), 167–184. https://doi.org/10.32603/2412-8562-2023-9-1-167-184

Shen, L., Yang, L., Zhang, J., & Zhang, M. (2018). Benefits of expressive writing in reducing test anxiety: A randomized controlled trial in Chinese samples. *PloS One, 13*(2), e0191779. https://doi.org/10.1371/journal.pone.0191779

Silove, D., Ventevogel, P., & Rees, S. (2017). The contemporary refugee crisis: An overview of mental health challenges. *World Psychiatry, 16*(2), 130–139. https://doi.org/10.1002/wps.20438

Singh, M., & Jeffery, M. (2021). Psychological therapies for women who experience intimate partner violence. *American Family Physician, 103*(11), 661–662.

Slatcher, R. B., & Pennebaker, J. W. (2006). How do I love thee? Let me count the words: The social effects of expressive writing. *Psychological Science, 17*(8), 660–664. https://doi.org/10.1111/j.1467-9280.2006.01762.x

Sloan, D. M., Marx, B. P., Epstein, E. M., & Lexington, J. M. (2007). Does altering the writing instructions influence outcomes associated with written disclosure? *Behavior Therapy, 38*(2), 155–168. https://doi.org/10.1016/j.beth.2006.06.005

Sloan, D. M., Sawyer, A. T., Lowmaster, S. E., Wernick, J., & Marx, B. P. (2015). Efficacy of narrative writing as an intervention for PTSD: Does the evidence support its use? *Journal of Contemporary Psychotherapy, 45*(4), 215–225.

Smyth, J. M. (1998). Written emotional expression: Effect sizes, outcome types, and moderating variables. *Journal of Consulting and Clinical Psychology, 66*(1), 174–184. https://doi.org/10.1037/0022-006X.66.1.174

Smyth, J. M., Stone, A. A., Hurewitz, A., & Kaell, A. (1999). Effects of writing about stressful experiences on symptom reduction in patients with asthma or rheumatoid arthritis: A randomized trial. *JAMA, 281*(14), 1304–1309.

Smyth, J. M., True, N., & Souto, J. (2001). Effects of writing about traumatic experiences: The necessity for narrative structuring. *Journal of Social and Clinical Psychology, 20*(2), 161–172.

Smyth, J. M., & Helm, R. (2003). Focused expressive writing as self-help for stress and trauma. *Journal of Clinical Psychology, 59*(2), 227–235. https://doi.org/10.1002/jclp.10144

Smyth, J. M., Nazarian, D., & Arigo, D. (2007). Expressive writing in the clinical context. En J. J. Gross (Ed.), *Emotion regulation* (pp. 215–233). Springer US.

Smyth, J. M., & Pennebaker, J. W. (2008). Exploring the boundary conditions of expressive writing: In search of the right recipe. *British Journal of Health Psychology, 13*(1), 1–7. https://doi.org/10.1348/135910707X260117

Snyder, C. R. (2002). Hope theory: Rainbows in the mind. *Psychological Inquiry, 13*(4), 249–275. https://doi.org/10.1207/S15327965PLI1304_01

Snyder, C. R., Ilardi, S. S., Cheavens, J., Michael, S. T., Yamhure, L., & Sympson, S. (2000). The role of hope in cognitive-behavior therapies. *Cognitive Therapy and Research, 24*(6), 747–762.

Snyder, C. R., Rand, K. L., & Sigmon, D. R. (2002). Hope theory. En C. R. Snyder & S. J. Lopez (Eds.), *Handbook of positive psychology* (pp. 257–276). Oxford University Press.

Solmi, M., Radua, J., Olivola, M., *et al.*, (2022). Age at onset of mental disorders worldwide: Large-scale meta-analysis of 192 epidemiological studies. *Molecular Psychiatry, 27*, 281–295. https://doi.org/10.1038/s41380-021-01161-7

Sosa-Ortiz, A. L., Astudillo-García, C. I., & Acosta-Castillo, G. I. (2019). Determinantes asociados a depresión crónica e incidente en adultos mayores mexicanos. *Gaceta Médica de México, 153*(92), 156. https://doi.org/10.24875/GMM.M17000011

Soskin, D. P., Carl, J. R., Alpert, J., & Fava, M. (2012). Antidepressant effects on emotional temperament: Toward a biobehavioral research paradigm for major depressive disorder. *CNS Neuroscience & Therapeutics, 18*(6), 441–451. https://doi.org/10.1111/j.1755-5949.2012.00318.x

Spera, S. P., Buhrfeind, E. D., & Pennebaker, J. W. (1994). Expressive writing and coping with job loss. *Academy of Management Journal, 37*(3), 722–733. https://doi.org/10.2307/256708

Spielberger, C. D. (1983). *State-Trait Anxiety Inventory for Adults (STAI-AD)*. APA PsycTests. https://doi.org/10.1037/t06496-000

Stanley, I. H., Tock, J. L., Boffa, J. W., Hom, M. A., & Joiner, T. E. (2023). Psychometric properties of the PTSD Checklist for DSM-5 (PCL-5) anchored to one's own suicide attempt. *Psychological Trauma: Theory, Research, Practice, and Policy*. https://doi.org/10.1037/tra0001456

Stanziani, M., & Cox, J. (2021). The failure of all mothers or the mother of all failures? Juror perceptions of failure to protect laws. *Journal of Interpersonal Violence*. https://doi.org/10.1177/0886260517736273

Staudigl, M., & Alvis, J. (2016). Phenomenology and the post-secular turn: Reconsidering the "return of the religious." *International Journal of Philosophical Studies, 24*, 589–599.

Staudinger, U. M. (2008). A psychology of wisdom: History and recent developments. *Research in Human Development, 5*(2), 107–120.

Steptoe, A., Dockray, S., & Wardle, J. (2009). Positive affect and psychobiological processes relevant to health. *Journal of Personality, 77*(6), 1747–1776. https://doi.org/10.1111/j.1467-6494.2009.00599.x

Stoll, G., Einarsdóttir, S., Song, Q. C., Ondish, P., Sun, J. J., & Rounds, J. (2020). The roles of personality traits and vocational interests in explaining what people want out of life. *Journal of Research in Personality, 86*(103939), 103939. https://doi.org/10.1016/j.jrp.2020.103939

Strauss, G. P., Duke, L. A., Ross, S. A., & Allen, D. N. (2011). Posttraumatic stress disorder and negative symptoms of schizophrenia. *Schizophrenia Bulletin, 37*(3), 603–610. https://doi.org/10.1093/schbul/sbp122

Stroebe, M. (2005). Complicated grief: Conceptual analysis of the field. *OMEGA - Journal of Death and Dying, 52*(1), 53–70.

Stroebe, M. (2010). The dual process model of coping with bereavement: A decade on. *OMEGA - Journal of Death and Dying, 61*(4), 269–271. https://doi.org/10.2190/OM.61.4.a

Student. (1908). The probable error of a mean. *Biometrika, 1*(25), 1–25.

Suhr, M., Risch, A. K., & Wilz, G. (2017). Maintaining mental health through positive writing: Effects of a resource diary on depression and emotion regulation. *Journal of Clinical Psychology, 73*(12), 1586–1598. https://doi.org/10.1002/jclp.22463

Swift, J. K., Bird, M. O., Penix, E. A., & Trusty, W. T. (2022). Client preference accommodation for religious/spiritual integration and psychotherapy outcomes in naturalistic practice settings. *Psychotherapy, 59*(3), 392–399. https://doi.org/10.1037/pst0000386

Tan, S.-Y. (2004). Religion in clinical practice: Implicit and explicit integration. En *Religion and the clinical practice of psychology* (pp. 365–387). American Psychological Association.

Tan, S.-Y. (2018). How and why some therapists are better than others: Empirical evidence and clinical applications from a Christian perspective. *Journal of Psychology and Christianity, 37*(1), 55–66.

Tausczik, Y. R., & Pennebaker, J. W. (2010). The psychological meaning of words: LIWC and computerized text analysis methods. *Journal of Language and Social Psychology, 29*(1), 24–54. https://doi.org/10.1177/0261927X09351676

Taylor, L., McMinn, M. R., Bufford, R. K., & Chang, K. B. (2010). Psychologists' attitudes and ethical concerns regarding the use of social networking websites. *Professional Psychology: Research and Practice, 41*(2), 153–159. https://doi.org/10.1037/a0017996

Taylor, S. E. (1983). Adjustment to threatening events: A theory of cognitive adaptation. *The American Psychologist, 38*(11), 1161–1173. https://doi.org/10.1037/0003-066X.38.11.1161

Taylor, S. E., & Brown, J. D. (1988). Illusion and well-being: A social psychological perspective on mental health. *Psychological Bulletin, 103*(2), 193–210. https://doi.org/10.1037/0033-2909.103.2.193

Taylor, S. E., & Brown, J. D. (1994). Positive illusions and well-being revisited: Separating fact from fiction. *Psychological Bulletin, 116*(1), 21–27. https://doi.org/10.1037/0033-2909.116.1.21

Tedeschi, R. G., & Calhoun, L. G. (1996). The Posttraumatic Growth Inventory: Measuring the positive legacy of trauma. *Journal of Traumatic Stress, 9*(3), 455–472. https://doi.org/10.1002/jts.2490090305

Tellegen, A., & Ben-Porath, Y. S. (2008/2011). *Minnesota Multiphasic Personality Inventory-2-Restructured Form (MMPI-2-RF): Technical manual*. University of Minnesota Press.

Thapar, A., Collishaw, S., Pine, D. S., & Thapar, A. K. (2012). Depression in adolescence. *The Lancet, 379*(9820), 1056–1067. https://doi.org/10.1016/S0140-6736(11)60871-4

Thatcher, C. (2022). In dialogue: How writing to the dead and the living can increase self-awareness in those bereaved by addiction. *Omega, 86*(2), 434–456. https://doi.org/10.1177/0030222820976277

Thompson, B. (2002). What future quantitative social science research could look like: Confidence intervals for effect sizes. *Educational Researcher, 31*(3), 25–32. https://doi.org/10.3102/0013189X031003025

Thompson, L. Y., Snyder, C. R., Hoffman, L., Michael, S. T., Rasmussen, H. N., Billings, L. S., Heinze, L., Neufeld, J. E., Shorey, H. S., Roberts, J. C., & Roberts, D. E. (2005). Dispositional forgiveness of self, others, and situations. *Journal of Personality, 73*(2), 313–359. https://doi.org/10.1111/j.1467-6494.2005.00311.x

Thoresen, C. E., Luskin, F., & Harris, A. H. (2008). Science and forgiveness interventions: Reflections and recommendations. En E. L. Worthington Jr. (Ed.), *Dimensions of forgiveness: A research approach* (pp. 163–190). Templeton Press.

Toepfer, S. M., Cichy, K., & Peters, P. (2012). Letters of gratitude: Further evidence for author benefits. *Journal of Happiness Studies, 13*(1), 187–201. https://doi.org/10.1007/s10902-011-9257-7

Toledano-Buendía, C. (2021). Barrera lingüística y victimización secundaria: La (des)atención institucional a las víctimas extranjeras de violencia de género en España. *Verba Hispánica, 29,* 175–191.

Travagin, G., Margola, D., & Revenson, T. A. (2015). How effective are expressive writing interventions for adolescents? A meta-analytic review. *Clinical Psychology Review, 36,* 42–55. https://doi.org/10.1016/j.cpr.2015.01.003

Trusty, W. T., Swift, J. K., Black, S. W., Dimmick, A. A., & Penix, E. A. (2022). Religious microaggressions in psychotherapy: A mixed methods examination of client perspectives. *Psychotherapy, 59*(3), 351–362. https://doi.org/10.1037/pst0000408

Turner, D. (2023). Complex trauma: The Tavistock model: Edited by Joanne Stubley and Linda Young. *Psychoanalytic Psychotherapy, 37*(1), 1–3. https://doi.org/10.1080/02668734.2022.2161604

Ullman, S. E., Filipas, H. H., Townsend, S. M., & Starzynski, L. L. (2007). Psychosocial correlates of PTSD symptom severity in sexual assault survivors. *Journal of Traumatic Stress, 20*(5), 821–831. https://doi.org/10.1002/jts.20290

Uwakwe, R. (2020). Integration of spirituality into psychotherapy: A potential model for Nigeria. *International Journal for Psychotherapy in Africa, 5*(1), 98–107.

Vachkov, I. V. (2016). Fairytale therapy today: Determining its boundaries and content. *Procedia - Social and Behavioral Sciences, 233*, 432–437. https://doi.org/10.1016/j.sbspro.2016.10.163

Valdez, C. E., & Lilly, M. M. (2016). Self-compassion and trauma processing outcomes among victims of violence. *Mindfulness, 7*(2), 329–339. https://doi.org/10.1007/s12671-015-0442-3

Valero de Vicente, M., Negreiros, J., & Ballester, J. L. (2019). Una revisión sistemática de la participación en los programas de prevención familiar. *Pedagogía Social. Revista Interuniversitaria, 34*, 35–50.

van Emmerik, A. A. P., Reijntjes, A., & Kamphuis, J. H. (2013). Writing therapy for posttraumatic stress: A meta-analysis. *Psychotherapy and Psychosomatics, 82*(2), 82–88. https://doi.org/10.1159/000343131

van Ommeren, M. (2013). *Guidelines for the management of conditions specifically related to stress*. World Health Organization. https://www.who.int/publications/i/item/9789241505406

Vance, M. C. (2023). *Handbook of PTSD: Science and Practice* (Vol. 86). Guilford Press. https://doi.org/10.1080/00332747.2023.2172919

Vázquez, C., Pérez-Sales, P., & Matt, G. (2006). Post-traumatic stress reactions following the March 11, 2004 terrorist attacks in a Madrid community sample: A cautionary note about the measurement of psychological trauma. *The Spanish Journal of Psychology, 9*(1), 61–74. https://doi.org/10.1017/S1138741600005989

Veronese, G., Pepe, A., Almurnak, F., Jaradah, A., & Hamdouna, H. (2018). Quality of life, primary traumatisation, and positive and negative affects in primary school students in the Gaza Strip. *The Lancet, 391*(Suppl. 2), S14. https://doi.org/10.1016/S0140-6736(18)30380-5

Vicente Escudero, J. L., & Sánchez Navarro, B. (2023). Meta-analysis of web-based treatments for PTSD in women exposed to intimate partner violence and sexual abuse. *International Journal of Psychology and Psychological Therapy, 23*(1), 93–105.

Vincet, G. (1985). Sociologie de la cléricature: Objets et problèmes. *Labor et Fides, 6*, 11–40.

Vingerhoets, A., Nyklicek, I., & Denollet, J. (Eds.). (2008). *Emotion regulation: Conceptual and clinical issues*. Springer. https://doi.org/10.1007/978-0-387-29986-0

Vitriol, V. (2005). Relación entre psicopatología adulta y antecedentes de trauma infantil. *Revista Chilena de Neuro-Psiquiatría, 43,* 83–87. https://doi.org/10.4067/S0717-92272005000200002

Vitriol, V., Cancino, A., Leiva-Bianchi, M., Serrano, C., Ballesteros, S., Potthoff, S., Cáceres, C., Ormazábal, M., & Asenjo, A. (2017). Association between adverse childhood experiences with depression in adults consulting in primary care. *Revista Médica de Chile, 145*(9), 1145–1153. https://doi.org/10.4067/S0034-98872017000901145

von Bertalanffy, L. (1968). *General system theory: Foundations, development, applications*. George Braziller.

Walker, B., Shippen, M. E., Alberto, P., Houchins, D. E., & Cihak, D. F. (2005). Using the expressive writing program to improve the writing skills of high school students with learning disabilities. *Learning Disabilities Research & Practice, 20*(3), 175–183. https://doi.org/10.1111/j.1540-5826.2005.00131.x

Walker, L. E. A., & Conte, C. B. (2017). Gender, psychology, and justice: The mental health of women and girls in the legal system. En C. C. Datchi & J. R. Ancis (Eds.), *Gender and justice in psychology*. New York University Press.

Wang, Y., Gan, Y., Miao, M., Ke, Q., Li, W., Zhang, Z., & Cheng, G. (2015). High-level construal benefits, meaning making, and posttraumatic growth in cancer patients. *Palliative and Supportive Care, 14,* 510–518.

Watkins, L. E., Sprang, K. R., & Rothbaum, B. O. (2018). Treating PTSD: A review of evidence-based psychotherapy interventions. *Frontiers in Behavioral Neuroscience, 12,* 258. https://doi.org/10.3389/fnbeh.2018.00258

Watson, D., Clark, L. A., & Tellegen, A. (1988). Development and validation of brief measures of positive and negative affect: The PANAS scales. *Journal of Personality and Social Psychology, 54*(6), 1063–1070. https://doi.org/10.1037/0022-3514.54.6.1063

Weathers, F. W., Litz, B. T., Herman, D. S., Huska, J. A., & Keane, T. M. (1993). The PTSD Checklist (PCL): Reliability, validity, and diagnostic utility. *Annual Convention of the International Society for Traumatic Stress Studies, San Antonio.*

Weathers, F. W., Litz, B. T., Keane, T. M., Palmieri, P. A., Marx, B. P., & Schnurr, P. P. (2021). Validation of the PTSD Checklist for DSM-5 (PCL-5). Scale available from the National Center for PTSD. *www.ptsd.va.gov*

Weiss, N. H., Tull, M. T., Viana, A. G., Anestis, M. D., & Gratz, K. L. (2012). Impulsive behaviors as an emotion regulation strategy: Examining associations between PTSD, emotion dysregulation, and impulsive behaviors among substance-dependent inpatients. *Journal of Anxiety Disorders, 26*(3), 453–458. https://doi.org/10.1016/j.janxdis.2012.01.007

Whiteford, H. A., Ferrari, A. J., Degenhardt, L., Feigin, V., & Vos, T. (2015). The global burden of mental, neurological, and substance use disorders: An analysis from the Global Burden of Disease Study 2010. *PLOS ONE, 10,* Article e0116820. https://doi.org/10.1371/journal.pone.0116820

Williams, W., & Hakim-Larson, J. (2016). Risk and resilience in emerging adults with childhood parentification. *University of Windsor.*

Wing, J. F., Schutte, N. S., & Byrne, B. (2006). The effect of positive writing on emotional intelligence and life satisfaction. *Journal of Clinical Psychology, 62*(10), 1291–1302. https://doi.org/10.1002/jclp.20292

Wong, C. C. Y., & Mak, W. W. S. (2016). Writing can heal: Effects of self-compassion writing among Hong Kong Chinese college students. *Asian American Journal of Psychology,* 7(1), 74–82. https://doi.org/10.1037/aap0000041

Wong, Y. J., & Rochlen, A. B. (2009). Potential benefits of expressive writing for male college students with varying degrees of restrictive emotionality. *Psychology of Men & Masculinity, 10*(2), 149–159. https://doi.org/10.1037/a0015041

Wong, Y. J., Owen, J., Gabana, N. T., Brown, J. W., McInnis, S., Toth, P., & Gilman, L. (2018). Does gratitude writing improve the mental health of psychotherapy clients? Evidence from a randomized controlled trial. *Psychotherapy Research, 28*(2), 192–202.

Wood, A. M., & Tarrier, N. (2010). Positive clinical psychology: A new vision and strategy for integrated research and practice. *Clinical Psychology Review, 30*(7), 819–829. https://doi.org/10.1016/j.cpr.2010.06.003

Woodward, L. J., & Fergusson, D. M. (2001). Life course outcomes of young people with anxiety disorders in adolescence. *Journal of the American Academy of Child & Adolescent Psychiatry, 40*(9), 1086–1093.

Worden, J. W. (2013). *Grief counseling and grief therapy: A handbook for the mental health practitioner.* Springer Publishing Company.

World Health Organization. (2022). *ICD-11: International classification of diseases (11th revision).* https://icd.who.int/

Wright, J., & Chung, M. C. (2001). Mastery or mystery? Therapeutic writing: A review of the literature. *British Journal of Guidance and Counselling, 29*(3), 277–291.

Wu, X., Kaminga, A. C., Dai, W., Deng, J., Wang, Z., Pan, X., & Liu, A. (2019). The prevalence of moderate-to-high posttraumatic growth: A systematic review and meta-analysis. *Journal of Affective Disorders, 243,* 408–415. https://doi.org/10.1016/j.jad.2018.09.023

Yalom, I. D. (1980). *Existential psychotherapy*. Basic Books.

Yap, M. B., Morgan, A., Cairns, K., Jorm, A. F., Hetrick, S. E., & Merry, S. (2016). Parents in prevention: A meta-analysis of randomized controlled trials of parenting interventions to prevent internalizing problems in children from birth to age 18. *Clinical Psychology Review, 50,* 138–158.

Yap, M. B., Pilkington, P. D., Ryan, S. M., & Jorm, A. F. (2014). Parental factors associated with depression and anxiety in young people: A systematic review and meta-analysis. *Journal of Affective Disorders, 156,* 8–23. https://doi.org/10.1016/j.jad.2013.11.007

Yap, M. B., Reavley, N., & Jorm, A. F. (2013). Where would young people seek help for mental disorders and what stops them? Findings from an

Australian national survey. *Journal of Affective Disorders, 147*(1–3), 255–261. https://doi.org/10.1016/j.jad.2012.11.014

Yap, M. B., Allen, N. B., & Sheeber, L. (2007). Using an emotion regulation framework to understand the role of temperament and family processes in risk for adolescent depressive disorders. *Clinical Child and Family Psychology Review, 10*(2), 180–196. https://doi.org/10.1007/s10567-006-0014-0

Yap, M. B., Fowler, M., Reavley, N., & Jorm, A. F. (2015). Parenting strategies for reducing the risk of childhood depression and anxiety disorders: A Delphi consensus study. *Journal of Affective Disorders, 183,* 330–338. https://doi.org/10.1016/j.jad.2015.05.031

Yap, M. B., & Jorm, A. F. (2012). Parents' beliefs about actions they can take to prevent depressive disorders in young people: Results from an Australian national survey. *Epidemiology and Psychiatric Sciences, 21*(1), 117–123.

Yilmaz, S., Gunay, E., Lee, D. H., Whiting, K., Silver, K., Koyuturk, M., & Karakurt, G. (2022). Adverse health correlates of intimate partner violence against older women: Mining electronic health records. *arXiv [stat.AP].* https://arxiv.org/abs/2203.13335

Young, C. M., Rodriguez, L. M., & Neighbors, C. (2013). Expressive writing as a brief intervention for reducing drinking intentions. *Addictive Behaviors, 38*(12), 2913–2917. https://doi.org/10.1016/j.addbeh. 2013.08.025

Zahoor, R. (2021). Scientific evidence of healing with use of faith and positive language in psychotherapy. *Journal of Science & Technology, 2*(3), 14–48. https://doi.org/10.55662/jst.2021.2302

Zheng, L., Lu, Q., & Gan, Y. (2019). Effects of expressive writing and use of cognitive words on meaning making and posttraumatic growth. *Journal of Pacific Rim Psychology, 13,* e5. https://doi.org/10.1017/prp.2018.31

Títulos recomendados

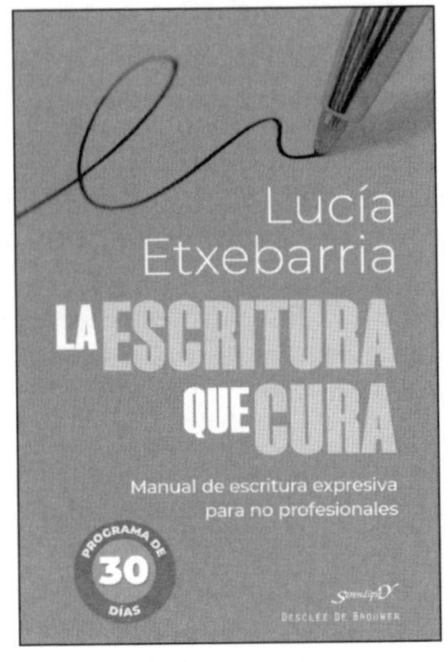

Colección: Serendipity

ISBN: 978-84-330-3262-1

Páginas: 320

Encuadernación: Rústica con solapas

Formato: 14 x 21 cm

Edición: 1ª

Lucía Etxebarria

La escritura que cura

Manual de escritura expresiva para no profesionales

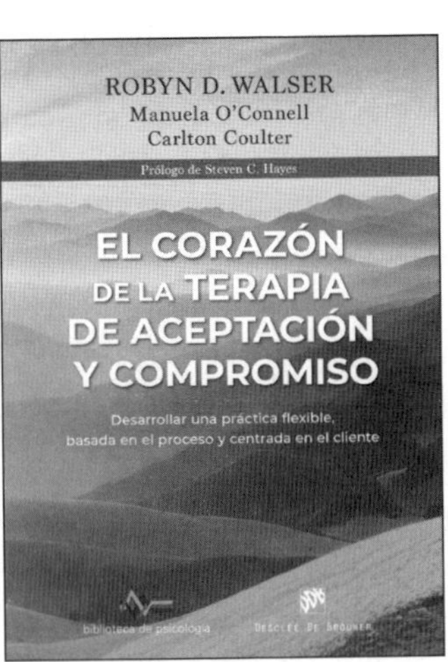

Colección: Biblioteca de Psicología

ISBN: 978-84-330-3945-3

Páginas: 320

Encuadernación: Rústica

Formato: 15 x 21 cm

Edición: 1ª

Robyn D. Walser

El corazón de la Terapia de Aceptación y Compromiso

Desarrollar una práctica flexible, basada en el proceso y centrada en el cliente

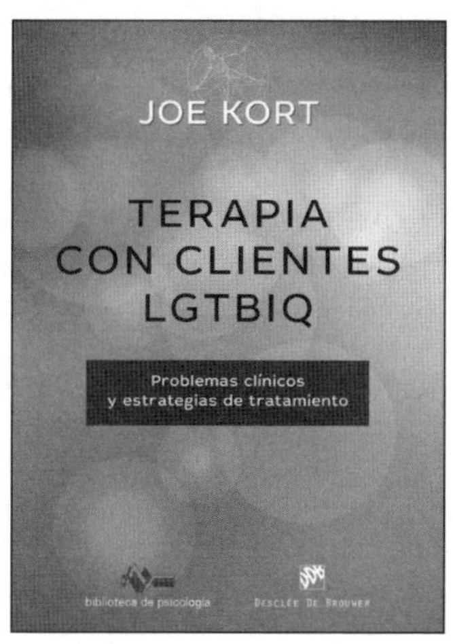

Colección: Biblioteca de Psicología
ISBN: 978-84-330-3944-6
Páginas: 608
Encuadernación: Rústica
Formato: 15 x 21 cm
Edición: 1ª

Joe Kort

Terapia con clientes LGTBIQ

Problemas clínicos y estrategias de tratamiento

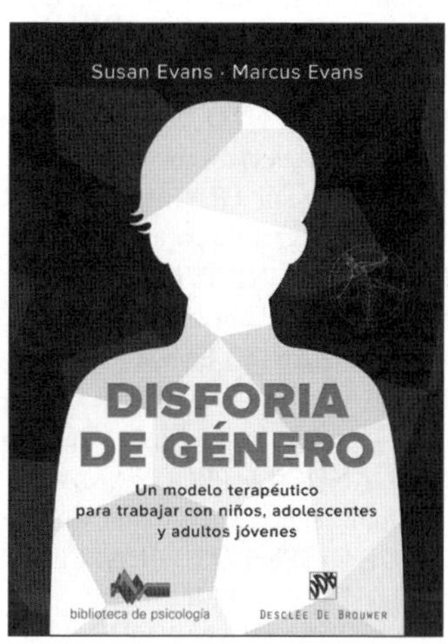

Colección: Biblioteca de Psicología
ISBN: 978-84-330-3293-5
Páginas: 336
Encuadernación: Rústica
Formato: 15 x 21 cm
Edición: 1ª

Susan Evans y Marcus Evans

Disforia de género

Un modelo terapéutico para trabajar con niños, adolescentes y adultos jóvenes

BIBLIOTECA DE PSICOLOGÍA
Dirigida por Pedro Sanz Correcher
Últimos títulos publicados

245. MINDFULNESS SENSIBLE AL TRAUMA. Prácticas para una curación segura y transformadora, por David A. Treleaven - Prólogo de Willoughby Britton
246. MANUAL CLÍNICO DE TERAPIA CENTRADA EN LA COMPASIÓN. Una guía paso a paso, para ayudar a los clientes, por Russell L. Kolts -Prólogo de Paul Gilbert - Epílogo de Steven C. Hayes
247. EL TRAUMA Y LA LUCHA POR ABRIRSE. De la evitación a la recuperación y el crecimiento, por Robert T. Muller
248. CUADERNO DE TRABAJO DE MINDFULNESS Y AUTOCOMPASIÓN. Un método seguro para aumentar la fortaleza y el desarrollo interior y para aceptarse a uno mismo, por Kristin Neff y Christopher Germer
249. TERAPIA PSICODINÁMICA PARA LA PATOLOGÍA DE LA PERSONALIDAD. Tratamiento del funcionamiento intrapsíquico e interpersonal, por E. Caligor, O. F. Kernberg, J. F. Clarkin, F. E. Yeoman
250. LA PRÁCTICA DE LA TERAPIA DE PAREJA FOCALIZADA EN LAS EMOCIONES. Creando conexione, por Susan M. Johnson
251. MANUAL CLÍNICO DE TERAPIA COGNITIVO CONDUCTUAL CON MINDFULNESS INTEGRADO. Guía paso a paso para terapeutas, por B. A. Cayoun, S. E. Francis y A. G. Shires
252. LA CONSTRUCCIÓN DEL CAMBIO TERAPÉUTICO. Terapia Constructivista Integradora en la Práctica Clínica, por Luis Botella García del Cid
253. DEJAR EL TRABAJO EN LA CONSULTA. Una guía de autocuidado para el psicoterapeuta, por John C.Norcross; Gary R. VandenBos
254. MANUAL DE HABILIDADES DE AUTOCOMPASIÓN. Un plan de 14 días para transformar tu relación contigo mismo, por Tim Desmond
256. MANUAL DE PSICOLOGÍA FORENSE. Especial mención a la regulación del trabajo de la perito, entrevista forense, agresores sexuales y valoración de la peligrosidad, por María Del Rocío Gómez
257. EL TRATAMIENTO DE LA ADICCIÓN. Guía para profesionales, por William R. Miller, Alyssa A. Forcehimes, Allen Zweben
258. CUADERNO DE TRABAJO PARA EL TRASTORNO LÍMITE DE LA PERSONALIDAD. Un programa integrativo para comprender y gestionar el TLP, por Daniel J. Fox, PhD
259. TERAPIA COGNITIVA BASADA EN MINDFULNESS PARA EL TOC. Un manual de tratamiento, por Fabrizio Didonna
260. MENTALIZANDO EMOCIONES. Cultivando la mentalización en la psicoterapia, por Elliot Jurist
261. TERAPIA INTERFAMILIAR. El poder de los grupos multifamiliares en contextos sociales, sanitarios y educativos, por Javier Sempere, Claudio Fuenzalida
262. ENSEÑANDO EL PROGRAMA DE MINDFULNESS Y AUTOCOMPASIÓN. Guía para profesionales, por Christopher Germer, Kristin Neff
263. LO QUE DICEN LOS TERAPEUTAS Y POR QUÉ. Técnicas y respuestas terapéuticas eficaces, por Bill MacHenry, Jim MacHenry
264. EL CEREBRO TRANSPARENTE EN LA TERAPIA FAMILIAR Y DE PAREJA. Integraciones conscientes con la neurociencia, por Suzanne Midori Hanna
265. EL PERDÓN Y EL DEJAR IR EN LA TERAPIA FOCALIZADA EN LAS EMOCIONES, por Leslie S. Greenberg y Catalina Woldarsky Meneses
267. PSICOTERAPIA FOCALIZADA EN LA TRANSFERENCIA PARA ADOLESCENTES CON TRASTORNOS GRAVES DE LA PERSONALIDAD, por Lina Normandin, Karin Ensink, Alan Weiner, Otto F. Kernberg
268. TRATAMIENTO BASADO EN LA MENTALIZACIÓN CON FAMILIAS, por E. Asen, P. Fonagy
269. DESORGANIZACIÓN DEL APEGO. Clínica y psicoterapia con adultos, por Ignacio Serván García

270. EL EXTRAORDINARIO DON DE SER NORMAL. Encuentra la felicidad allí donde estés, por Ronald D. Siegel
272. MANUAL PRÁCTICO DE TERAPIA FOCALIZADA EN LA EMOCIÓN, por Rafael Jódar Anchía, Ciro Caro García
273. EL PROBLEMA DEL TRAUMA. La búsqueda para descubrir cómo las creencias se convierten en hechos, por Michael S. Scheeringa
274. CAMBIAR LA EMOCIÓN CON LA EMOCIÓN. Guía clínica, por Leslie S. Greenberg
275. TRABAJANDO CON PADRES EN TERAPIA. Un abordaje basado en la mentalización, por Norka Malberg, Elliot Jurist, Jordan Bate, Mark Dangerfield
276. ODIO, VACÍO Y ESPERANZA. Psicoterapia focalizada en la transferencia aplicada a los trastornos de la personalidad, por Otto Kernberg
277. PSICOTERAPIA DEL *SELF*-EN-RELACIÓN. Guía clínica completa de teoría y práctica, por Augustine Meier, Micheline Boivin
278. TERAPIA DE FAMILIA. Habilidad y creatividad en la práctica clínica, por Robert Taibbi
280. MINDFULNESS Y MEDITACIÓN PARA EL TRATAMIENTO DEL TRAUMA. Programa de recursos internos para el estrés, por Lynn C. Waelde
281. PSICOTERAPIA Y ASESORAMIENTO EXISTENCIAL EN LA PRÁCTICA, por E. van Deurzen
282. LA CONFIANZA EN PSICOTERAPIA, por Jon. G. Allen - Prólogo de Peter Fonagy
283. EMDR POLIVAGAL. Un enfoque neuroinformado para la sanación emocional, por Rebecca Kase
284. INTRODUCCIÓN A LA PSICOTERAPIA EN EL EJERCICIO DE LA PSIQUIATRÍA, por Guillermo Lahera Forteza y Miguel Ángel González Torres (Coords.)
285. CAMINAR SOBRE LAS HUELLAS. Vínculos, trauma y desarrollo humano, por Carlos Pitillas
286. DISFORIA DE GÉNERO. Un modelo terapéutico para trabajar con niños, adolescentes y adultos jóvenes, por Susan Evans, Marcus Evans
287.TERAPIA FOCALIZADA EN LAS EMOCIONES PARA EL TRAUMA COMPLEJO. Un enfoque integrador, por Sandra C. Paivio - Antonio Pascual-Leone
288. EL DIAGNÓSTICO PSICOANALÍTICO. Comprender la estructura de la personalidad en el proceso clínico, por Nancy McWilliams
289. TERAPIA CON CLIENTES LGTBIQ. Problemas clínicos y estrategias de tratamiento, por Joe Kort
290. EL CORAZÓN DE LA TERAPIA DE ACEPTACIÓN Y COMPROMISO. Desarrollar una práctica flexible, basada en el proceso y centrada en el cliente, con la Terapia de Aceptación y Compromiso (ACT), por Robyn D. Walser, PhD, con Manuela O'Connell, PhD y Carlton Coulter, DClinPsy
291. LA FORMULACIÓN COMO BASE PARA PLANIFICAR EL TRATAMIENTO PSICOTERAPÉUTICO, por Mardi J. Horowitz, M.D.
292. MANUAL DE TRATAMIENTO BASADO EN LA MENTALIZACIÓN PARA EL NARCISISMO PATOLÓGICO, por Robert P. Drozek - Brandon T. Unruh - Anthony W. Bateman
293. MANUAL PRÁCTICO DE ESCRITURA EXPRESIVA PARA PROFESIONALES, por Lucía Etxebarria

Serie PSICOTERAPIAS COGNITIVAS
Dirigida por Isabel Caro Gabalda

209. MANUAL PRÁCTICO PARA LA ANSIEDAD Y LAS PREOCUPACIONES. La solución cognitiva conductual, por David A. Clark y Aaron T. Beck
221. CONCEPTUALIZACIÓN COLABORATIVA DEL CASO. Trabajar de forma eficaz con los clientes en la terapia cognitivo-conductual, por Willem Kuyken, Christine A. Padesky y Robert Dudley
237. TERAPIA METACOGNITIVA PARA LA ANSIEDAD Y LA DEPRESIÓN, por Adrian Wells
255. LA MENTE OBSESIVA. Tratamiento del trastorno obsesivo-compulsivo, por Francesco Mancini
266. CÓMO ASUMIR LA INCERTIDUMBRE. Una perspectiva psicoterapéutica, por I. Caro Gabalda
271. TERAPIA COGNITIVA ORIENTADA A LA RECUPERACIÓN PARA TRASTORNOS MENTALES GRAVES, por A. T. Beck, P. Grant, E. Inverso, A. P. Brinen, D. Perivoliotis
279. TRABAJAR CON LA COMPLEJIDAD EN EL TEPT. El enfoque de la terapia cognitiva, por Hannah Murray, Sharif El-Leithy